高职高专规划教材

医护伦理学
（第二版）

主　审　曾晓奇

主　编　陈聪杰　何俊康　刘建文

副主编　张晓毅　肖艳萍　周　丽

西南交通大学出版社

·成　都·

图书在版编目（ＣＩＰ）数据

医护伦理学 / 陈聪杰，何俊康，刘建文主编. —2
版. —成都：西南交通大学出版社，2014.8（2020.7重印）
高职高专规划教材
ISBN 978-7-5643-3341-6

Ⅰ. ①医… Ⅱ. ①陈… ②何… ③刘… Ⅲ. ①医学伦
理学−高等职业教育−教材 Ⅳ. ①R-052

中国版本图书馆 CIP 数据核字（2014）第 193570 号

高职高专规划教材

医护伦理学
（第二版）

主编　陈聪杰　何俊康　刘建文

责 任 编 辑	郭发仔
封 面 设 计	严春艳
出 版 发 行	西南交通大学出版社 （四川省成都市金牛区二环路北一段 111 号 西南交通大学创新大厦 21 楼）
发行部电话	028-87600564　028-87600533
邮 政 编 码	610031
网 　　 址	http: //www.xnjdcbs.com
印 　　 刷	成都蜀通印务有限责任公司
成 品 尺 寸	185 mm × 260 mm
印 　　 张	14.5
字 　　 数	362 千字
版 　　 次	2014 年 8 月第 2 版
印 　　 次	2020 年 7 月第 18 次
书 　　 号	ISBN 978-7-5643-3341-6
定 　　 价	32.00 元

《医护伦理学》编委会

周敏惠（乐山职业技术学院）

赵小玉（成都医学院护理学院）

顾迎寒（成都市新都区中等卫生职业学校）

胡秀兰（四川省自贡市自流井区妇幼保健院）

涂　利（成都大学医护学院）

夏咏梅（成都大学医护学院）

常潇丹（四川卫生康复职业学院）

蒋晓娟（四川卫生康复职业学院）

《医护伦理学》编审委员会

（以姓氏笔画为序）

王建鹏　申　奎　伍小飞
刘巧玲　刘昌权　陈元进
林琦远　赵小玉　昝加禄
赵　牧　钟　海　黄昌平
黄国华　潘道兰　鞠　梅

《医护伦理学》一书自 2009 年出版发行以来，深受各兄弟院校师生们的好评，已连续印刷了 6 次。随着十八大胜利召开，中共中央提出进一步深化文化、经济体制改革的要求，医疗体制改革也势在必行。医患双方将在世界观、价值观、人生观等方面受到更多冲击，如何处理义与利、德与才、情商与智商的关系，医务工作者将在伦理领域面临更多的新情况、新问题，尤其是新难题。5 年来，在我国卫生改革中又制定并颁布了许多新的法令、规章制度，第一版中原有的一些观点与新的政策法规之间有矛盾之处，已不能完全适应新形势下社会发展的需要。

应西南交通大学出版社的邀请和各兄弟医学院校的提议，特对《医护伦理学》进行修订后再版。本次再版的特色在于：首先，增加了许多新内容、新知识和新观点，基本上包含了护士职业资格考试中的伦理问题和自修大学考试中护理伦理学中的有关问题。其次，每一页对关键的词、句、要点进行了旁注，每章之后均有相关的案例或知识链接，达标检测题（五种题型）及部分参考答案便于学生自学、自修。总之，第二版《医护伦理学》在内容上更加丰富，形式上更加新颖，更能满足和适应广大师生教和学的需要。

此次修订再版工作主要由四川卫生康复职业学院的陈聪杰、刘佳美、张晓毅、邹永纯、蒋晓娟、常潇丹等老师担任，曾晓奇担任主审。借此再版机会，我们谨向对本书提出宝贵意见的专家、学者、各兄弟医学院校的师生以及西南交通大学出版社的领导和工作人员表示衷心感谢！

在编写过程中我们参阅了国内外许多医学伦理学、护理伦理学、医学心理学、护理心理学、教育学、人才学等教材、教参、学术专著等方面的成果。

由于我们水平有限，时间仓促，难免有粗疏之处，恳请专家、同行、读者提出批评和建议，我们一定虚心接受并改正。

编　者

2014 年 7 月

为了加强对中等卫生学校和高等职业卫生学院的学生进行职业道德、职业责任、职业素质的培养和教育，根据《中共中央关于一步加强和改进学校德育工作的若干意见》的精神，以及国家教委确定的思想、政治教育课程的性质、任务，由四川省中等卫校医学伦理学学科委员会负责组织，由四川自贡卫生学校、乐山职业卫生技术学院、达州职业技术学院、四川中医药高等专科学校、成都大学医护学院、攀枝花职业卫生技术学院等长期从事中专、高职医护伦理学教学研究的老师集体编写了《医护伦理学》一书。本书具有很强的针对性和实用性。

在编写过程中，我们参阅了国内外许多医学伦理学、医学心理学、教育学、人才学等教材、教参、学术、专著等方面的成果，也得到了各参编学校老师和领导们以及西南交通大学出版的大力支持，在此一并表示衷心感谢！

全书由陈聪杰、何俊康、刘建文主编，陈聪杰负责本书的统稿及审定工作。

由于编者水平有限，时间紧，书中难免有错误和不当之处，恳请各位读者批评指正，在此表示衷心感谢。

编　者

2009 年 9 月

Contents

目录

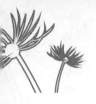

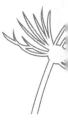

第一章　绪　论

【学习目标】

➤ 掌握医务人员应如何正确处理好义与利的关系；

➤ 熟悉医学模式转变的必然性；

➤ 了解科学技术发展对医学的影响。

随着商品经济的进一步发展，医疗体制改革势在必行。医患矛盾日益尖锐，医务人员经常处于"两难境地"。当医务人员面对一个病情危重又身无半文的病人时，是先抢救，还是先收费？当医务人员面对一个极端痛苦、毫无希望又强烈要求迅速死去的病人时，是满足病人的愿望对病人施行"安乐死"，还是应按人道主义的原则对病人全力抢救？当医务人员面对一个要么死亡、要么残废的病人时，应如何选择？当医务人员用现代科学技术去控制人类的生殖、生命、行为和死亡时，又可能导致家庭模式的改变甚至社会的混乱时，应如何选择？以上难题，是每一个医务人员、卫生管理人员、病人及其家庭、社会都十分关心而必须回答和解决的难题。那么，什么学科是研究和解决上述难题的学科？那就是医护伦理学。

两难境地

第一节　传统医德面临的冲击

一、传统观念的冲击

（一）重义轻利的局限性

重义（道德）轻利（金钱）是我国的传统美德。孔子在《论语·里仁》云："君子喻于义，小人喻于利。"孟子在道德与金钱问题上，比孔子有过之而无不及也，他把道德看得比他的生命还重要。他说："鱼我所欲也，熊掌我所欲也，二者不可得兼，舍鱼而取熊掌也；生我所欲也，义我所欲也，二者不可得兼，舍生而取义也。"汉代董仲舒说："正其义不谋其利，明其道不计其功。"唐代大诗人白居易在《琵琶行》中也有"商人重利轻别离"之句。在中国传统的医学文献中我们可以找到许多赞扬那些济世救人、一心

孔子：

君子喻于义，小人喻于利。

孟子：

1. 鱼我所欲也，熊掌我所欲也，二者不可得兼，舍鱼而取熊掌也。

2. 生我所欲也，义我所欲也，二者不可得兼，舍生而取义也。

赴救、不计名利、一视同仁、无欲无求、无私为病人服务的好医生的例子。例如，《医史》所说的"杏林春暖"，就是赞扬重义轻利的好医生的。

如果说在自给自足的小农经济的情况下，这种单纯的、片面的道义论还有一定市场的话，那么，今天它已经不能适应社会主义商品经济发展的需要。新中国成立后，曾经片面甚至过分强调医务卫生事业的福利性质，认为医疗收费越低越好，减免越多越好。于是，不搞经济核算，在各项成本费都提高的情况下，不仅没有相应地调整医疗收费标准，而且先后三次大幅度降低收费标准，使收费仅占成本的 1/3 左右，导致医疗卫生机构严重亏损。医疗卫生事业的价格与价值严重背离，以致卫生事业发展缓慢，连简单的再生产都难以维持。20 世纪 80 年代中期，我国平均每千人口中只有医务人员 0.7 人，而发达国家每千人口中有医务人员 3 人；我国平均每千人口占有病床只有 2.07 张，而发达国家每千人口占有病床有 12 张；全国产科和计划生育科病床位数仅有 10 万张，一年最多可以收容 540 万人，而全国每年仅新生儿就有 1 700 万人，还有 500 万人要做计划生育手术（《文汇报》，1988 年）。由于我国尚处于社会主义初级阶段，国家经济力量有限，还不能投入更多的资金来发展卫生福利事业，因此，发展医疗卫生事业必须按照经济规律办事，必须讲求经济效益，必须改变以往的纯福利观。

（二）重利轻义的危害性

医疗卫生部门为了适应市场经济发展的需要，为了增强内部活力，完善补偿机制，提高服务质量，引入经济运行和竞争机制，施行技术经济责任承包制，采取了"有偿服务""优质优价""专家门诊"等改革措施。此举让医院的管理加强了，收入有了较大幅度的提高。同时，国家拨款减少了，医院逐步由自主经营向自负盈亏过渡。

但是，在市场经济基本规律的作用下，人们更加注重的是经济成本核算。加之近几年来医院管理中存在"一手软、一手硬"的现象，思想政治工作落实不太到位，有的医院为了小团体或者个人的利益，采取各种手段，巧立名目，乱收费，多加费，只顾抓钱，见利忘义，忽略了社会效益和医疗质量。有个别医务人员向病人索取财物，自开"礼单"；更甚者，出售伪劣药品骗钱害人，见死不救，推诿病人。当然，广大医务人员还是能坚持廉洁行医，不计个人得失，全心全意为病人服务，上述重利轻义的个别不道德行为确实影响恶劣，严重损害了医院和医务人员的声誉。

杏林春暖

董仲舒：
正其义不谋其利，
明其道不计其功。

改革措施：
1. 有偿服务；
2. 优质优价；
3. 专家门诊。

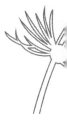

（三）义利兼顾、以义为先的科学性

综上所述，我们应如何处理好义与利的关系呢？

（1）应承认和尊重医务人员的个人利益。马克思说："人们奋斗所争取的一切都同他们的利益有关。"（《马克思恩格斯全集》第一卷，第82页）邓小平说："革命是在物质的基础上产生的，如果只讲牺牲精神，不讲物质利益，那就是唯心论。"利益是人们行为的启动器，道德作为调整人与人之间关系规范的总和，是不能回避利益的。正因为如此，作为医疗卫生活动主体的医务人员，他们的行为与利益密切相关。正确认识和处理医务活动中的利益问题，是充分发挥医务人员主体积极性的重要条件。没有个体的主体积极性，就没有群体的主体积极性，整个社会的发展就不可能。正是在这个意义上，列宁把依靠个人兴趣、依靠对个人利益的关心看成是"达到共产主义的必要条件"（《列宁选集》第4卷，第572页）。有人认为医务人员就不应该考虑个人利益，这种看法是片面的，是不符合马克思物质利益原则的，也不符合我国国情。如果忽视或否认医务人员的个人利益，势必要压抑他们的劳动兴趣，挫伤他们的劳动积极性。而医务人员的个人利益和个人活动是实现集体利益和形成、协调集体行动的中介。只有把医务人员的个人活动与其自身利益相联系，使个体活动成为自主活动，其个体的积极性才能充分发挥出来。也只有这样，医务人员群体的积极性才能充分发挥出来。

（2）肯定人们通过正当的手段去获得正当的个人利益。在社会主义初级阶段，人们通过诚实劳动去获得报酬，不仅是正当的，而且是应当的；不仅是可以默许的，而且也是值得赞扬的。获取正当的个人物质利益与利己主义有着本质的区别。获取正当的个人利益是一个经济问题，而个人的利己主义是一个道德问题。正当的个人物质利益是指个人生存和发展的正常需要。说它"正当"，一是因为这种需要是合理的，是现实社会可以和应当提供的必要的生活条件；二是因为个人为满足这种需要的手段和途径是正当的，即通过自己的劳动来获得这种满足，而不是无偿地占有国家、集体和他人的物质利益。换言之，正当的个人物质利益是社会主义经济政策允许的劳动所得。比如，依照按劳分配原则所得的工资、奖金等。正当的个人物质利益是劳动和享受的统一，它包含着个人的劳动创造和自己应有的客观物质需要。我们强调义利兼顾，这里的"利"是

马克思：
人们奋斗所争取的一切都同他们的利益有关。

邓小平：
革命是在物质的基础上产生的，如果只讲牺牲精神，不讲物质利益，那就是唯心论。

列宁把依靠个人兴趣、依靠对个人利益的关心看成是"达到共产主义的必要条件"。

肯定人们通过正当的手段去获得正当的个人利益。

正当的个人利益是一个经济问题，而个人的利己主义是一个道德问题。

正当利益：
1. 因为这种需要是合理的，是现实社会可以和应当提供的必要的生活条件。
2. 因为个人为满足这种需要的手段和途径是正当的。

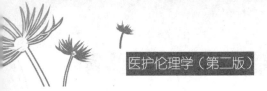

指个人正当的物质利益，与自私自利的"利"有本质的不同。个人的利己主义是一种自私自利的观点和行为，是一种剥削阶级的意识形态。利己主义在行为表现上有两个特征：一是损人利己，不择手段地谋取和扩大个人私利，不惜损害或牺牲国家、集体和他人的利益；二是工作不负责，不认真履行甚至推卸自己对社会、对他人应尽的责任和义务，不劳而获。我们既反对把正当的个人利益贬为利己主义，又反对把利己主义称为正当的个人利益，反对的是损人利己，而不是反对正当的个人利益。我们既要提倡全心全意为人民服务，又要坚持马克思主义的物质利益原则，尽可能地满足医务人员正当的物质利益需要。

（3）义利兼顾、以义为先的辩证统一。马克思说："利益是道德的基础。"我们应该自觉地运用辩证统一的观点来处理改革中的义利关系和义利矛盾。以义为先的含义就是在义利兼顾的前提下，强化医务人员实行人道主义、救死扶伤、防病治病、全心全意为病人健康服务的道德观，大力宣传先公后私的社会主义道德观，而不是只讲义不讲利，只谈奉献不问效益，更不是只追求个人或小团体的眼前利益，而不顾他人的利益和社会的长远利益。因此，应坚持社会利益、集体利益、个人利益三兼顾、三统一的原则。当个人利益与集体利益、局部利益与整体利益、眼前利益与长远利益发生矛盾时，前者应无条件地服从后者。由此可见，义利兼顾、以义为先的观点与社会主义市场经济的发展是相适应的。义利兼顾是基础，表现了道德的现实性；以义为先是指导，表现了道德的超前性。在现阶段，我们既要贯彻按劳分配的原则和义利兼顾的道德原则，又要提倡以义为先的共产主义道德，大力宣扬"白求恩式"的高层次的道德境界，这两者是不矛盾的，是相辅相成，相互促进、缺一不可的。在深入进行医德教育中，如果我们只片面地重义轻利、以义为先，容易脱离实际，不为人们所接受；如果只讲义利兼顾，不讲高层次道德的引导作用，那就会导致人们的注意力仅限于对物质的追求，易产生各种利己主义的行为。因此，只有义利兼顾，以义为先才是科学的、进步的，与时代要求相一致的。

二、科学技术发展的影响

（一）科学技术的发展与医学发展的关系

科学技术的发展与医学的发展十分密切，每一次科学技术的

利己主义在行为表现上有两个特征：

1. 损人利己，不择手段地谋取和扩大个人私利，不惜损害或牺牲国家、集体和他人的利益；

2. 工作不负责，不认真履行甚至推卸自己对社会、对他人应尽的责任和义务，不劳而获。

马克思：
利益是道德的基础。

1. 义利兼顾是基础，表现了道德的现实性；

2. 以义为先是指导，表现了道德的超前性。

坚持社会利益、集体利益、个人利益三兼顾、三统一的原则。

18世纪中叶的第一次技术革命使医学冲破了中世纪的僧侣医学和经验医学模式而发展到机器医学模式。

19世纪以电力应用为标志的第二次技术革命医学模式发展到生物医学模式阶段。

飞跃都将促进医学的发展。18 世纪中叶的第一次技术革命（产业革命），推动了人类社会的进步，使医学冲破了中世纪的僧侣医学和经验医学模式而发展到机器医学模式。在 19 世纪以电力应用为标志的第二次技术革命中，电力在整个医学领域得到了广泛的应用。X 射线的发现，使个人行医社会化，医学模式发展到生物医学模式阶段。二战以后，以电子技术为中心的第三次技术革命，促进了电子显微镜等在医学中的应用。X 射线的发现，使个人行医社会化，医学模式发展到生物医学模式阶段。第二次世界大战以后，发生了以电子技术为中心的第三次技术革命。电子显微镜在医学中的应用扩大了人们的视野，使人类对生物性疾病的诊断、治疗、预防得到了大幅度提高，使生物医学模式发展到高级阶段。20 世纪 70 年代以来，随着微电子技术、生物工程、遗传工程、无性繁殖、重组 DNA 等高科技的广泛应用，社会的生产结构、社会关系、社会生活都发生了空前的变化，人类的死亡谱、健康谱、疾病谱发生了很大的变化，医学模式由生物医学模式发展到生物—心理—社会医学模式。

（二）科学技术发展对医学的影响

干预人类的生命过程。传统医学对人的生老病死的控制几乎无能为力，而随着现代科学技术的发展，现代医学甚至能干预人的生命过程。例如，以优生为目的，通过人工授精、体外授精和胚胎移植，改变人类的遗传素质，防止有遗传性疾病的个体产生；通过 DNA 和无性繁殖等生物工程、遗传工程来延长人类的寿命；通过安乐死的方法来改变人类的死亡过程。但是，现代科学技术和生物技术的发展，也使医学面临着前所未有的难题：生殖技术和生育控制技术的使用是否会导致家庭结构的解体甚至引起社会秩序的混乱？安乐死的使用被允许是否会因误诊而致死提供借口，这是否会导致谋财害命等不道德的现象出现？用什么样的道德体系和法律体系来防止科学技术的滥用？人类需求增加，费用提高，矛盾突出，现代科学技术的发展使人类的需求不断增长：用外科技术来进行美容；用生育控制技术来控制人口的数量；用改变人的行为方式来预防、治疗某些疾病。高科技的产品大量进入临床领域，使医学诊断、治疗、预防疾病的能力大幅度提高，同时又使医疗费用大幅度提高。那么，应如何合理、公正地分配卫生资源？如何防止科学技术给人类带来负面影响？这些都是科学技术发展给医学道德提出的难题。

第二次世界大战以后，发生了以电子技术为中心的第三次技术革命，使生物医学模式发展到高级阶段。

20 世纪 70 年代以来，随着高科技的广泛应用，医学模式由生物医学模式发展到生物—心理—社会医学模式。

现代科学技术的发展，现代医学甚至能干预人的生命过程。

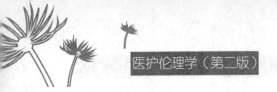

第二节　医学模式的发展

一、医学模式的概念及发展阶段

（一）医学模式的概念

医学模式的概念：一定时期内人们对于疾病和健康总的看法和根本观点，它反映这一时期医学研究的对象、范围和方法。

医学模式是指一定时期内人们对于疾病和健康总的看法和根本观点，它反映这一时期医学研究的对象、范围和方法。医学模式是一定时期生产力和科学技术发展的产物。它集中地反映这一时期人们心身观、健康观、疾病观。从古到今，我们可以把医学模式分为神灵主义的医学模式、自然哲学的医学模式、机器医学模式、生物医学模式、生物—心理—社会医学模式。

（二）医学模式发展阶段

医学模式发展阶段：
1. 神灵主义的医学模式；
2. 自然哲学医学模式；
3. 机器医学模式；
4. 生物医学模式；
5. 生物—心理—社会医学模式。

（1）神灵主义的医学模式。其是指人类远古时期由于原始社会的生产力低下，科学技术水平极不发达，对疾病和健康没有正确的认识，把造成疾病的原因归咎于鬼神的作用，为了维护健康、祛除疾病，只能采用驱鬼辟邪或者求神拜佛的方式治病。在这一阶段，巫与医混为一体。

20世纪70年代以来，随着高科技的广泛应用，医学模式由生物医学模式发展到生物—心理—社会医学模式。

（2）自然哲学医学模式。随着生产力和科学技术的进步和发展，人们开始用朴素的唯物主义观点去认识和看待疾病与健康。如中医的基本理论就是从阴阳平衡、五行学说辩证地去看待疾病和健康。传统中医认为，人体患病总是由阴阳失调所致，治疗疾病必须扶正祛邪。古人提出的天人合一、心灵与躯体相统一的思想，至今仍具有较强的影响力。在国外，这个模式以希波克拉底为代表。他认为，人有四种体液，它们在人体内的不同比例便形成了人体的不同气质，他把气质、性格同人体的疾病、健康联系起来。由于当时的科学技术水平有限，该模式对生命的本质、疾病、健康的认识仍不够深刻。

生物医学模式的形成：哈维于1628年发表了《动物心血运动的解剖研究》，这标志着生物医学模式开始形成。

（3）机器医学模式。随着第一次产业革命和欧洲大机械化生产的普及，这时的医学模式把人体看成是由不同零件组成的高级复杂的机器；认为疾病的发生就是人体的某一零件出现了故障。把医务人员治疗疾病视为与工厂的工人修理机器一样，主要靠积累起来的经验。所以，此模式又叫经验医学模式。人们把高级的生物运动形式，仅仅看成简单的机械运动形式，看不到人体的复杂性、联系性和社会性。

之后，医学模式发展到生物医学模式，进而由生物医学模式向生物—心理—社会医学模式转变。

二、生物医学模式

（一）生物医学模式的形成、特点和局限性

生物医学模式形成于 16 世纪。随着西方工业化和自然科学的发展，特别是生物学的发展。由众多的医学家、科学家、生物学家共同创建了生物医学模式。英国医生哈维（1579—1657 年）建立了血液循环学说，1628 年发表了《动物心血运动的解剖研究》，并把实验方法引入人体生理学；摩尔根尼（1682—1771 年）关于疾病的器官定位研究揭示了疾病发生后的器官损害的本质。巴斯图尔（1822—1895 年）的微生物学、科赫的免疫学、魏尔啸的细胞病理学以及后来的内科学、外科学、儿科学等相继诞生，各种微生物和激素也先后研究成功。由此可见，无论是在认识疾病还是在治疗、预防疾病方面，这些都为现代和未来医学奠定了基础。

生物医学模式具有以下特点：把人仅仅看成一个生物人，从生物学的角度来认识疾病和健康；把人体分为系统、器官、细胞、亚细胞、分子、粒子，从生物学角度来解释一切生命现象；任何一种疾病都可以找到特定的致病因子，任何一种疾病都可以通过物理的、化学的、病理的方法，从器官、细胞上找到病理变化情况或者测得异常的变量；致病的模式是单因—单果，也就是有什么病因就一定会导致什么疾病，患了什么疾病一定是由特定的病因（包括细菌、病毒、微生物等）引起的。

生物医学模式的局限性：把人仅仅看成是一个生物人，而忽略了人的社会属性；重局部不重整体，重肉体不重精神，重病不重人，尤其是忽视了心理、社会环境等因素的致病作用以及对人的健康的影响。

（二）生物医学模式向生物—心理—社会医学模式转变的必然性

由于生物医学模式有上述局限，它必然被新的医学模式所取代。这就是生物—心理—社会医学模式。

从宏观上看，人类死亡之谱已经发生变化，随着生产力和社会的发展，人们的生活节奏加快，人口增加与老龄化、环境污染等现象日益严重，一些不良行为方式和生活方式，如吸烟、吸毒、酗酒

生物医学模式特点：把人仅仅看成一个生物人，从生物学的角度来认识疾病和健康。

生物医学模式的局限性：
1. 把人仅仅看成是一个生物人，而忽略了人的社会属性；
2. 重局部不重整体；
3. 重肉体不重精神；
4. 重病不重人，尤其是忽视了心理、社会环境等因素的致病作用以及对人的健康的影响。

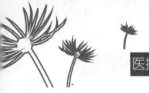

等也不断出现，与心理因素、社会环境因素、人的行为方式有关的心血管疾病、脑血管疾病、肿瘤等的发生率和人口的死亡率迅速上升，而生物性疾病对人类的威胁在下降（如表1.1）。

表 1.1　前 10 位疾病死亡构成顺序表

1957 年	1983 年
1. 呼吸系统病	1. 心脏病
2. 急性传染病	2. 脑血管病
3. 肺结核	3. 恶性肿瘤
4. 消化系统病	4. 意外死亡
5. 心脏病	5. 呼吸系统病
6. 脑血管病	6. 消化系统病
7. 恶性肿瘤	7. 传染病
8. 神经系统病	8. 泌尿系统病
9. 外伤及中毒	9. 神经精神病
10. 其他结核	10. 内分泌系统病

生物医学模式向生物—心理—社会医学模式转变的必然性：

1. 从宏观上看，人类死亡之谱已经发生变化；
2. 从微观上看，并不是每一种疾病都能从生物学的角度，从器官、细胞找到特定的病因；
3. 从致病的模式看，已从原来的单因—单果转变成多因—多果。

从生物医学模式的角度已经不能解释为什么人类的疾病谱、死亡谱、健康谱会发生如此大的变化。

从微观上看，并不是每一种疾病都能从生物学的角度，从器官、细胞找到特定的病因（如细菌、病毒、原虫等），许多与心理因素、社会文化因素、环境因素、人的行为方式和生活方式有关的疾病在显微镜下是找不出特定的病因和病理变化的。

从致病的模式看，已从原来的单因—单果转变成多因—多果，如图1.1所示。

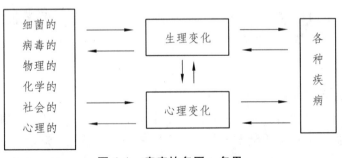

图 1.1　疾病的多因—多果

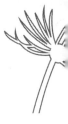

三、生物—心理—社会医学模式

（一）生物—心理—社会医学模式的形成

世界卫生组织曾对人类健康下的定义是：身体上、精神上、社会上的完满状态和完全安宁，并不是指没有疾病和虚弱的现象。由于生物医学模式存在着严重的缺陷，它不能解释与心理、社会、文化、环境、行为方式有关的疾病的病因。这些疾病对人类的威胁越来越大，死亡率越来越高。

美国罗彻斯特大学医学院心身医学家恩格尔于 1977 年在《需要新的医学模式——对生物医学的挑战》一文中指出："由于生物医学模式的影响，医学框架中没有给疾病的机会、心理和行为方面留下余地。"这就需要向生物—心理—社会医学模式转变。这种新的医学模式不否定生物医学模式，而是要求人们从生物的、心理的、社会的等全面的、综合的角度来认识、看待疾病和健康。

（二）生物—心理—社会医学模式的特征

生物—心理—社会医学模式弥补了生物医学模式的不足，但并不否认生物医学模式的伟大成就与作用，并不排斥生物医学的研究。首先，它要求人们应树立系统性的观点。它认为对人或人体的研究应当在一个多层次的系统内进行，这个系统上自生物圈和社会、国家、文化、亚文化，下到分子、原子和基本粒子，各个层次间纵横交错，相互作用，相互影响。其次，它要求人们树立心身统一的观点。它认为，人不仅仅是一个生物人，更重要的还是一个社会人，人除了生物学属性外，还有社会属性和极其复杂的心理活动。疾病常常不是单一的因素导致的，而是生物的、心理的、社会的、文化的等诸多因素共同作用的结果。在疾病的发生、发展变化过程中，生物学改变往往是基础，而心理、社会因素可起到诱发、加速或延缓的作用，从而改变疾病的进程。再次，它要求人们树立以病人为中心的观点。生物医学模式是重病不重人，只要是相同的病（不管病人的需要、情绪、性格、气质等心理因素、社会文化背景）就用相同的药。而新的医学模式认为，要以病人为中心。正如希波克拉底指出的："了解一个什么样的人患了病，比了解一个人患的什么病更为重要。"人是疾病的主体，疾病不能脱离人而独立存在。在治疗疾病的过程中，不解除与疾病有关的心理、社会因素，就不可能彻底治疗疾病。在对病人进行康复与矫正治疗的过程中，必须重视心理、社会、文化因素。最后，它要求人们树立以预防为主的观点。新的医学模式要求人们防止病从口入转到防止病从

世界卫生组织曾对人类健康下的定义是：身体上、精神上、社会上的完满状态和完全安宁，并不是指没有疾病和虚弱的现象。

医学家恩格尔于 1977 年在《需要新的医学模式——对生物医学的挑战》一文中指出："由于生物医学模式的影响，医学框架中没有给疾病的机会、心理和行为方面留下余地。"这就需要向生物—心理—社会医学模式转变。

生物—心理—社会医学模式的特征：
1. 它要求人们应树立系统性的观点。
2. 它要求人们树立心身统一的观点。
3. 它要求人们树立以病人为中心的观点。
4. 它要求人们树立以预防为主的观点。

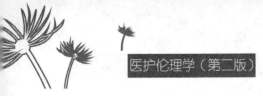

"脑"人，因为心血管疾病、脑血管疾病、恶性肿瘤、意外事故、精神病等"文明病""都市病"，以及社会病都与人们的心理因素、文化因素、生活习惯、行为方式有密切的联系。要有效地减少这类疾病的发生，必须以预防为主，必须引起全社会的关心和重视，必须要重视心理、社会、文化因素的作用，必须建立"大卫生"的观念，必须克服生物医学模式的"重治轻防"的观点。

【案例分析】

"消失"的绝症

2006年7月，张××由于患泌尿系统疾病来到北京某医院住院治疗。办理了住院手续后，张××在儿子张某的陪同下做了入院检查。当时大夫就发现有一条因手术而留下的伤疤，长达15厘米。当时大夫就问这个手术是什么时候做的，张某告诉大夫，早在2002年，父亲就被确诊为胰腺癌，并且已经到了晚期，这条伤疤就是那时候动手术留下的。当时医生的态度让他们感到很奇怪，但还是遵照医生的建议，带着父亲去做了全面的检查。很快，检查结果就出来了。然后，大夫拿着报告对他们说，你父亲患的不是癌症。听到这个消息，张家人简直不敢相信自己的耳朵。当时，大夫特别坚决地告诉他说，他父亲根本就不是胰腺癌晚期，如果要是胰腺癌晚期的话，人早就死了。而且大夫告诉他说，胰腺癌晚期根本就不可能治愈，没有任何治愈的可能性。为了确定病情，张某陪着父亲又来到了北京另一家医院，做了全面的检查。大夫也肯定地说，他父亲绝对不可能是胰腺癌晚期，如果要是的话人肯定早就死了。自从张××最初被××医院确诊为胰腺癌晚期之后，他几乎是每隔几个月就会去××医院复查，整整持续了四年，张家人对该医院和大夫都是无条件地信任。他最后一次复查的时间是2006年4月24号，结论仍然是胰腺癌。整整四年，一千四百多个日日夜夜，张某和母亲就这样不离不弃地守候在父亲的身边。现在得知父亲根本没有患癌症，张家人一时间都有些不知所措了，难道张××被误诊了？难道张××的消化器官不应该切除？难道张××四年的抗癌药不应该吃？难道张家人平白无故在死亡的阴影下生活了四年？张家人不敢再往下想，他们决定，要去找医院问个究竟。

2006年8月份，张某第一次来到了北京××医院，向院方反映了自己父亲的情况，希望医院方面给一个解释。当时，该医院的态度就很强硬，说："现在你父亲不还活着吗？活着就可以了，他又没什么病，就算过去了吧。"2006年9月，张家人一纸诉状将北京××医院告上了法庭，希望能通过法律途径来解决问题。

希波克拉底指出：了解一个什么样的人患了病，比了解一个人患的什么病更为重要。

2007 年年初，张家人向法院申请了司法鉴定。鉴定的最终结论是：××医院存在胰腺癌诊断不充分的过失，进而使患者一定程度地丧失了选择其他治疗方式的机会；术后在病理结果不支持胰腺癌的情况下，仍然诊断为胰腺癌，且在长达四年的复诊中未予以更正，给患方精神上带来一定伤害。张××目前的残疾程度为八级。

经历了一年多的努力，张家人终于拿到了认定医院存在过错的司法鉴定书，为了能够尽快了结这件事情，张家人希望能和医院方面达成调解，尽快从阴影中走出来。可是，由于双方的意见无法达成一致，事情就这样一拖再拖。一直到了 2008 年年初，张××因病住进了医院。在7月17号这天，张××由于肺癌及多器官衰竭离开了人世，直到去世也没能够等到一个说法。为了能引起医院方面的重视，张某也曾联系过××医院的副院长黄某。直到现在，医院方面还坚持 2002 年对张××的诊断和治疗没有过错。

【分析讨论】

1. 北京××医院医务人员的错误是什么？
2. 你作为一名医学学生应从中吸取什么？

达标检测题

一、填空题

1. 义与利的关系应该是＿＿＿＿＿＿＿＿。
2. 医学模式的发展经历了＿＿＿＿＿＿＿、＿＿＿＿＿＿＿、
＿＿＿＿＿＿＿、＿＿＿＿＿＿＿、＿＿＿＿＿＿＿。

二、单项选择题

1. "君子喻于义，小人喻于利"出自（　　　）。
    A. 老子　　　　　　　　B. 孔子
    C. 孟子　　　　　　　　D. 庄子

2. "正其义不谋其利，明其道不计其功"出自（　　　）。
    A. 孔子　　　　　　　　B. 老子
    C. 庄子　　　　　　　　D. 董仲舒

3. "商人重利轻别离"出自（　　　）。
    A. 董仲舒　　　　　　　B. 孔子
    C. 白居易　　　　　　　D. 庄子

4. "杏林春暖"赞扬的是（　　　）。
    A. 华佗　　　　　　　　B. 张仲景
    C. 李时珍　　　　　　　D. 董奉

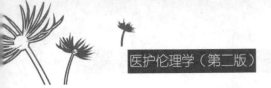

5. 1628年发表《动物心血管的解剖研究》的是（　　　）。

    A. 哈维　　　　　　　　　　B. 巴斯德

    C. 魏尔啸　　　　　　　　　D. 科赫

6. 1977年提出新的医学模式的人是（　　　）。

    A. 哈维　　　　　　　　　　B. 恩格尔

    C. 巴斯德　　　　　　　　　D. 科赫

7. 医用微生物学的创始人是（　　　）。

    A. 哈维　　　　　　　　　　B. 恩格尔

    C. 巴斯德　　　　　　　　　D. 科赫

8. "了解一个什么样的人患病比了解一个人患的什么病更为重要"出自（　　　）。

    A. 哈维　　　　　　　　　　B. 希波克拉底

    C. 巴斯图尔　　　　　　　　D. 魏尔啸

9. 把人仅仅看成一个生物人是（　　　）的特征之一。

    A. 自然哲学的医学模式　　　B. 机器医学模式

    C. 生物医学模式　　　　　　D. 生物心理社会医学模式

三、多项选择题

1. 医学模式是指一定时期人们对于疾病和健康总的看法和根本观点，它反映这一时期医学研究的（　　　）。

    A. 对象　　　　　　　　　　B. 原则

    C. 范围　　　　　　　　　　D. 方法

    E. 思想

2. 生物医学模式具有以下哪些特点？（　　　）

    A. 把人仅仅看成是一个生物人

    B. 任何疾病都可以找到特定的致病因子

    C. 心理和社会因素也可以导致疾病

    D. 均可测得异常的变量

    E. 致病模式是单因单果

3. 新的医学模式要求人们从（　　　）角度来看待疾病。

    A. 物理的　　　　　　　　　B. 化学的

    C. 生物的　　　　　　　　　D. 心理的

    E. 社会的

4. 科学技术发展对医学的影响是（　　　）。

    A. 促进了医学的发展

    B. 干预人类的生命过程

C. 对医学的发展只有好处

D. 对医学的发展只有坏处

E. 利弊兼有

5. 医务人员在处理道德与金钱的关系时应该（　　　）。

A. 重道德轻金钱　　　　　　B. 重金钱轻道德

C. 道德与金钱并重　　　　　D. 只讲集体利益

E. 社会利益、集体利益和个人利益并重

四、名词解释

1. 医学模式　　2. 新的医学模式　　3. 健康

五、简答题

1. 你如何处理好道德与金钱的关系？

2. 试述生物医学模式向生物—心理—社会医学模式转变的必然性。

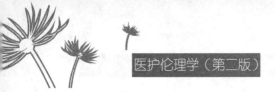

第二章　医护伦理学的研究对象和内容

【学习目标】

➢ 掌握医护伦理学的概念及研究对象；

➢ 熟悉道德、医学道德、医德关系的概念；

➢ 了解各个时期道德的基本特征。

现代医学正由传统的生物医学模式向生物—心理—社会医学模式转化。

医学实践对新情况、新问题、新的要求越来越多，如义与利、德与才、情商与智商等。

现代科学技术的突飞猛进，使人们对疾病的认识更加深入、更加细致；现代医学正由传统的生物医学模式向生物—心理—社会医学模式转化，整个医学领域正发生着根本的变化。随着社会主义市场经济体制的建立与发展，医疗体制的改革势在必行，这将给医学道德领域带来深刻的变化。而医学实践对新情况、新问题、新的要求越来越多，如义与利、德与才、情商与智商等，其中相当一部分与人们的伦理价值观密切相关。因此，学习和掌握医学伦理的基本理论知识，对每个医学学生和医务工作者深入认识、研究和正确解决医学道德实践中的具体问题，提高医疗水平和服务质量，推动医学科学向前发展，具有十分重要的现实意义。

第一节　伦理学与道德

一、伦理与伦理学

（一）伦　理

"伦理"一词源于希腊语。古希腊哲学家用它来表示某种现象的实质，以后人们又赋予它"风尚、习俗、性格、品质"等含义。从亚里士多德开始，这个词便成为研究人类道德科学的专门词语。

伦理的含义：处理人们相互关系的道理和规则。

在我国古籍中，"伦"和"理"最早是作为两个概念分别使用的。就"伦"的本义来说，是"辈"的意思。《孟子·滕文公》说："圣人'教以人伦：父子有亲、君臣有义、夫妇有别、长幼有序、朋友有信'。"就是说，人与人之间有着不同的辈分关系。因此，"伦"可引申出关系的意思，这种关系主要是指人与人之间的道德关系。"理"的本义为治玉，带有加工而又显示其本身纹理的意思，由此引申出条理、道理等含义。"伦"和"理"连用，始见于秦汉之际的《礼记·乐记篇》。"伦理"作为一个词，其含义是指处理人们相互关系的道理和规则。

（二）伦理学

伦理学是研究道德的科学，即研究道德的起源、本质、作用和发展规律的科学。在人类道德文化优秀成果的宝库中，中国以其丰富的伦理思想著称于世。早在两千多年前的春秋战国时期，就有"人伦"的概念，并提出了"伦类以为理"的观点。当时的一批代表性著作，如《论语》《墨子》《孟子》《荀子》中都包含着极为丰富的伦理思想，其中记载了孔丘论"仁"、墨翟提倡"兼爱"、孟轲主张"性善"等伦理观。汉代以后，又出现了《孝经》《礼记》等系统论述道德理论和行为规范的著作，进一步把"伦""理"联系起来，形成了伦理概念。但由于中国古代文化发展和学科分类的特殊性，其道德论述和伦理思想始终与哲学、政治、经学、礼仪、教育等思想交织在一起，未形成独立的学科。春秋时期著名的思想家、教育家孔丘（公元前551—前479年），也是一位著名的政治伦理学家。他的《论语》是我国第一本系统的伦理学著作，他本人则是中国伦理思想史上第一位具有完整伦理思想体系的伦理学家。

在古希腊，远在荷马时代的一些文献中，就有某些伦理思想的萌芽。后来的一些哲学家，如毕达哥拉斯、苏格拉底、德谟克利特和柏拉图等，都从不同侧面对伦理道德进行了思考和研究。亚里士多德（公元前384—前322年）对古希腊的道德和伦理思想的发展，作了全面的分析、概括和总结，不仅创造了"伦理学"这个名词，而且第一次写出了具有独立体系并且论证严密的伦理学专著《尼可马克伦理学》。从此，伦理学便从哲学中分离出来，成为一门独立的学科。

二、道德概念及其在各个历史时期的特征

（一）道德的概念

在西方文化史上，"道德"一词源于拉丁语，表示"风尚""习俗"之意，后来演化为"特点""内在本性""规律""性格"等意思。

在中国，道德最初是作为两个不同的概念分开使用的。"道"与"行"在含义上相通，原指人行的道路，后引申为事物运动和变化的规律、规则，或做人的规矩。"德"最早见于《周书》，是指人的本性、品德。从字义上讲，"德"与"得"相通，其义是遵循规律则有所得。"道""德"二字连用，成为一个概念，始于春秋战国时期。

伦理学：
是研究道德的起源、本质、作用和发展规律的科学。

《论语》是我国第一本系统的伦理学著作。

亚里士多德不仅创造了"伦理学"这个名词，而且写出了伦理学专著《尼可马克伦理学》，从此伦理学便从哲学中分离出来，成为一门独立的学科。

在西方文化史上，"道德"一词源于拉丁语，表示"风尚""习俗"之意，后来演化为"特点""内在本性""规律""性格"等意思。

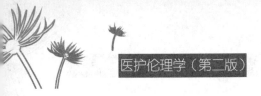

《荀子·劝学篇》中记载："故学至乎礼而止矣，夫是谓道德之极。"意思是说，一个人如果按照社会规则（指礼）去做，就算达到了道德的最高境界。由此，道德有了比较确定的含义。

在伦理思想史上，一些哲学家和伦理学家对道德概念曾作过多种解释，从不同侧面概括出道德的一些特点，但都没有科学地揭示出道德这一人类社会特有现象的本质内涵。马克思主义伦理学对道德进行了科学而明确的定义。辩证唯物主义和历史唯物主义认为，人们自从脱离动物界，形成人类社会以后，人类的一切活动都是在社会之中进行的，任何人都不可能离开社会而单独生活。因此，人与人之间、个人与社会之间必然发生相互交往和联系。每个社会成员的行为，都要对他人和社会产生各种各样的影响，有些行为能给他人和社会带来幸福和安宁，而有些行为却只能妨碍和损害他人的利益，甚至给社会带来危害和破坏；同时，他人和社会都会对每个社会成员的行为以善恶标准进行评价。由此可见，人们为了维系共同的社会生活和生产秩序，保护个体的生存发展以及对幸福和自由的追求，推动人类社会的繁荣进步，形成了一些人们共同遵循的准则或规范，依靠社会舆论、传统习俗、教育感化和内心信念等力量，对人们之间的关系进行必要的调整，对个人的某些行为加以适当的约束，这样就产生了道德。所以，道德就是在人们社会生活中形成的，以善恶为其评价标准，依靠社会舆论、传统习俗和内心信念来调整人与人、人与社会、人与自然之间关系的规则和规范的总和。

道德：
是在人们社会生活中形成的，以善恶为其评价标准，依靠社会舆论、传统习俗和内心信念来调整人与人、人与社会、人与自然之间关系的规则和规范的总和。

在对道德的本质认识上，马克思主义伦理学认为，道德是一种社会意识形态，属于社会上层建筑的范畴。通过人的意识形成的道德，必然受到经济基础和社会物质生活条件的制约；同时，道德又会反过来对经济基础和人们的社会生活产生作用。社会经济基础对道德的制约和决定作用主要表现在：第一，社会经济结构的性质直接决定着各种道德体系的性质；第二，社会经济关系所表现出来的利益，直接决定着各种道德体系的基本原则和主要规范；第三，经济关系的变化必然引起道德关系的变化。道德对社会经济基础的反作用则表现为：优秀、进步的道德思想对社会变革和经济发展起积极的推动作用，而落后、腐朽的道德观念对社会经济起制约和阻碍作用。

社会经济基础对道德的制约和决定作用主要表现在：
1. 社会经济结构的性质直接决定着各种道德体系的性质；
2. 社会经济关系所表现出来的利益，直接决定着各种道德体系的基本原则和主要规范；
3. 经济关系的变化必然引起道德关系的变化。

道德不仅是一种社会意识、行为规范，而且是人类的精神需求，是人类把握世界的特殊方式。人们根据一系列的行为准则、道德规范，按照自己所追求的道德理想、道德信念，选择自己的行为和评价他人的行为。通过这种"实践精神"的特殊方式肯定自我、发展自身，并反映和调节人与人、个人与社会之间的关系，实现主体对客观世界的占有，这是道德更深层次上的本质。

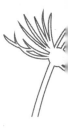

（二）各个历史时期道德的特征

1. 原始社会的道德特征

原始社会是人类历史上第一种独立的社会形态，原始社会的道德是人类道德发展的第一个历史类型。在原始社会，由于生产力极其低下，人们为了生存和与外部力量抗争，必须共同占有生产资料，共同劳动，共同消费。原始社会的这种经济关系，决定了原始社会道德的基本内容和特征。原始社会道德的主要特征是：第一，氏族部落的共同利益高于一切原始社会道德最基本的特征。维护和服从这个原始的集体主义道德就成为原始社会道德的基本原则。第二，平等、无私、正直、诚实、团结、互助等，是维系氏族内部关系的主要道德规范。勇敢、顽强、吃苦、耐劳等进取性道德成为原始社会个人道德中最重要的美德。第三，原始社会道德还具有朴素性、狭隘性、外在性和权威性特征。在原始社会，人们的道德意识朦胧、含混、直观、贫乏，道德调节的范围极其狭隘，人们遵守道德规范不是自觉的内心道德选择，而是将其视为外在的、附加于自身的禁规，因而原始社会人们的行为主要表现为"服从"。由于当时的生产力水平低下，人们刚刚脱离动物界，其道德行为还保留着一些与动物类似的特征，主要表现为血族复仇、吃人之风和血缘群婚等。

2. 奴隶社会的道德特征

奴隶社会是人类历史上第二种社会形态，也是第一个以私有制为基础的阶级社会，因而原始社会统一的道德也随之分裂为阶级道德。奴隶主阶级不仅占有生产资料，而且占有奴隶及其劳动成果。奴隶主同奴隶的关系是赤裸裸的剥削与被剥削、统治与被统治的奴役关系。这种经济关系决定了奴隶社会占统治地位的道德只能是奴隶主阶级的道德。奴隶主阶级的道德具有以下主要特征：第一，维护奴隶对奴隶主的绝对屈从和人身依附是奴隶主阶级道德的核心内容。维护私有财产，对奴隶主的绝对忠诚，家庭关系上的男尊女卑、男主女从等成为奴隶主阶级的主要道德规范。第二，个人道德呈现出两面性：一方面，与个性发展相关，形成了荣辱观、价值观和幸福观，在个人美德中尤为崇尚智慧。人的道德行为由原始人的外在性上升到内在的自觉选择；另一方面，随着自我意识的发展与膨胀，出现了原始社会从未有过的恶习，如贪欲、暴力、欺诈、偷窃、蔑视劳动、贪图功利等。第三，出现了包括丰富道德思想的伦理学体系。随着阶级关系的日益复杂和古代文化的迅速发展，人们在道德生活中提出了善与恶、正义与非正义、命运与自由、美德与恶习等

原始社会道德的主要特征是：

1. 氏族部落的共同利益高于一切原始社会道德最基本的特征。

2. 平等、无私、正直、诚实、团结、互助等，是维系氏族内部关系的主要道德规范。

3. 原始社会道德还具有朴素性、狭隘性、外在性和权威性特征。

奴隶主阶级道德的主要特征：

1. 维护奴隶对奴隶主的绝对屈从和人身依附是奴隶主阶级道德的核心内容。

2. 个人道德呈现出两面性：一方面，与个性发展相关；另一方面，出现了原始社会从未有过的恶习。

3. 出现了包括丰富道德思想的伦理学体系。

4. 否定了原始社会的道德。

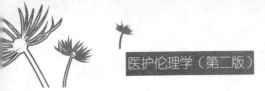

问题；提出了关于人生理想、价值、幸福、尊严以及个人美德、个人修养的训练与教育等问题。为了研究和解决这些道德问题，一批伦理学者得以产生，并形成了有关道德的理论体系。第四，否定了原始社会的道德。不再杀戮战俘，不再实行群婚，消除了食人之风，表现出人类道德发展的进步。

与奴隶主阶级相对立的是奴隶阶级的道德。反对奴隶主的压迫，争取自由、人权和维护人的尊严，是奴隶阶级道德的基本内容。勇敢、无畏、坚定、正直、团结、互助等成为奴隶阶级的重要道德规范。

3. 封建社会的道德特征

在封建社会，地主阶级占有生产资料，他们不劳而获，剥削、压迫农民。封建社会的这种经济关系，决定了封建社会占统治阶级地位的道德，只能是封建地主阶级的道德。地主阶级的道德的基本特征是：第一，忠君孝亲，维护封建特权和宗法等级关系是封建社会道德最突出的特征，也是地主阶级最基本的道德原则；第二，"三纲"（君为臣纲，父为子纲，夫为妻纲）和"五常"（仁、义、礼、智、信）是封建社会最主要的道德规范；第三，道德进一步政治化、宗教化、规范化、理论化。

农民阶级在同地主阶级的长期斗争中，形成了反对封建制度和宗法礼教，要求政治平等和分配平均的基本道德原则，把勤劳节俭、艰苦朴素，对阶级兄弟同情、关心和团结互助、杀富济贫等，作为本阶级的主要道德规范。另外，农民的小生产方式，决定了其在道德观念上存在自私保守的缺点。

4. 资本主义社会的道德特征

在资本主义社会，资产阶级占有生产资料，剥削雇用工人。这种经济关系决定了占统治地位的资产阶级道德的基本内容和特征。资产阶级道德具有以下特征：第一，个人主义、利己主义是资产阶级道德的基本原则。第二，"金钱万能"、唯利是图成为资产阶级道德的基本规范。第三，道德具有虚伪性和局限性。在资产阶级新兴时期，资产阶级为了取得与封建贵族在政治上的同等地位，为了取得经济上的自由竞争，为了让农民摆脱对地主的人身依附关系，提出了"平等、博爱、自由"的道德口号。这在当时对资产阶级革命起到了巨大的推动作用。但是，在资产阶级取得统治地位后，特别是在实行经济垄断和对外殖民扩张时期，他们为了维护既得利益，

地主阶级道德的基本特征：

1. 忠君孝亲，维护封建特权和宗法等级关系是封建社会道德最突出的特征。

2. "三纲"和"五常"是封建社会最主要的道德规范。

3. 道德进一步政治化、宗教化、规范化、理论化。

资产阶级道德的特征：

1. 个人主义、利己主义是资产阶级道德的基本原则。

2. "金钱万能"、唯利是图成为资产阶级道德的基本规范。

3. 道德具有虚伪性和局限性。

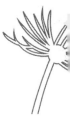

大肆鼓吹个人主义，并将其公开化、合理化、极端化。利己主义的恶性发展使资本主义社会出现了前所未有的道德堕落现象，社会出现了严重的道德危机。资产阶级已经把他们开始倡导的"平等、博爱、自由"的道德准则，变成了一句阳奉阴违的空洞而虚伪的口号。

在资本主义社会，与资产阶级道德相对立的是无产阶级的道德。社会化大生产造就的无产阶级，在同资产阶级的斗争中，逐步形成了大公无私、集体主义、英勇无畏、团结互助和具有严密的组织性、纪律性的道德品质。这是完全不同于资产阶级道德的一种崭新的道德，它为共产主义道德的产生奠定了基础。

5. 共产主义社会的道德特征

作为道德发展的一种历史类型的共产主义道德，是为了适应社会化、现代化大生产的要求，在生产资料公有制基础上建立起来的一种新型的社会道德体系。其基本特征是：第一，它是从无产阶级的整体利益中引申出来，为全人类服务的道德；第二，它是与公有制为基础的社会经济关系相适应的道德体系；第三，它是以马克思主义的科学世界观指导的道德；第四，集体主义是共产主义道德的基本原则。大公无私、团结互助、关心集体、热爱劳动、遵纪守法、忠诚、爱国主义、国际主义等是共产主义的道德规范。

共产主义道德的发展可以分为三个历史阶段：① 无产阶级革命时期的无产阶级道德，这是共产主义道德发展的初级形式；② 社会主义时期的社会主义道德，这是共产主义道德发展的一个新的阶段；③ 共产主义时期的全人类道德，这是共产主义道德发展的高级形式。共产主义道德自身发展的三个阶段表明，共产主义道德是一个完整的、多层次的、科学的道德体系。

我国目前正处于社会主义初级阶段。这一特殊的社会主义发展阶段，以公有制为主体的多种所有制经济并存，人们政治、思想、文化的个体差异，决定了道德具有层次性。社会主义时期的道德可分为高、中、低三个不同层次。"公私兼顾、利己利人"是社会主义道德的最低要求，也是社会主义社会，特别是社会主义初级阶段最起码的道德要求；"先公后私、先人后己"是社会主义道德的中间层次的要求，它规定人们必须把他人和社会的利益放在首位；"大公无私、全心全意"是最高层次的道德要求，也是社会主义道德发展到共产主义道德以后的最高境界。

共产主义道德的基本特征：
1. 为全人类服务；
2. 与公有制为基础的社会经济关系相适应；
3. 以马克思主义的科学世界观为指导；
4. 集体主义是共产主义道德的基本原则。

社会主义道德的三个层次：
1. "公私兼顾、利己利人"；
2. "先公后私、先人后己"；
3. "大公无私、全心全意"。

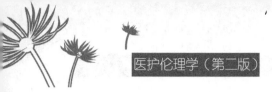

第二节　职业道德与医学道德

一、职业道德

（一）职业与职业道德

职业是社会分工的产物，是人们长期从事的专门行业和具有特定职责的一种社会活动，有合理、稳定收入的工作。在原始社会初期，人们共同生产劳动，没有专门的社会分工，也就没有职业的概念。人类进入奴隶社会以后，随着劳动生产力的提高和社会分工的发展，出现了农业、工业、畜牧业、手工业等行业，有了专门行业和从业人员，职业也就随之产生。以后，随着社会分工越来越细，行业和职业也就越来越多。人们在某种特定的职业生活实践中，有着共同的劳动方式，接受着共同的职业训练，因而具有共同的职业兴趣、爱好和职业习惯与心理，结成了某种特定的职业关系，形成了特殊的职业责任和职业纪律，从而产生了特殊的行为规范和道德要求。由此可见，职业道德就是人们在职业活动中必须遵循的具有职业特征的比较稳定的道德观念和行为规范的总和。

职业作为人类社会关系的一个重要方面，对人们的道德意识和道德行为、对社会的道德风尚和道德传统，产生着十分重大的影响。人们总是在一定的职业生活中能动地表现自己，从而形成了一定的职业道德。各种职业生活实践，影响和制约着人们道德发展的方向。首先，职业分工不同，从业人员对社会所承担的责任不同，从而影响人们对生活目标的确立和人生道路的具体选择，进而不同程度地影响着人们的人生观和道德理想。其次，不同职业的不同利益和义务，直接影响着人们的道德信念及其对道德标准的评价，进而形成人们不同的职业良心。最后，职业活动的不同，影响着人们的情趣、爱好、性格和作风，其中包含着一定的道德涵养和道德情操，从一个侧面反映了从事一定职业人员的道德品质和道德境界。

（二）职业道德的特征

1. 内容上具有职业性

职业道德作为特定的职业生活的具体反映，必然具有明显的职业特征。它总要鲜明地表达特定职业的责任、义务以及道德准

职业：

是社会分工的产物，是人们长期从事的专门行业和具有特定职责的一种社会活动，有合理、稳定收入的工作。

职业道德：

是人们在职业活动中必须遵循的具有职业特征的比较稳定的道德观念和行为规范的总和。

职业生活实践，影响和制约道德发展的方向：

1. 职业分工不同，从业人员对社会所承担的责任不同；
2. 不同职业的不同利益和义务；
3. 职业活动的不同，影响着人们的情趣、爱好、性格和作风。

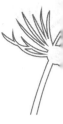

则，并且在特定职业实践的基础上，着重反映职业活动中的特殊利益关系和具体的道德要求，表现为从事特定职业的人所特有的道德心理和道德品质。职业道德始终与职业中的具体活动紧密联系，有着鲜明的职业性。职业道德规范的内容，具体反映了职业生活中的道德关系，如医学道德中的救死扶伤，教师道德中的诲人不倦、为人师表等。

2. 形式上具有多样性

社会上有多少种职业，就有多少种职业道德。社会职业的复杂多样性和各职业内部岗位的多层次性，决定了每一种职业对社会所承担的义务和责任有所不同。由于各种职业的服务对象和服务方式不同，以及职业所处的具体环境和社会地位上存在差异，社会对每一具体职业的道德要求也就有所不同，特别是在职业道德的表达方面，一般都比较具体、灵活，呈现出多样性特征。

3. 调节上具有定向性

职业道德主要调整从业人员之间的关系和他们与服务对象之间的关系，在调节和约束对象上具有定向性。职业道德对于不属于本职业的人员或本职业人员在该职业之外的行为活动，往往起不到调节和约束作用。

4. 功效上具有适用性

职业道德使社会阶级道德"职业化"，同时又使个人道德品质"成熟化"。在阶级社会里，职业道德从属于阶级道德，是阶级道德的具体体现。社会阶级的道德规范大多比较原则，而职业道德使阶级道德职业化并具体化为规章制度、工作守则、生活公约、劳动规程、行为准则等。这些道德规范更贴近职业生活和从业人员的接受能力，能更好地指导人们的职业行为，帮助从业人员养成良好的道德品行和习惯；同时，职业道德是从业人员通过接受家庭教育、学校教育和社会教育后，初步形成的道德品质的进一步发展。职业道德规范的具体化，使其适用性和可操作性更强，因而使从业人员的个人道德品质更加趋于成熟化。

（三）职业道德的作用

1. 评价调节作用

人们在职业活动中必然要发生各种各样的职业关系，职业道德作为职业活动中的行为规范，其主要作用就是通过善恶、荣辱的评

职业道德的特征：
1. 内容上具有职业性；
2. 形式上具有多样性；
3. 调节上具有定向性；
4. 功效上具有适用性。

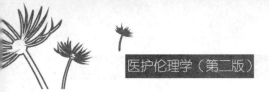

价，形成相应的社会舆论和内心信念，从而约束和规范人们的行为，调节和维护职业活动中个人、集体和社会的利益关系。人们按照一定的道德要求，合理地处理好各种利益关系，使职业活动得以顺利进行。

2. 认识教育作用

在职业生活中，人们通过职业道德关系的建立，认识到自己对他人和社会的道德责任和义务，认识到职业生活的规律和原则，从而正确地选择自己的行为方式和生活道路；同时，职业道德通过道德评价、道德榜样和道德理想等教育，使人们懂得善恶是非，提高从业人员的道德水平和精神境界，使其成为道德纯洁、理想高尚的人。

3. 激励进取作用

在长期的职业实践活动中形成的职业道德，始终倡导勤劳、智慧、诚实、勇敢、正直、刚强、热情、自信等，这些道德要求一直激励着从业人员在职业活动中积极进取，不断创新，使从业人员道德品质得以提高，人格更加完善；同时，职业道德对促进整个社会良好道德风尚的建立与形成也具有极为重要的作用。

（二）医学道德

1. 医学与医学道德

医学是研究人体生命活动、疾病发生发展规律、防病治病、增进健康、延长寿命和提高劳动力的知识体系和实践活动。医学道德有狭义和广义之分，狭义的医学道德，简称医德，又称医业道德、医务道德或医护人员道德，主要是指医务人员在临床医疗工作中应遵循的职业行为规范的总和；广义的医学道德是指全体从事医药卫生事业的人员、医疗团体以及整个社会在医学活动中应遵循的行为规范的总和。

医学道德与医学关系极为密切。医学科学的发展，医学模式的转变，医疗技术的重大突破，都会直接或间接地影响和促进人们的医学道德观念的更新和发展；而医学道德的发展与更新反过来又对医学实践和医学科学的发展给予极大的推动。

（二）医学道德的特殊性

（1）医学道德关系到人最神圣、最珍贵的生命。医务人员的服务对象是人，医疗服务的好坏直接关系到人的生老病死、家庭的

职业道德的作用：

1. 评价调节作用；

2. 认识教育作用；

3. 激励进取作用。

狭义的医学道德：

是指医务人员在临床医疗工作中应遵循的职业行为规范的总和。

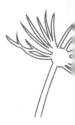

悲欢离合和社会的安定繁荣。崇高的职业和神圣使命，使得医学道德具有比其他职业道德更高、更严、更特殊的要求。医务工作者必须具有强烈的责任感和乐于奉献的精神，必须具有科学严谨、认真负责的工作态度以及关心病人、爱护病人的道德情感，这样才能担负起保证人民身心健康、维护家庭幸福欢乐、促进社会繁荣进步的特殊使命。在现代医学科学的发展过程中，医学道德与人的生命关系更加密切。随着生命质量论与价值论的提出，人的生命的形成与取舍在很大程度上取决于医学道德的判断，如克隆技术能否应用于人类，对毫无价值的生命是否可以终止等，这些都需要从医学伦理的角度给予科学地回答。

（2）医学道德关系到医疗质量与技术水平的提高。无数事实证明，具有良好道德的医务人员，对技术精益求精，对工作认真负责，对病人热情关爱，能够把可能发生的差错减少到最低限度，并且千方百计地争取最佳的治疗方案以达到理想的治疗效果，尽最大努力保证病人的康复；反之，一个缺乏事业心和责任感的医务人员，可能对病人不负责任，即使有一定的专业知识和技能，也不可能得到应有的发挥，甚至还会误诊误治，延误病情，最终酿成医疗事故，给病人、家庭乃至社会带来难以挽回的严重后果。医学道德的特殊性就在于它是提高医疗质量和技术水平的内在动力和基本保证。

（3）医学道德关系到病人的身心健康。现代医学心理学和行为科学的研究表明，精神心理因素与健康和疾病相互影响。良好的情绪、积极的心理状态，对健康和疾病的防治与恢复起着促进作用。培养病人良好的心理情绪，需要医务人员针对不同病人进行不同程度的心理治疗。而实施心理治疗，首先要求医务人员必须具有高尚的道德情操和良好的文化素养，通过医务人员的心灵美、语言美、行为美、仪表美达到预期的治疗目的。可见，医学道德已经不是一个单纯的态度和思想问题，已成为临床医疗中不可缺少的防病治病的重要手段。医学道德在整个医疗职业活动中已经显示出不可替代的特殊性。

（三）医学道德的特点

1. 继承性与时代性的统一

医疗职业和科学技术的稳定性与连续性，决定了医学道德的继承性。医学道德的继承性表现在：一方面，在长期医疗实践中形成的优秀的医德思想，如关心病人、体贴病人、救死扶伤、一视同仁、廉洁行医等，受到医务人员的推崇，被社会所接受，需要永远继承并指导医疗实践；另一方面，陈旧、落后的医德观念也具有较

医学道德的特殊性：

1. 关系到人最神圣、最珍贵的生命；

2. 关系到医疗质量与技术水平的提高；

3. 关系到病人的身心健康。

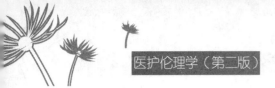

强的承袭性，它会束缚人们的思想观念与道德行为，对医学科学的发展起到阻碍作用。医学道德不仅具有继承性，而且具有时代性。人们的道德观念受到经济基础的制约，是随着社会的发展而发展的。在不同的时代，不同的经济、文化和科学技术发展阶段，会产生不同的伦理道德观念。医学道德也一样，随着时代的进步和医学科学的发展，医学领域中又面临许多新问题，如人工授精、试管婴儿、器官移植、安乐死等，这些都需要从现代医学伦理的角度去给予科学的阐释。因此，时代又赋予医学道德新的内涵。

医学道德的这一特点要求我们必须处理好继承与发展的关系。对传统医德，一方面不能采取简单的不加区分的一概否定的态度；另一方面，不能采取不分精华、糟粕而一概肯定的态度。我们只有继承和发扬古今中外一切优秀的医德传统，同时对那些束缚和阻碍医学科学发展和新技术应用的陈旧的医德观念，给予坚决而有力地批判，树立与时代发展相适应的新的医德观，这样才能推动医学科学和医学道德不断发展。

2. 全人类性和阶级性的统一

医学道德是在人类战胜疾病的医疗实践中世代相传而逐步形成的，它是一种适用于一切阶级的共同的道德准则。医学道德的全人类性主要表现为：第一，医学中的人道主义原则。疾病对人类的危害是不分阶级的，因此抵抗疾病、维护健康是全人类的共同责任，不能有阶级之分。医务人员在履行救死扶伤职责时，不应受宗教、国籍、种族、性别、肤色、信仰、社会地位与经济状况的限制，对任何人都要一视同仁，积极救治。医学人道主义要求医务人员既要救治相同阶级的病人，也要救治敌对阶级的病人。这一点正是医学道德全人类性的体现。第二，医学中的科学技术原则。医学科学本身不涉及任何阶级的根本利益。许多医学道德思想、原则是在医疗实践基础上，以医学科学技术的发展水平为依据确立的。比如堕胎，在古代由于技术条件差，常常导致母婴双亡，因而受到普遍反对，堕胎成为医德戒规。在现代，由于技术的进步，加上新的人口政策要求，人们对堕胎观念发生了根本变化。另外，在人工授精、器官移植等问题上提出的道德观，也都是以医学科学的发展和医疗技术的进步为基础的。建立在医学科学技术进步基础上的医学道德原则，能为社会全体成员普遍接受，因而使医德具有全人类的特点。第三，人类对自身健康的要求。身心健康、延年益寿是现代社会所有人的共同要求，因而医务人员在从事为人类健康服务的医疗实践中所形成的道德准则也

医学道德的全人类性主要表现为：

1. 医学中的人道主义原则。

2. 医学中的科学技术原则。

3. 人类对自身健康的要求。

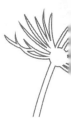

具有全人类性。但是，作为一种社会意识形态的医学道德，它属于上层建筑，必须维护统治阶级的利益。道德为统治者服务，必然有阶级性，在阶级社会里不可避免地要受到社会阶级的影响和制约。任何社会的医务人员总是从属于一定阶级的，总有自己的政治信仰和爱恨情感，因而对待病人的出发点和感情就不会相同，患者也会因此受到不同的医疗待遇。医学道德的这一特点，要求医务人员既要坚持阶级的道德利益，更要超越阶级，维护全人类的道德利益。

3. 个体性和社会性的统一

医学道德的个体性主要表现在：第一，医务人员的差异性。医务人员的主体差异决定了医学道德具有个体性。第二，患者和疾病的多样性。患者个体的差别和疾病的千变万化，要求医务人员必须针对每个患者的不同病情，一个一个地精心诊治。认真负责地对待每一位病人和每一种疾病，是医学道德个体性的具体体现。第三，医患关系的单独接触性。医务人员的医疗活动，一般都是在与病人直接单独接触中进行的。离开了医患关系的这种个体的、稳定的接触，就没有医疗工作可言。在医务人员与病人的单独接触中，医务人员的行为大多是在病人不了解医学知识或失去知觉或无任何人监督的情况下，由医务人员单方认可或决定的，有些医疗行为，病人和周围人一辈子也无法察知，这就要求医务人员必须具备对病人生命高度负责的职业道德。医疗活动的这些单一性使医学道德呈现出鲜明的个体性。

医学道德的社会性，不仅表现为治疗结果给社会带来的影响，而且表现为治疗中所采用的手段和措施可能给社会带来的影响。医务人员不仅要重视病人的利益，对具体病人负责，还要重视病人家属和社会的利益，对病人家庭和社会负责。比如，治疗疾病，应该在追求最佳疗效的同时，考虑尽量减少药物资源的消耗和病人家庭与社会的负担；防治传染病，应该尽量缩小和控制病菌的传播；在维病人健康利益的同时，还要考虑到社会效果等。这些都表明医学道德有着广泛的社会性。与此同时，医学道德的社会性还表现在医疗活动的集体性方面。当代医学科学的发展使医疗活动已不可能由一个医务人员把各科的疾病从诊断、检验、治疗、护理、药剂、管理全部承担下来。医疗活动的集体性，要求医务人员应该具有互相尊重、互相学习、团结合作、齐心协力的集体主义精神。另外，在现代社会，人们对医学已不仅仅满足于消灭疾病，而且还希望身心健康、聪明、优生长寿。随着医疗服务范围的日益扩大，医学被赋予了新的意义，医学道德的社会性也就显得更加突出。

医学道德的个体性主要表现在：

1. 医务人员的差异性；
2. 患者和疾病的多样性；
3. 医患关系的单独接触性。

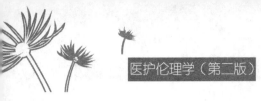

医学道德的个体性与社会性相统一的特点，要求医务人员既要重视个人的医德修养，具备优秀的医德品质，又要有团结协作的集体主义精神和整体全局的服务意识。

第三节　医护伦理学研究的对象和内容

一、医护伦理学概述

（一）医护伦理学概念

医护学伦理学：
是一门研究医学道德的科学。它是以马克思主义伦理学原理为指导来研究和解决在医疗实践和医学科学发展中人与人之间、人与自然之间、人与社会之间以及医学与社会之间道德关系与行为规范的一门科学。

医护学伦理学是一门研究医学道德的科学。它是以马克思主义伦理学原理为指导来研究和解决在医疗实践和医学科学发展中人与人之间、人与自然之间、人与社会之间以及医学与社会之间道德关系与行为规范的一门科学。

医学是为人类健康服务的一门科学。医护伦理学是研究一般社会道德在医疗卫生工作中的特殊表现，是研究医疗道德发生、发展和变化规律的科学。它不同于一般的医务工作者的道德，它以医务工作者的道德为研究对象，并使各种医学道德现象以及医学道德问题上升到理论的高度，从中概括、归纳出规律性的东西。

（二）医护伦理学的属性

医护伦理学分为：
1. 传统医护伦理学；
2. 现代医护伦理学。

随着医学科学的发展，医护伦理学的领域不断扩大。目前，医护伦理学可以分为传统医护伦理学和现代医护伦理学，但从总体上看都是一般伦理学的基本原理在医学实践中的具体运用。一般伦理学可以分为理论伦理学、规范伦理学和实践伦理学三大类。理论伦理学是各伦理学及其分支的基础学科，规范伦理学侧重于研究道德规范体系，实践伦理学包括职业伦理和应用伦理学两部分。职业伦理学的主要侧重点，在于专门研究某一具体职业领域中从业人员自身的职业道德问题，如教师伦理学、军人伦理学等。传统的医护伦理学就属于实践伦理学类型的职业伦理学范畴。

传统医护伦理学：
自希波克拉底以来，始终把医生对病人应尽的义务作为整个医护伦理学的基础和核心的医护伦理学体系，其理论核心是美德论和义务论。

应用伦理学主要是把一般规范伦理学的理论及原则运用于社会各个不同领域，并对道德实践中的各种道德现象加以比较、概括，进行系统研究。应用伦理学不仅涉及某一领域中从业人员的职业道德素养问题，而且还要研究由从业人员的活动引发的有关社会道德后果问题，如军事伦理学、教育伦理学和现代医学伦理学等。可见，从具体内容上讲，应用伦理学可以

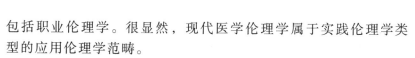

包括职业伦理学。很显然，现代医学伦理学属于实践伦理学类型的应用伦理学范畴。

所谓传统医护伦理学，是指自希波克拉底以来，始终把医生对病人应尽的义务作为整个医护伦理学的基础和核心的医护伦理学体系，其理论核心是美德论和义务论。美德论研究的是有道德的医生是什么样的，医生应该具有哪些美德和人格品质；义务论研究医生应该做什么，不应该做什么，他的责任是什么，判断医生的行为是否应当的标准有哪些。

现代医护伦理学除研究传统医护伦理学的以上内容外，还要研究公益论、公正论等，即作为社会事业之一的医学。如何使社会公益与个人健康利益相统一？怎样做到卫生资源分配和社会经济效益获取的公正、公平？产生于 20 世纪 70 年代的现代生命伦理学，使现代医护伦理学的研究内容得到扩展，范围更加广泛。生命伦理学是以生命科学和卫生保健领域中的道德问题作为研究对象的医护伦理学体系，其研究范围远远超出了传统医护伦理学的范围。关于传统医护伦理学和现代生命伦理学的具体内容将在以后章节中详述。

> 现代医护伦理学除研究传统医护伦理学外，还要研究公益论、公正论等，即作为社会事业之一的医学。

二、医护伦理学研究的对象和内容

（一）医护伦理学研究的对象

医护伦理学研究的对象是医学领域中的道德现象和道德关系。

1. 医德现象

医德现象是指医学领域中和医学活动中医务人员、患者及社会依靠社会舆论、内心信念、传统习惯来维持和判断是非善恶的一种社会现象。医德现象主要包括医德的意识现象、规范现象和活动现象。医德的意识现象是指医学领域中人们的道德思想、观念和理论。医务人员由于自身的世界观、人生观和价值观不同，形成了不同的善恶观和荣辱观，因此，他们在协调和评价人们行为时，就有喜好或厌恶的情感产生。这种情感逐渐积累，就会形成一种强烈的道德责任感和履行道德要求的坚强意志，从而树立起追求某种道德理想的坚定信念，由此形成一定的医德理论和思想体系，从而构成医务人员的意识现象。医德规范现象是指在医学领域中评价和指导人们行为的准则，它是医德意识现象的外在表现形式。医德活动现象是指在医学领域的实践活动中，人们按照一定的善恶观念进行的道德评价、道德教育和道德修养等活动。医学领域中的医德现象纷繁复杂，各种现象之间又紧密联系，它们通过一定的道德关系表现出来。

> 医德现象：
> 医学领域中和医学活动中医务人员、患者及社会依靠社会舆论、内心信念、传统习惯来维持和判断是非善恶的一种社会现象。

> 医德现象包括：
> 1. 医德的意识现象。
> 2. 医德的规范现象。
> 3. 医德的活动现象。

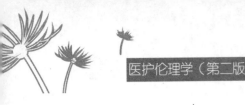

2. 医德关系

医德关系是指按照一定的医德观念、医德原则和规范形成的一种特殊社会关系。医德关系实质上是一种道德关系，它和政治关系、法律关系、宗教关系一样，是通过人们的意识形成的"思想的社会关系"。医德关系是由社会经济关系所决定的，而社会经济关系则是不通过人们意识形成的一种"物质的社会关系"，它支配和制约着一切思想的社会关系。医德关系存在于医疗活动的各个历史时期，体现在医务人员与病人之间、医务人员相互之间和医务人员及医学领域与社会之间等关系之中。医护伦理学主要研究的医德关系有医患关系、医际关系。

（二）医护伦理学研究的范围和内容

1. 范　围

由于医学科学的发展，医疗活动已由单一的医患之间的个体交往活动扩大到医务人员、医院乃至整个医药卫生事业与社会的群体活动。以前医德的主体主要是医生和护士，现在医德的主体已扩大到了医技人员、药剂人员、医院管理人员、工勤人员、医学科研人员、医学教育人员以及科室、医院、卫生组织、医学团体、整个医药卫生部门、卫生行政管理与监督执法部门。因此，医学伦理学需要研究的方面很多，其范围也十分广泛。它主要包括临床工作中的道德、护理工作中的道德、预防医学中的道德、健康教育中的道德、康复医学中的道德、医学科研中的道德、计划生育中的道德、优生优育中的道德、医院管理中的道德、医学与社会的道德等。从医学伦理学研究的范围可见，医护伦理学的研究范围已经超出了医学价值的范围，着眼于整个人类的健康，着眼于整个社会的利益和发展。

2. 内　容

（1）医学道德的基本理论。它主要阐明医学道德的产生、形成及其成展规律，医学道德的本质、特点和社会作用。医护伦理学不仅研究历史上古今中外各个社会、各个阶级的医德现象和内容，阐明医德形成和发展的基本规律，而且着重研究现代社会的医德现象，揭示医德的本质及其普遍性与特殊性，同时还研究医学道德与政治、经济、法律、心理学、行为学以及社会学等相关学科的关系。

医德关系：
是指按照一定的医德观念、医德原则和规范形成的一种特殊社会关系。

医护伦理学的研究范围已经超出了医学价值的范围：
1. 着眼于整个人类的健康。
2. 着眼于整个社会的利益和发展。

医护伦理学研究的内容：
1. 医学道德的基本理论。
2. 医学道德的基本原则、规范和范畴体系。
3. 医学道德的教育、评价和修养。
4. 医学科学发展中出现的亟待解决的道德问题。

（2）医学道德的基本原则、规范和范畴体系。它主要研究医学道德的基本原则及其具体运用，阐明各类医务人员在医学实践活动中应遵循的准则和行为规范以及应承担的道德责任，揭示医德原则和规范在不同医疗领域和学科中的特殊表现和要求，研究在医疗人际关系中逐步形成的医德范畴的基本内容，促使医德、医学原则和规范转化为医务人员内在的道德要求。

（3）医学道德的教育、评价和修养。它主要阐述医德评价的标准、依据及其途径，研究医德教育和医德修养的内容与方法，帮助医务人员提高医德认识，增强医德情感，树立医德信念，坚定医德意志，规范医德行为，使医务人员具备高尚的道德品质和良好的医德修养。

（4）医学科学发展中出现的亟待解决的道德问题。例如，生命伦理学研究的人工授精、克隆技术、安乐死等问题，在当代医学科学发展进程中提出的医药卫生专业的伦理问题，生物医学和行为科学研究中涉及的人体实验问题，现代医学与社会科学研究中提出的环境伦理学和人口伦理问题，以及对动物和植物的生命研究进行的动物实验与植物保护的伦理问题等。

三、医护伦理学与相关学科的关系

（一）医护伦理学与医护心理学的关系

1. 二者的区别

医护伦理学是研究医务人员应遵循的行为准则和道德规范的科学，它促进医学道德关系的协调与和谐发展。医护心理学是研究心理因素在人体健康与疾病及其相互转化过程中的作用和规律的科学，它促使患者早日康复，身心健康发展，促进人的心理与生理和谐发展。

2. 二者的联系

二者在研究人的行为和动机上有着密切的联系。医护伦理学研究的道德意识、道德情感和行为动机本身也属心理现象的一部分。医护心理学主要揭示医患个体行为的主观内在原因、过程和规律，它把道德问题作为心理现象来研究。医护伦理学则把道德现象作为社会现象来研究，只对人的行为中能进行善恶评价的具有道德意义的方面进行研究。医护心理学给医护伦理学的研究提供科学的材料和根据；医学伦理学的研究，医德水平的提高，为医护心理学的临床应用、心理治疗的具体实施提供可能与保障。医护伦理学必须借

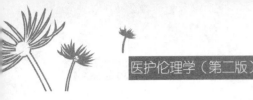

助医护心理学的研究成果才能完整科学地说明个人道德品质形成的具体途径，但医护伦理学又不能离开社会因素的制约，且不能把个人道德品质的形成归结为心理问题。

（二）医护伦理学与法学的关系

1. 二者的区别

第一，起源与命运不同。医德起源于原始社会，法起源于阶级社会。医德随医学和社会的发展而发展，法随国家的消亡而消亡。第二，调整的范围不同。医德解决的是医学领域中人们行为的善恶、荣辱问题，而法要解决的是合法与违法、罪与非罪的问题。第三，实施的方式不同。医德调节人们的行为时依靠社会舆论、内心信念等力量，法律约束人们的行为则是通过国家强制力来保证实施。第四，价值尺度不同。法是人们在社会生活中必须遵循的行为准则，它以"准与不准"为尺度；道德带有理想性，它以"应该怎样"为标准，因此道德行为的价值高于守法行为的价值。

2. 二者的联系

医德和法律都是社会上层建筑的组成部分，同属于行为规范的范畴。二者共同担负着约束人们的行为、调节人们相互之间的关系的重任，对维护广大人民群众的利益和社会秩序具有极其重要的作用。医务人员是否遵纪守法、严格执行医疗卫生法规以及医疗操作规程，主要依赖于医务人员自身的道德认识、道德情感和道德信念。当然，重要的医德规范又需要通过法律的权威性加以固定下来，否则医德规范就难以推行。

从医护伦理学与上述学科的关系中可以看出，医护伦理学是一门与许多学科相交叉的边缘科学。因此，在学习过程中不能把它孤立起来，而应深入认识和探讨它与其他学科之间的内在联系，这样才能学好医学伦理学这门课程。

【案例分析】

某地农村一男青年，25 岁，下肢因火灾大面积烧伤，进入某市级医院烧伤科住院治疗。他父母早亡，唯一的亲人、刚满 21 岁的妹妹也在火灾中丧生。初入院时，病人情绪低落，有轻生念头，多次拒绝治疗。王某，护士，20 岁，刚从卫校毕业来到烧伤科担任护理工作，自她接管护理男青年后，病人情绪有明显好转，开始积极配合治疗。他每次指明要王护士为其送药、打针和换药，拒绝其他护理人员提供服务。王护士认为病人对她产生了

医护伦理学与法学的区别：

1. 起源与命运不同。
2. 调整的范围不同。
3. 实施的方式不同。

邪念，遂主动与另一名护士调换了护理对象。病人未见王护士为其护理，又再次拒绝治疗，情绪波动很大，双眼发呆，神志反常。在调换护士的第二天晚上，病人欲触电自杀，被值班护士发现。3 个月后，病人情绪逐渐稳定，出院时特地让他人转交给王护士一封信。当王护士拆开信时，看到一张女孩照片，使她特别吃惊的是，那位照片上的姑娘与她长得十分相似。病人告诉她，那照片上的姑娘是他失去的妹妹。王护士明白了一切，联想到自己对病人的态度，感到十分内疚和遗憾。

【分析讨论】

运用所学知识分析案例中王护士的行为。

达标检测题

一、填空题

1. 医护伦理学是研究道德的科学，即研究道德_____、_____、_____和_____规律的科学。

2. 社会主义道德可以分为_____、_____、_____三个层次。

二、单项选择题

1. 下列说法正确的是（　　）。

　　A. 道德是人们内心的信念

　　B. 道德是在医学模式的推动下形成的

　　C. 道德是在人们社会生活中形成的

　　D. 道德是在医学实践中形成的

2. 伦理学是研究（　　）。

　　A. 道德的科学　　　　　　B. 道德本质的科学

　　C. 道德规律的科学　　　　D. 道德价值的科学

3. 在我国，"伦""理"二字连用始于（　　）。

　　A. 春秋战国时期　　　　　B. 殷商时期

　　C. 秦汉时期　　　　　　　D. 唐宋时期

4. 在医疗活动中，最基本的道德关系是（　　）。

　　A. 医生与护士的关系　　　B. 医生与医技人员的关系

　　C. 医生与社会的关系　　　D. 医生与患者的关系

5. 医学伦理研究的对象是医学领域中的（　　）。

　　A. 道德现象与道德意识　　B. 道德规范与道德关系

　　C. 道德关系与道德现象　　D. 道德活动与道德关系

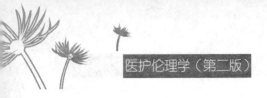

6. 《尼可马克伦理学》专著的作者是（　　）。

    A. 苏格拉底　　　　　　B. 毕达哥拉斯

    C. 柏拉图　　　　　　　D. 亚里士多德

7. 现代医学伦理学属于（　　）。

    A. 应用伦理类型的实践伦理学

    B. 实践伦理学类型的应用伦理学

    C. 职业伦理学类型的应用伦理学

    D. 实践伦理学类型的职业伦理学

8. 我国第一本系统的伦理学著作是（　　）。

    A.《礼记》　　　　　　B.《孝经》

    C.《论语》　　　　　　D.《史记》

9. 实践伦理学包括（　　）。

    A. 规范伦理学与理论伦理学

    B. 职业伦理学与规范伦理学

    C. 职业伦理学与应用伦理学

    D. 应用伦理学与规范伦理学

10. 现代生命伦理学产生于 20 世纪（　　）。

    A. 60 年代　　　　　　B. 80 年代

    C. 50 年代　　　　　　D. 70 年代

三、多项选择题

1. "伦"的含义是（　　）。

    A. 辈分　　　　　　　　B. 习俗

    C. 风尚　　　　　　　　D. 关系

    E. 道德

2. 道德属于（　　）。

    A. 行为规范　　　　　　B. 社会意识

    C. 人类的精神需求　　　D. 上层建筑

    E. 人类把握世界的特殊方式

3. 原始社会道德具有（　　）。

    A. 朴素性　　　　　　　B. 层次性

    C. 狭隘性　　　　　　　D. 权威性

    E. 外在性

4. 职业道德具有（　　）。

    A. 多样性　　　　　　　B. 定向性

    C. 适用性　　　　　　　D. 职业性

    E. 社会性

5. 在西方文化史上，"道德"表示的意思是（　　　）。

    A. 风尚   B. 规律

    C. 习俗   D. 性格

    E. 内在本性

6. 医德的意识现象是指（　　　）。

    A. 思想   B. 行为

    C. 理论   D. 观念

    E. 以上都正确

7. 医学伦理学研究的内容是（　　　）。

    A. 医学道德的基本原则、规范与范畴

    B. 医学与其他科学的关系

    C. 医学科学发展中出现的问题

    D. 医学道德的教育、评价与修养

    E. 医学道德的基本理论

8. 现代医学伦理学研究的内容有（　　　）。

    A. 义务论   B. 公正论

    C. 美德论   D. 价格论

    E. 公益论

四、名词解释

1. 道德   2. 医护伦理学

五、简答题

1. 医护伦理学研究的对象和内容有哪些？

2. 共产主义道德的特征是什么？

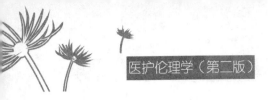

第三章　医护伦理学发展简史

【学习目标】

➢ 掌握中外古代名医、名著及内容；

➢ 熟悉中外医护伦理学发展简史；

➢ 了解新民主主义革命时期医德的主要内容。

医护伦理学有漫长的过去、短暂的历史、辉煌的未来。

医护伦理学有漫长的过去、短暂的历史、辉煌的未来。说它有漫长的过去，是因为医护伦理学的研究对象——医德，有几千年漫长的过去；说它有短暂的历史，是因为医护伦理学真正成为一门学科是在近代；说它有辉煌的未来，是因为随着社会的发展，伦理问题将越来越多，这必将促进医护伦理学的长足发展和进步。所以，全面地了解、考察和分析医护伦理学的发展史，吸收其中合理的成分，对于丰富和发展中国特色的社会主义医护伦理学，促进社会主义精神文明建设和卫生事业的发展，具有十分重要的意义。

第一节　我国医护道德发展简史

一、我国医护道德的萌芽时期

我国医护道德发展简史：

1. 萌芽时期。

2. 发展时期。

3. 完善时期。

我国古代就有伏羲画八卦、制九针，神农尝百药的传说。

我国优良的医德萌芽于原始社会，是劳动人民在长期同疾病作斗争的过程中逐渐形成的。我国是一个具有五千多年历史的文明古国，有着优秀、丰富的文化遗产。作为整个道德思想体系重要组成部分的传统医德，当属中华民族灿烂文明历史中的一份珍贵遗产。

在原始社会，由于生产力极其低下，生活条件极为艰苦，人类常常受到野兽、毒蛇、风雪、寒暑等大自然的威胁。原始人在同死亡和疾病斗争的漫长岁月里，逐渐在生产实践中掌握了治疗伤痛的简单方法，如烤火可抗风湿，按压可治疼痛，裹敷可疗外伤，草药可医内疾等。人们在长期的医疗实践中，逐渐产生了对病人的同情观念、互助观念、生命神圣观念、生命质量观念和保健观念。我国古代就有伏羲画八卦、制九针，神农尝百药的传说。《帝王世纪》中记载："伏羲画八卦，所以六气、六府、五藏、五诊、阴阳、四

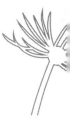

时、水火，升降，得以有象，百病之理，得以类推：乃尝味百药而制九针，以拯夭枉。"宋代刘恕在《通鉴外记》中记载："古者民有疾病，未知药石，炎帝始味草木之滋。……尝一日而遇七十毒，神而代之，遂作方书，以疗民疾，而医道立矣。"这些传说反映了人类早期医疗保健活动，表明医德观念是随医学的萌芽而产生的。这一时期的医德，其特点是积极探索治病的方法，解除疾病给人们带来的痛苦。

二、我国医护道德发展时期

随着医疗实践活动的不断丰富和发展，医疗实践经验的不断积累，我国传统医德理论和思想自殷周时期开始形成，到春秋战国时期便有了很大发展。

早在殷商时期，就已出现了专门掌管医事的医官；到了西周，已有了专门从事医疗活动的医师，并将其分为食医、疾医、疡医和兽医，分别设官分职，同时建立了考核医生的制度。这一时期的相关著作中不仅包含技术方面的内容，而且还包含医生的思想、品德、作风、态度等方面的内容。如《周礼·天官》中规定："凡邦之友疾者，……则使医分而治之，岁终则稽其医事，以制其食，十全三次之，十失四为下。"这段记述不仅包含了对医疗技术的评价，而且包含了最经典、最古老的医德评价。《周礼》以医生治病失误多少来衡量医生的优劣。"以制其食"，说明当时的评价标准是：不仅要给患者治病，而且还要尽力争取治好。这表明一个思想品德不好的医生就不可能成为"十全为上"的医师。战国时期的《黄帝内经》是我国最早的一部医学经典著作，明确提出了医生应有的医德内容，其中的"疏五过论篇""征四失论篇"就是将医生在行医中常见的五种过错和医生在临诊工作中易犯的四种过失提出来进行专门讨论，以警示后人行医。《素问·征四失论》中指出，医生之"所以不十全者，精神不专，志意不理，外内相失，故时疑殆。诊不知阴阳逆从的道理，此治之一失也。受师不卒，妄作杂术，谬言为道，更名自功，妄用砭石，后遗身咎，此治之二失也。不适贫富贵贱之居……不适饮食之宜，不别人之勇怯，足以自乱，不足以自明，此治之三失也，诊病不问其始，……卒持寸口，……妄言作名，为粗所穷，此治之四失也"。由此可见，医生的失误是由医术不精、学识浅薄、图名谋利、粗疏轻率、精神不专、志意不理或不负责任的行为造成的。《黄帝内经》中关于医德的论述，标志着我国传统医护伦理道德体系的形成。战国民间医生扁鹊常常奔走于赵、齐、魏、秦诸国，为"济群生"遍游各地行医。他不仅能根据病人的气色、声音、形貌诊断

西周时已有了专门从事医疗活动的医师，并将其分为食医、疾医、疡医和兽医，分别设官分职，同时建立了考核医生的制度。

战国时期，《黄帝内经》中关于医德的论述，标志着我国传统医护伦理道德体系的形成。

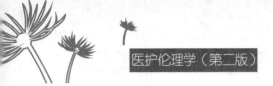
病情，而且还能根据各个不同地区的医疗实际需要，通过掌握不同科目的医学知识来为人治病。

从上述可知，在整个奴隶社会时期，特别是到了奴隶社会末期，医德思想已基本形成，并为后世医德思想的研究、完善和发展奠定了坚实的基础。

三、我国医护道德的完善时期

当历史发展到封建社会以后，我国的医学科学发展很快，并取得了很大成就。从秦朝到清朝两千多年里，众多医学家著书立说，提出了三大方面的医德内容，即以人为本，普济众生；精勤不倦，博采众长；无私为医，清正廉洁。它标志着我国医学道德体系趋于完善。

东汉著名医学家张仲景"勤求古训，博采众方"，努力钻研医学，结合社会和临床实践写下巨著《伤寒杂病论》和《金匮要略》，创建了祖国医学辨证论治体系。其"序言"就是一篇具有很高研究价值的医德文献。他生活在战乱频繁、疾病流行的年代，深感医学的重要。他提出了"留神医药，精究方术""爱人知人，爱身知己"的忠告。尤其阐明了自己济世救人的从医目的，强调诊治疾病要严肃认真、不能马虎草率的医疗作风。这些论述对后世的医德思想产生了深远的影响，后人为纪念他在医学上的成就，尊称他为"医圣"。

南北时期的杨泉在《物理论》中主张："夫医者，非仁爱之士，不可信也；非廉洁醇良，不可托也；非聪明理达，不可任也。其德能仁恕博爱，其智能宣畅曲解。"他提出作为"济世活人"的医生应该坚持医德与医技的统一。"药圣"孙思邈生活在封建社会的鼎盛时期，他对医德修养的各个方面作了深入研究，在所著《千金要方》中的《大医精诚》和《大医习业》中作了精辟论述。他要求医家应有渊博的医学知识和精湛的医疗技术，即"精"；要有医德修养和高尚的道德品质，即"诚"。他是我国医学史上医德理论和医德规范的开拓者。

南宋法医学家宋慈在《洗冤集录》中提出了法医道德规范，宋朝名医张杲对医家品德修养作了高度概括，他说："为医者，须绝驰骛礼名之心，专博施救援之志。"他还以"觅钱"还是"传道"（真心实意地继承与发扬医药技术）作为选择弟子的首要标准。明清时期，医学家们论及医德的名著更是层出不穷，龚廷贤在《万病回春》中提出"医药十要""病家十要"；徐春甫在《古今医统》中提出了"慎疾""慎医"的早期预防和早期治疗的科学主张，以及"医本治人，学之不精则害人"的思想；陈实功在《外科正宗》中指出"医

医德三大方面的内容：
1. 以人为本，普济众生。
2. 精勤不倦，博采众长。
3. 无私为医，清正廉洁。

张仲景提出了"留神医药，精究方术""爱人知人，爱身知己"的忠告。后人尊称他为"医圣"。

陈实功在《外科正宗》中指出"医家五戒十要"，对我国古代医德作了系统总结，此书被美国1978年出版的《生命伦理学百科全书》列为世界古典医德文献之一，与希波克拉底誓词和迈蒙尼提斯祷文并列。

家五戒十要",对我国古代医德作了系统总结,具体提出了医德规范的若干条列。后来,《外科正宗》一书被美国 1978 年出版的《生命伦理学百科全书》列为世界古典医德文献之一,与希波克拉底誓词和迈蒙尼提斯祷文并列。另外,明代李梴的《医学入门》、李中梓的《医家必读》和清代明医喻昌的《医门法律》等,对于完善我国医护伦理学的理论具有划时代的意义。《医门法律》第一次提出了医生临床诊断病人时要自己以"法"来确保正确诊断,用"律"来评断医生诊治失误之责与罪,倡导医生自我反省,希望世上有"自讼之医"。喻昌的医德评价标准和医德修养思想,丰富和完善了我国传统医德评价理论。

四、我国医护道德的内容

经过几千年漫长的医疗实践,我国的医护道德包含丰富的内容,主要有:医乃仁术,仁爱救人;不分贵贱,一视同仁;严谨慎重,认真负责;清正廉洁,行为端庄;尊重同行,同道互善等。(详见第四至第六章)

第二节 国外医护道德发展简史

一、国外古代医护道德

(一)古希腊的医学道德

古希腊医学形成于公元前 6 世纪至公元前 4 世纪,后来成为欧洲医学的基础。被欧洲人称为"医学之父"的西方医德奠基人希波克拉底,创立了医学体系和医德规范。《希波克拉底誓词》(以下简称《誓词》)是国外古代医德著述中较早期的作品。其认为"为病人利益着想"是医生行医的唯一目的。希波克拉底在《誓词》中指出:"我决绝尽我之所能与判断为病人利益着想而救助之,永不存一切邪恶之念。"强调敬重同道和保守职业上的秘密。《誓词》中写道:"我当尊业师亲如父母,与之同甘苦,共有无;视其子女如昆季;如彼等愿从我学医,我当尽心传以业而无须酬报与契约;对于吾子及师之子,以及凡照医法与我订约宣誓之声徒,我均将以口授、书传及其他方式尽心而传之。""凡我执业或社交,所见所闻,无论与我之医业有无关系的,凡不应宣泄者,我当永守秘密。"总之,《誓词》集中论述了医生与病人、医生与病人家属及医生之间应具有的行为准则,为西方医德思想的形成奠定了基础,是一份经典的医德文献。

我国的医护道德主要有:

1. 医乃仁术,仁爱救人。
2. 不分贵贱,一视同仁。
3. 严谨慎重,认真负责。
4. 清正廉洁,行为端庄。
5. 尊重同行,同道互善。

"医学之父"的西方医德奠基人希波克拉底,创立了医学体系和医德规范。《希波克拉底誓词》为西方医德思想的形成奠定了基础,是一份经典的医德文献。

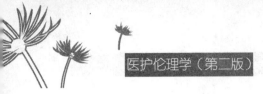

但由于历史的局限性，希波克拉底的医德观念中也存在一些消极因素，如不为妇女实施堕胎术，主张不要救治那些濒于死亡的病人，以免引起麻烦。

（二）古罗马的医学道德

古罗马对医学道德很早就提出了要求。公元前 450 年颁布的《十二铜表法》中记载："禁止将死者埋葬于市之外壁以内"，"孕妇死亡时应去除腹中之活婴"等；还规定因医生手术疏忽而使奴隶死亡的要赔偿。古罗马时代医学的主要代表人物盖伦（公元 129—199 年），继承和发展了古希腊医学中的伦理道德，为古代医德作出了贡献。

公元前 2 世纪，古罗马人占领了古希腊地区，古罗马时代的医学同古希腊医学有着密不可分的联系。到了公元 1～2 世纪，希波克拉底的学说虽被各学派所接受，但却流于死板的形式，有些假说很少有确切的解剖知识做基础。而盖伦在继承了希波克拉底的液体学说的同时，发展了肌体的解剖结构和器官生理概念，创立了医学和生物学的知识体系。他不仅是一位医学家，而且还是一位自然科学家和哲学家。他写下了医学著作 130 余部，其中有 83 部被保留下来。在医德方面，他指责当时的医生知识贫乏，道德低劣，只关心发财致富。盖伦认为："作为医生，不可能一方面赚钱，一方面从事伟大的艺术——医学。"他提出了轻利的伦理思想。但由于他的学说贯穿了唯心论和目的论，如认为自然界中所进行着的一切都是有目的的，人的各部器官都与一种预先固定好的目的相配合，灵魂是生命的要素，身体不过是灵魂的工具。这种唯心主义世界观被基督教神学所利用，在中世纪长达一千多年的时间里被奉为信条。

（三）古印度的医学道德

印度是人类文明的发祥地之一，其医学发展具有悠久的历史。古印度医学经典《阿输吠陀》形成于公元前 1000 年，是古印度医学的代表作。约在公元前 6 世纪至公元前 1 世纪，印度名医阇食著有《阇食食集》，外科鼻祖妙闻著有《妙闻集》，内科鼻祖阇罗迦著有《阇罗迦集》。古印度这些名医，对医学本质、医师专业和医护伦理作了很精辟的论述，这些论述是传统医护伦理学的重要组成部分。如《妙闻集》中指出："医生要有一切必要的知识，要洁身自持，要使患者有信仰，并尽一切力量为患者服务。甚至牺牲自己的生命，亦在所不惜。"阇罗迦说："使人健康者即正确之医学，除人病苦者即最好的医生。"他极力反对医学商业化，指出："医生治病

盖伦（公元 129—199 年），继承和发展了古希腊医学中的伦理道德，为古代医德作出了贡献。他认为："作为医生，不可能一方面赚钱，一方面从事伟大的艺术——医学。"

外科鼻祖妙闻著有《妙闻集》，指出："医生要有一切必要的知识，要洁身自持，要使患者有信仰，并尽一切力量为患者服务。甚至牺牲自己的生命，亦在所不惜。"

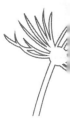

既不为己，亦不为任何利欲，纯为谋人类幸福，所以医业高于一切；凡以治病谋利者，有如专注于砂砾，而忽略金子之人。"这些论述体现了医学人道主义精神。

（四）阿拉伯的医学道德

阿拉伯的医护伦理学形成并发展于公元 6 ~ 13 世纪，其代表人物是迈蒙尼提斯（公元 1135—1204 年），他是医学家、神学家和哲学家，著有许多医书，《迈蒙尼提斯祷文》（以下简称《祷文》）是其中最能反映他的医德思想的著作。《祷文》说："永生之上天既命予善顾世人之生命之健康，惟愿予爱护医道之心策予前进，无时或己。毋令贪欲、吝啬、虚荣、名利侵扰予怀，盖此种种胥属真理与慈善之敌，足以使予受其诱惑而忘却为人类谋幸福之高尚目标。愿吾视病人如受难之同胞。"这段论述的大意是：为了人类生命与健康，要时刻有医德，不要为贪欲、虚荣和名利所干扰而忘却为人类谋幸福的高尚目标。《祷文》还说："启我爱医术，复爱世间人，存心好名利，真理日沉沦，愿绝名利心，服务一念诚，神清求体健，尽力医病人，无分爱与憎，不问贫与富，凡诸疾病者，一视如同仁。"这种终生献身于医学事业、热爱病人、不图名利的医德思想成为后世的宝贵财富。他的《祷文》与《希波克拉底誓词》一样是重要的医德文献之一。

在西方历史中，有长达一千多年的时间医学和宗教联系在一起，神学渗透到医学领域的各个方面，古代医学道德被深深地蒙上了宗教迷信的色彩。

二、国外近代医护道德

（一）以实验学为主的时期

公元 14 ~ 16 世纪的欧洲文艺复兴运动，冲破了封建势力和宗教的黑暗统治。先进的思想家们提出了人道主义口号，以人为核心，批判以神为中心的观念，在使医德脱离宗教禁锢和经验哲学的束缚中起了重要作用，使医学有了显著进步，并演变为实验医学。一些医学家开始对人体进行深入的研究。比利时医学家维萨里于 1543 年发表了《人体结构》一书，他以科学事实驳斥了宗教神学关于"上帝造人"的无知妄说，动摇了传统的宗教伦理观念，纠正了盖伦解剖学中的许多错误观点，为现代人体解剖学奠定了基础。同时，西班牙医生赛尔维特发现了肺循环现象。17 世纪上半叶，建立在近代自然科学和思维科学基础上的实验医学开始出现。英国医生哈维用实验方法发现了血液循环现象，从而成为血液循环学的奠基人。这

> 阿拉伯的医护伦理学形成并发展于公元 6 ~ 13 世纪，其代表人物是迈蒙尼提斯，其代表作是《迈蒙尼提斯祷文》。

> 维萨里以科学事实驳斥了宗教神学关于"上帝造人"的无知妄说，为现代人体解剖学奠定了基础。

> 公元 14 ~ 16 世纪的欧洲文艺复兴运动，冲破了封建势力和宗教的黑暗统治，在使医德脱离宗教禁锢和经验哲学的束缚中起了重要作用，使医学有了显著进步，并演变为实验医学。

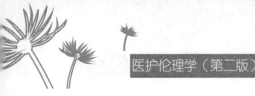
英国医生哈维用实验方法发现了血液循环现象，从而成为血液循环学的奠基人。这标志着近代医学的开始。

德国医学家胡佛兰德根据医生从医的目的、医患关系及医疗同事关系、查房、会诊、医德修养等问题提出了"医德十二箴"。

18世纪，法国的医学家、精神病学创始人比奈尔，首先提出应以人道主义态度对待精神病人。

新民主主义时期的医德主要内容有四个方面：
1. 忠诚于医药卫生事业，全心全意为保障军民健康服务；
2. 救死扶伤，实行革命的人道主义；
3. 刻苦钻研，对技术精益求精；
4. 团结互助，发扬集体主义精神。

标志着近代医学的开始。随着医学的发展，人们对医德也提出了新的要求。德国医学家胡佛兰德根据医生从医的目的、医患关系及医疗同事关系、查房、会诊、医德修养等问题提出了"医德十二箴"，它是《希波克拉底誓词》在新的历史条件下的继承和发展。胡佛兰德认为不应拒绝那些濒临死亡的病人。他说："即使病入膏肓，无药救治时，你也应该维持他的生命，为解除当时的痛苦来尽你的义务。如果放弃，就意味着不人道。当你不能救治他时，也应该去安慰他。争取延长他的生命，哪怕是很短的时间，这是作为一个医生的应有表现。"医学道德中人道主义原则的提出，标志着医护伦理学进入了一个新的发展阶段。

（二）以人道主义为主的时期

16世纪以后，在先进的资产阶级思想家们提出的人道主义口号下，医学人道主义应运而生。它的主要特点是：明确提出了为人道主义而行医，强调医学要以人为出发点，把为病人治病、保护人的健康和生命放在自己职业的首位。麻醉法、消毒法、外科防腐法都是在为人体健康和减轻病人痛苦的人道主义宗旨下相继创建和发明的，摆脱了神和宗教的影响与束缚。18世纪，法国的医学家、精神病学创始人比奈尔，首先提出应以人道主义态度对待精神病人。他认为要尊重精神病人的人格，摒除不文明的言语和行为，要给他们良好的治疗。

第三节　医护伦理学的发展现状

一、我国医护伦理学的发展现状

《医业伦理学》是我国西医学界第一部现代医护伦理学著作，其作者是宋国宾（公元1893—1956年）。在该书中，他对医师与病人、医师与同行、医师与社会的关系作了系统的论述，并首次对医生保守病人秘密作了论述，这在我国现代医德史上具有重要意义，他是我国现代医护伦理学的先驱。

我国现代医护伦理学萌芽于新民主主义革命时期。在这个时期，我们党培养了大批医务工作者，同时许多医务工作者响应党的号召，自觉投身到新民主主义革命的伟大斗争中。他们在马列主义、毛泽东思想的指引下，继承和发扬了我国传统医德的精华，不断总结医务实践经验，初步确立了适应斗争需要的新型医德原则和规范。早在1931年，我党就创办了红色卫生学校，确定了"培养立场坚定、技术优良的红色医生"的方针。在抗日战争时期，主要以白求恩为医德楷模。毛泽东同志在《纪念白求恩》一文中高度评价了白求恩的国际主义精神、共产主义精神、对技术精益求精的精神，指出"在一切事情中，要把病人放在最前头"，号召共产党员和医务工作者向白求恩同志学习。毛泽东同志于1941年为延安医科大学题词："救死扶伤，实行革命的人道主义。"这是新民主主义革命时期医疗道德基本原则的高度概括。解放战争时期，毛泽东同志于1947年为延安卫生展览会题词："为全体军民服务"，强调了全心全意为人民服务这一医护伦理学原则。同时，我党还提出"一切为了伤病员"的口号，特别是要对来自国民党统治区的医务人员进行系统的思想教育，帮助他们树立正确的人生观和道德观。新民主主义时期的医德是广大无产阶级医务工作者在医疗实践活动中，批判地继承和发扬传统医德所形成的。其主要内容有四个方面：一是忠诚于医药卫生事业，全心全意为保障军民健康服务；二是救死扶伤，实行革命的人道主义；三是刻苦钻研，对技术精益求精；四是团结互助，发扬集体主义精神。由于在新民主主义革命时期无产阶级尚未夺取政权，社会主义的经济基础也未能形成，因此这一时期的医德未能成为整个社会医务工作者的行为准则，仅仅是新型社会医德的萌芽。

新中国成立后，党对旧的医药卫生事业进行了整顿、改造，规定了医药卫生工作人员为广大人民服务的方向，确定了卫生工作的四大方针，对广大医务工作者进行广泛的思想政治教育，提高了他们的思想道德水平，各级医院纷纷制定了"医德规范""服务公约"等。广大医务工作者在医疗实践活动中，批判地继承了我国传统医德，发扬革命战争年代的光荣传统，救死扶伤，实行革命的人道主义。潘恩良、林巧稚、张孝骞、周礼荣、李月华等就是其中的杰出代表。他们急病人所急、帮病人所需，不图名不为利，全心全意为病人服务，送医送药到缺医少药的老、少、边、穷地区。在党的卫生工作方针指引下，通过广大医务人员的努力，建立健全了各级医院，极大地提高了广大人民群众的健康水平。

党的十一届三中全会以来，我国社会主义医德随着医疗卫生事业的蓬勃发展，被作为一门学科专门加以研究。1981年，《医学与哲学》杂志第一期发表了钱新忠的《研究医护伦理学，提高医德水平》文章。该文就医护伦理学的研究任务、内容等问题作了比较系统的分析。同年，卫生部颁布了《医务工作人员守则》，要求所有医务工作人员救死扶伤，实行革命的人道主义精神，同情和尊重病人，全心全意为病人服务。1981年，首次全国医护伦理学会议在上海召开，拉开了我国医护伦理学研究新的一幕，它标志着我国医学界、理论界开始认识到医护伦理学理论建设与医学发展的关系，从而开始了我国自己的具有中国特色的社会主义医护伦理学理论建设。

毛泽东同志1941年为延安医科大学题词："救死扶伤，实行革命的人道主义。"这是新民主主义革命时期医疗道德基本原则的高度概括。

救死扶伤，实行革命的人道主义。潘恩良、林巧稚、张孝骞、周礼荣、李月华等就是其中的杰出代表。

卫生部颁发了《医务工作人员守则》，要求所有医务工作人员救死扶伤，实行革命的人道主义精神，同情和尊重病人，全心全意为病人服务。

1981年，首次全国医护伦理学会议在上海召开，拉开了我国医护伦理学研究新的一幕，它标志着我国医学界、理论界开始了我国自己的具有中国特色的社会主义医护伦理学理论建设。

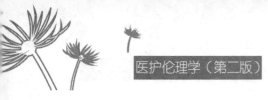

1982年，在大连召开了全国第二次医护伦理学会，会上就人工授精、试管婴儿、安乐死、器官移植等新领域中的理论问题进行了探讨。1983年，上海第二医科大学集体编写了一本《医德学概论》，它的问世标志着医护伦理学体系的基本确立。1984年，全国第三次医德讨论会在福州召开，除了理论问题向纵深发展外，全国医药院校成立德育教研室，开设医护伦理学课，并将其纳入必修课，进一步推动了医德理论研究。1986年，全国第四次医德讨论会在南宁召开，会议从理论上回答了医护伦理学研究所面临的新问题。1986年10月，全国第五次医德讨论会暨中华医学会医护伦理学会成立大会在西安召开，会上还成立了若干专门委员会。这次大会标志着中国医护伦理学的理论研究队伍已经形成，相关研究工作走上正轨。1988年，卫生部颁发了《医务人员医德规范及实施办法》。1991年6月，我国第六次医德讨论会在成都召开，会议总结了前十年医德建设情况，并对今后十年进行了展望。

中华医学会医护伦理学会第四届全国中等卫校医护伦理学教学研究学术会于1998年8月在呼和浩特召开。会议主要研讨了在市场经济条件下医德理论的更新和如何加强医德医风建设，使医护伦理学更好地为医学实践服务等课题，会上收集筛选了156篇论文并汇编成《全国中等医学教育论文集》，向全国公开发售。这标志着我国卫生中等医德教育研究已步入正轨。随着医学模式的转换，目前在研究上出现了新的局面，主要表现在：形式以生理、心理和社会医学模式为基础，以"公益论"和"公正论"为主导的现代医护伦理学；其理论研究已从单学科发展为多学科研究，形成了新的研究格局；对现代西方医护伦理学进行分析、借鉴，改变了以往回避、隔离、排斥的状况；由狭义医护伦理学的以医患关系为中心，扩展为以改善生命质量为中心的生命伦理学领域，使研究范围进一步扩大。

二、国外医护伦理学的发展现状

由于医学科学的发展，医德在规范医务人员的行为、促进医学科学发展、保障人类健康中的作用，已引起许多国家政府、医疗卫生机构和公众的高度重视。一些国家相继建立了医护伦理学会、医护伦理学研究机构，制定伦理学大纲、守则，加强宣传教育，发表文章，出版专著。1791年，英国医生帕茨瓦尔著有《医护伦理学》（1803年出版），在继承和发扬古代医德的基础上，使医护伦理学逐渐发展成一门科学。苏联在1917年"十月革命"后，对医护伦理学研究很重视，将医德作为一门课程在医学院校开设，先后于1969年、1970年、1980年三次召开全国医德讨论会。美国医学会于1947

中华医学会医护伦理学会第四届全国中等卫校医护伦理学教学研究学术会于1998年8月在呼和浩特召开。

1791年，英国医生帕茨瓦尔著有《医护伦理学》（1803年出版），在继承和发扬古代医德的基础上，使医护伦理学逐渐发展成一门科学。

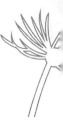

年通过了医护伦理学的原则,后来又修改了五次;1973 年召开了"保护健康和变化中的价值"讨论会。日本医师会于 1965 年建立了医师伦理委员会,经常开展医德研究活动和讲座;1966 年通过《医德纲要》,对人类生命的尊重、医学传统的继承和发扬、医师的良心和名誉、医疗保健的社会使命和医疗实践都进一步提出了要求。英国于 1972 年成立了医护伦理学研究会,并建立了医学和伦理学研究所。

世界卫生组织也重视医德建设。随着社会的进步、医学的发展和传统观念的改变,世界医学会等团体组织,在继承《希波克拉底誓词》的基础上,于 1948 年制定了《日内瓦宣言》,并把它作为医务界人士的共同守则;次年正式通过,称为《医护伦理学国际法》;之后,通过并发布了一系列宣言,如确定死亡标准的《悉尼宣言》,人体试验道德准则的《赫尔辛基宣言》和对待拘留犯、囚犯时医师行为准则的《东京宣言》等。为规范护士行为,还制定了《国际护士条例》和《护士伦理学国际法》。

1948 年制定了《日内瓦宣言》,并把它作为医务界人士的共同守则;次年正式通过,称为《医护伦理学国际法》。

医德理论研究在深化。由于医学生物科学技术的突破,对医疗领域产生了重大影响,给医护伦理研究提出了许多新课题和新要求。1983 年在日本召开的生命与伦理恳谈会上,对器官移植、体外受精、基因工程等问题的伦理原则进行了深入研讨。1981 年 10 月,在悉尼召开了第 22 届国际医院协会会议,就医院与初级卫生保健、医疗评价、医院与残疾者等问题进行了讨论。1983 年 6 月,第 23 届国际医院会议在瑞士洛桑召开,会议对大城市的保健规划以及医院的效率、经济等问题进行了交流讨论。近年来,国外医护伦理学研究取得了一些成果,特别是在医德研究的系统化、规范化、理论化和国际化等方面取得了显著成效。

为规范护士行为,还制定了《国际护士条例》和《护士伦理学国际法》。

【案例分析】

据晋代医学家葛洪所撰《神仙传》记载,三国时期有个民间医学名董奉,家居庐山,每天给人治病,从不索取诊金,他唯一所希望的报酬,就是痊愈后的病人给他栽种杏树,"重病愈者,使栽杏五棵,轻者一株"。这个要求对于山乡农民百姓来说很容易办到,因此每天门庭若市,前来求诊的人很多。如此数年,郁然成林。待杏子黄熟时,董奉又于林中作一草仓,示时人曰:"欲买杏者,不须报奉,但将谷一器仓中,即自取一器杏去。"董奉每年又将换来的粮食用去救济贫苦百姓和那些出远门在外经济困难的人们。这就是流芳千古的"杏林佳话"。后人感谢医生治病时,常以"杏林春暖""誉满杏林"等作赞美之词,"杏林"也在中国民间成了医界的代称。

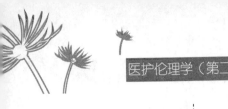

【分析讨论】

1. 医务人员如何处理好义和利的关系？
2. 应如何继承和发扬优秀的医德？

达标检测题

一、填空题

1. 1791 年英国医生帕茨瓦尔的著作是＿＿＿＿＿＿＿＿。

2. ＿＿＿＿＿＿＿＿提出了"医本治人，学之不精则害人"的观点。

二、单项选择题

1. 我国最早建立考核医生制度是在（　　）。

  A. 封建社会　　　　　　　　B. 新民主主义革命时期

  C. 西周时期　　　　　　　　D. 奴隶时期

2. 我国传统医德思想基本形成于（　　）。

  A. 奴隶社会末期　　　　　　B. 原始社会

  C. 封建社会中期　　　　　　D. 以上都不是

3. 我国医学史上医德理论和医德规范的开拓者是（　　）。

  A. 圣医张仲景　　　　　　　B. 药圣孙思邈

  C. 明朝李时珍　　　　　　　D. 陈实功

4. "救死扶伤，实行革命人道主义"是（　　）为延安医大的题词。

  A. 周恩来　　　　　　　　　B. 邓小平

  C. 毛泽东　　　　　　　　　D. 朱德

5. 提出"作为医生，不可能一方面赚钱，一方面从事伟大的艺术——医学"的是（　　）。

  A. 古罗马医学家盖伦

  B. 古印度医学家阚食

  C. 阿拉伯医学家迈蒙尼提斯

  D. 古希腊医学家希波克拉底

6. 在西方医德的发展过程中，提出"医德十二篇"的医学家是（　　）。

  A. 塞尔威特　　　　　　　　B. 胡佛兰德

  C. 哈维　　　　　　　　　　D. 维萨里

7. 我国现代医护伦理学的先驱者是（　　）。

  A. 宋国宾　　　　　　　　　B. 林巧稚

  C. 李月华　　　　　　　　　D. 周礼荣

8. 提出把医护伦理学课作为高等院校必修课是在（　　　）。

A. 1986 年全国第五次医德伦理学会

B. 1984 年全国第三次医德讨论会

C. 1991 年全国第六次医德讨论会

D. 1992 年全国第七次医德讨论会

9. 1949 年全世界医学会制定了作为医务界人士共同守则的（　　　）。

A.《日内瓦宣言》　　　　　B.《悉尼宣言》

C.《东京宣言》　　　　　　D.《赫尔辛基宣言》

三、多项选择题

1. 战国时期医生医德的主要内容有（　　　）。

A. 积极搜索治病的方法

B. 预防方面

C. 解除疾病给人们带来的痛苦

D. 以上都是

E. 以上都不是

2. 西周将医生分为（　　　）。

A. 食医　　　　　　　　　B. 药医

C. 疾医　　　　　　　　　D. 病医

E. 兽医

3. 西周时期，开始对医生进行考核，除技术方面外，还包含（　　　）。

A. 思想　　　　　　　　　B. 品德

C. 态度　　　　　　　　　D. 作风

E. 道德

4. "医圣"张仲景著有（　　　）。

A.《千玉要方》　　　　　　B.《金匮要略》

C.《伤寒杂病论》　　　　　D.《大医精诚》

E.《本草纲目》

5. 被称为"药圣"的孙思邈著有（　　　）。

A.《千玉要方》　　　　　　B.《要略》

C.《伤寒杂病论》　　　　　D.《大医精诚》

E.《本草纲目》

6. 古罗马的代表人物盖伦是一位（　　　）。

A. 生物学家　　　　　　　B. 医学家

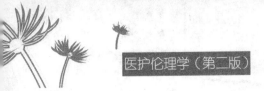

C. 圣学家　　　　　　　　D. 自然科学家

E. 哲学家

7. 新民主主义时期医德的内容有（　　　）。

A. 忠诚于卫生事业　　　　B. 救死扶伤

C. 精益求精　　　　　　　D. 团结互助

E. 文明行为

四、简答题

1. 简述我国古代著名医学家的主要医德内容。

2. 简述新民主主义革命时期的主要医德内容。

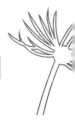

第四章　医护伦理学原则

【学习目标】

➤ 掌握医护伦理学原则的内容；

➤ 熟悉医护伦理学各原则的含义和特点；

➤ 了解医学人道主义的发展阶段。

原则就是指语言和行为最根本的准则、准绳，是人们评判事情的一种价值尺度。医护伦理学原则是医德体系的核心内容，是调节医护人员在医学实践中人际关系最基本的出发点，它贯穿于医学实践的全方位和全过程，是衡量医护人员医德水平的最高标准。它所涉及的理论、观点，对医护人员的行为起着最根本、最重要的评价和价值导向作用。学习和掌握好这些伦理原则，对于加强医护人员自身医德修养、增强医德判断能力、提高医德境界，改善服务态度、加深对社会主义医德体系内容的认识，具有十分重要的意义。

医护伦理学原则包括人道原则、优化原则、公平原则和服务原则。

第一节　人道原则

一、人道主义与医学人道主义

（一）人道主义与医学人道主义概述

人道主义（人道论、人道观）是指欧洲文艺复兴时期新兴资产阶级在反对封建专制制度、反对封建神权过程中产生的一种思想和文化活动，主张以"人"为中心，以"人道"反"神道"，后来演变成为主张维护人的尊严、权利和自由的思想。而医学人道主义是指在医学活动中，特别是在医患关系中表现出来的同情、关心病人，尊重病人的人格与权利，维护病人利益，珍视人的生命价值和质量的伦理思想。

医护伦理学原则：是医德体系的核心内容，是调节医护人员在医学实践中人际关系的最基本的出发点，它贯穿于医学实践的全方位和全过程，是衡量医护人员医德水平的最高标准。

医护伦理学原则包括：
1. 人道原则。
2. 优化原则。
3. 公平原则。
4. 服务原则。

医学人道主义：是指在医学活动中，特别是在医患关系中表现出来的同情、关心病人，尊重病人的人格与权利，维护病人利益，珍视人的生命价值和质量的伦理思想。

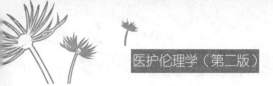

（二）人道主义与医学人道主义的关系

一般的人道主义思想和医学人道主义思想的含义既有区别又有联系。

1. 区　别

首先，两者的目的不同。人道主义的目的是寻求人的思想解放及最终实现资产阶级的政治解放，是一次思想解放运动，具有鲜明的阶级性；而医学人道主义要求每一个医务工作者应尊重人的价值，同情、关心病人，追求的仅仅是一种道德目的，更多地表现出共同性和全人类性。其次，两者产生的时代及背景不同。医学人道主义是在医疗活动中产生的，有几千年的历史，从有医学职业开始，朴素的医学人道主义思想就产生了；而人道主义产生于欧洲文艺复兴时期（14～16世纪），是在资产阶级反对封建主义和宗教黑暗统治的政治背景中提出来的。再次，两者运用的领域或范畴不同。医学人道主义适用于医学范畴；而人道主义涉及广泛的社会生活。最后，两者对人的理解不同。医学人道主义是讲具体的人或病人；而人道主义是讲抽象的人。

2. 联　系

首先，两者都强调尊重人的价值、人格和权利；其次，医学人道主义吸取了人道主义的思想精华，人道主义的发展促进了医学人道主义的发展，使医学模式从机械医学模式发展到生物医学模式阶段。

二、医学人道主义的形成和发展

（一）古代朴素的医学人道主义时期

古代朴素的医学人道主义时期是指从人类社会的早期到封建社会阶段。它是建立在对病人的朴素的怜悯、同情基础上的，表现为提倡医者对病人应当同情、关心和仁慈。

1. 主要特点

（1）具有朴素的道德情感。从我国古代传说中的伏羲画八卦、制九针到神农尝百草；从战国时期的扁鹊到秦汉时期的张仲景；从隋唐时期的孙思邈到明代的陈实功、清代的喻昌；从古希腊的希波克拉底到古罗马的盖伦，他们的著作中都要求每一个医务人员对病人应具有强烈的同情心和怜悯心。正如孙思邈在《大医精诚》中指

人道主义与医学人道主义的关系：

区别：

1. 两者的目的不同。

2. 两者产生的时代及背景不同。

3. 两者运用的领域或范畴不同

4. 两者对人的理解不同。

联系：

1. 两者都强调尊重人的价值、人格和权利。

2. 人道主义的发展促进了医学人道主义的发展。

医学人道主义的发展阶段：

1. 古代朴素的医学人道主义时期。

2. 近代实验医学人道主义时期。

3. 现代医学人道主义时期。

4. 社会主义医学人道主义时期。

出的："凡大医治病，必当安神定志，无欲无求，先发大慈恻隐之心……"又如希波克拉底在《誓言》中也明确指出："无论至于何处，遇男遇女，贵人及奴婢，我之唯一目的，为病家谋幸福，并检点吾身，不作各种害人及恶劣行为。"

（2）具有反抗等级制度的平等思想。孙思邈在《大医精诚》中指出："若有疾厄来求者，不得问其贵贱贫富，老幼妍蚩，怨亲善友，华夷愚智，普同一等，皆如至亲之想。"其平等待人的思想不仅奠定了医学人道主义的理论内涵，而且在等级制度森严、阶级差别明显的奴隶社会及封建社会，它的进步意义是明显的。

2. 理论基础

古代医学人道主义的理论基础：个体病人的义务论；唯心主义的因果报应论。

古代朴素的医学人道主义思想建立在医者对病人个体应尽义务的基础之上。医者行医，由于受到当时医学水平和社会条件的限制，医患关系仅仅局限于个体之间，医者关注的仅仅是个体病人的疾病与康复，只顾及自己对患者应尽的义务，对患者个体负责，而很少考虑群众及社会利益，因而朴素的医学人道主义思想是建立在医者针对病人个体应尽义务的基础上的。

同时，古代医者在寻求"仁慈为怀，济世救人"时，运用了唯心主义因果报应论。迈蒙尼提斯认为，医者的义务是"永生之上天既命予"。孙思邈在解释其医学道德思想时，认为："人行阳德，人自报之；人行阴德，鬼神报之；人行阳恶，人自报之；人行阴恶，鬼神害之。"很显然，他们把医者的人道主义要求，仅仅归结为积善行德，因果报应。这就表现出了古代朴素的医学人道主义有一定的局限性。

3. 局限性

由于受医疗水平的限制，古代朴素的医学人道主义思想往往不能彻底践行。它虽然强调同情、关心、救治病人，但由于缺乏必要的医学科技，不少病人仍然不能摆脱痛苦的疾病，甚至死亡。在古代还出现用原始粗暴方法来结束老、弱、病、残生命的现象，表现出人道与非人道的明显冲突。

（二）近代实验医学人道主义时期

1. 历史背景

近代实验医学人道主义时期是指欧洲中世纪（5～16世纪）后

孙思邈在《大医精诚》中指出："若有疾厄来求者，不得问其贵贱贫富，老幼妍蚩，怨亲善友，华夷愚智，普同一等，皆如至亲之想。"

古代医学人道主义的理论基础：
1. 个体病人的义务论；
2. 唯心主义的因果报应论。

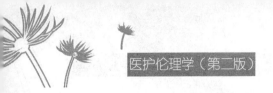

期。在欧洲中世纪前期，社会的一切领域都被宗教神学控制着，愚昧而野蛮。人们只能依据《圣经》和教会支持的几种学说来解释一切事物，谁要是有半点不一致，就要被当作异端，受到宗教裁判所的制裁，大批有识之士因而惨遭杀害。著名科学家哥白尼因出版《天体运行论》而遭到非难和攻击，其传播者布鲁诺被杀害。比利时著名医生和解剖学家维萨里在《人体构造》一书中纠正了古罗马医学大师盖伦书中 200 多处错误，对医学的发展具有重要意义。但是，他的行为由于违反了教皇的禁令，被诬告有"故意杀人"之罪，被罚到"圣地"——耶路撒冷朝拜赎罪。维萨里在归途中身染重病而死，年仅 50 岁。在教会的摧残下，学术没有了生机，科学也成了"教会恭顺的婢女"。这种倒行逆施在几百年内使欧洲成了沉闷异常、黯然无光的世界和最"黑暗时期"。

　　在中世纪后期（大约 14～16 世纪），随着资产阶级队伍的日益壮大，他们逐步登上了历史舞台，在政治、经济、文学、艺术、科学和哲学等各个方面，向宗教神学展开了猛烈的抨击。新兴的资产阶级提出了尊重"人性""天赋人权""自由平等"等一系列的口号，从而形成了一个以"人"为中心的思想体系。正如恩格斯所说："他们几乎全部参加攻击，进行斗争，一些人用笔和舌，一些人用剑，而许多人两者兼用。"他们一方面传播新文化，一方面研究和模仿宣传古希腊文化，这一时期又称"文艺复兴时期"。强大的人道主义思潮冲击着社会生活的各个方面，推动着社会向前发展。

2. 主要特点

　　（1）具有明显的进步性。这一时期的医学人道主义具有明显的进步性，它是在反对封建专制主义、医疗等级制度的斗争中形成的，具有更加明确的反封建等级制度和宗教神学的精神。

　　（2）具有更多的科学性。由于科学技术的发展及生产力的解放，特别是医学领域从经验阶段发展到实验阶段，人类战胜疾病有了更多的条件。一些受封建思想影响而长期遭受禁锢的医学方法，开始运用于医学科研及医疗护理临床实践，使医学人道主义思想的贯彻有了更加优越的社会条件。

3. 理论基础

　　这一时期的医学人道主义具有明显的进步性和科学性，它的理论基础是：基于"生命神圣论"；基于"个体病人义务论"；基于资产阶级的"人性论"及"人权论"。近代医学人道主义是在资产阶级革命时期，提出尊重人的价值和生命，尊重人的自由和人权的反封建、反宗教黑暗统治背景中产生的，必然吸收了资产阶级的人性

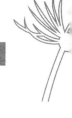

和人权论，在医学领域强调人的价值及生命的神圣性，以此来抗议封建主义及宗教黑暗势力对人性的毁损与践踏。但是，由于它局限于针对病人个体，对社会群体的沟通、联系和广泛重视不够，因而还是基于"个体病人义务论"。

（三）现代医学人道主义时期

现代医学人道主义时期是指 19 世纪至 20 世纪以来的新阶段。随着医学科学和护理科学的发展，医学人道主义日趋成熟，它把视角不仅放在医患个体的范围内，而且扩展到人类整体，甚至人类未来的利益。这表明现代医学人道主义更加成熟，更具有社会价值。

1. 主要特点

（1）具有鲜明的全人类性和国际性。现代医学人道主义强调把医学科学和护理科学看成是全人类的事业，坚决反对利用医学科学和护理科学作为残害人类或政治斗争的行为。特别是经历了两次世界大战后，世界人民强烈谴责法西斯主义，医学人道主义开始写进国际法典，受到各国医学界的尊崇，并在医学科学、护理科学及其他多个领域形成了广泛的反对非人道主义行为的国际舆论。如世界医学会 1949 年采纳的医护伦理学纲领性文件《日内瓦协议法》中明确指出："我庄严宣誓，把我的一生献给人道主义服务。""在我的职责和我的病人之间，不允许把宗教、国籍、种族、政党考虑掺杂进去。"这表明现代医学人道主义更具国际性、社会性。与此同时，各国医疗、护理和公共卫生行业的人员，加强相互接触和交流，成立和组建了一系列国际卫生组织，确立了共同遵守的医德原则和规范。

（2）具有内容的更丰富性。现代医学人道主义与医学各领域的实践活动联系更加紧密，在其活动内容方面通过经验的积累也更加丰富。它对医务人员在许多具体问题上应当怎样去实施与践行都提出了明确要求，内容也有了扩展。例如，世界医学会 1975 年的《东京宣言》针对拘留因犯，世界精神病大会 1977 年的《夏威夷宣言》针对精神病人，都明确向医务人员提出了具体的医学人道主义要求。

2. 理论基础

现代医学人道主义的理论基础是公益论和生命价值论。这一时期，人们开始思考医疗护理行为的价值时，已不局限在针对病人个体的范围，而是把照顾和维护人类社会的整体利益放在重要位置，医学人道主义更加强调病人价值与社会价值的统一，基本上打破了古代朴素的单纯同情和怜悯的局限。主张抢救一个有价值的生命是

现代医学人道主义时期的特点：

1. 具有鲜明的全人类性和国际性；

2. 具有内容的更丰富性。

《日内瓦协议法》明确指出："我庄严宣誓，把我的一生献给人道主义服务。"

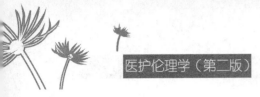

人道的，而放弃对一个毫无价值的生命的救治，不能说是不人道的。由此可见，现代医学人道主义更加成熟、更加理智。

（四）社会主义医学人道主义时期

社会主义医学人道主义建立在社会主义生产资料公有制基础上，它是迄今历史上最高层次的医学人道主义，其内容为救死扶伤、防病治病，实行社会主义的医学人道主义，全心全意为病人的身心健康服务。

1. 主要特点

（1）具有明显的时代性。实行社会主义的医学人道主义，体现了医学道德继承性和时代性的统一。医学人道主义精神，自古有之，是贯穿医德发展史中的一种先进思想，但由于受政治、经济、文化及医学发展水平等因素的影响，从古代直至近现代，它既不完善又未能得到彻底的实现。在社会主义社会，所有社会成员获得了人格上的独立和平等，这为医学人道主义的彻底实现创造了前提条件。同时，它吸取了以往人道主义积极的、合理的因素，又注入了新的内容，使医学人道主义思想体系更加丰富和完善。实行社会主义的医学人道主义，要求医务人员始终把为人类谋利益、为人类谋幸福当作自己工作的出发点和归宿点；要充分重视生命的价值，尊重患者人格和平等的医疗权利，维护患者正当利益，保障人民群众的身心健康。

（2）具有典型的职业性。救死扶伤、防病治病是医护科学的根本任务和职业特征。社会主义生产的根本目的是不断满足人们日益增长的物质文化生活需要，其中包括对人民健康的保护和战胜疾病的要求。因此，"救死扶伤，防病治病"既是社会主义医务人员的根本任务和职业特征，也是他们实现全心全意为人民身心健康服务的途径和手段。当人民群众的身心处于健康状态时，就要充分利用"防病"的各种途径和手段，全心全意维护和促进他们的健康。当人民群众的身心受到疾病侵害时，就要充分利用"治病"的各种途径和手段，全心全意地恢复和保障他们的健康。总之，要求医务人员热爱自己的工作，刻苦学习，钻研医疗护理技术，承担起对社会的职业责任和道德义务。

（3）具有鲜明的阶级性。全心全意为人民服务是无产阶级的根本宗旨，是中国共产党领导一切事业不可动摇的原则。在社会主义医疗护理事业中，医务人员贯彻这一原则，就具体体现为全心全意为人民身心健康服务。马克思认为，人民群众是历史的创造者，人类社会发展的历史，就是人民群众创造社会财富、推行社会变革、

社会主义医学人道主义时期的特点：

1. 具有明显的时代性；
2. 具有典型的职业性；
3. 具有鲜明的阶级性。

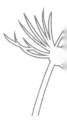

推动社会前进的历史。只有全心全意为人民服务，才能推动历史的发展，也才符合无产阶级的根本利益。因此，热爱人民，尊重人民，全心全意为人民身心健康服务，也就成为社会主义医疗护理道德的核心和实质。它要求医务人员把为人民解除疾苦、防病治病、救死扶伤作为自己的天职；要求医务人员正确处理好个人利益与病人利益、集体利益、社会利益之间的关系，当个人利益与病人利益、集体利益、社会利益发生矛盾时，要识大体，顾大局，以病人利益、集体利益、社会利益为重，保障人民群众的身心健康。

三、医学人道主义的内容

（一）贵人，即天下万物以人为贵

这一思想在我国产生较早，如《易·系辞传》中将人与天、地并称"三才"。《孝经》中明确提出："天地之性（生）人为贵。"《内经》中有"天覆地载，万物悉备，莫贵于人"之说。荀子的"贵人"思想也十分明显，他说："水火有气而无生，草木有生而无知，禽兽有知而无义，人有气有生有知，亦且有义，故最为天下贵也。"世界医学会1949年采纳的《日内瓦协议法》，其内容中有"我庄严宣誓终生为人类服务"，因为人是最尊贵的。

> 医学人道主义的内容有：
> 1. 贵人。
> 2. 尊生。
> 3. 爱人。

（二）尊生，即尊重人的生命和价值，尊重人的人格和权利

人最为贵重的是生命，而人的生命只有一次，所以应该尊重、保护、珍视人的生命。《内经》中载："人之情莫不恶死而乐生。"孙思邈着重指出："人命至重，有贵千金。"充分肯定了人的生命的价值。《护士伦理学国际法》指出护士的基本职责有三个方面：保护生命、减轻痛苦和增进健康。我国于1981年颁发的《医德规范》中明确规定："为挽救病人生命，要有一种坚忍不拔的意志和不畏艰难、不辞辛苦的精神。"对病势重危的病人，哪怕只有百分之一的希望，也要付出百分之百的努力去抢救。

在尊重病人生命的同时，还必须做到尊重病人的人格及平等的医疗权。病人是人类群体中的特殊个体，他们不仅具有一般正常人的正当权益，而且还享有正常人不能享有的特殊权益。因此，病人应当受到社会的特别关照和优待，其人格应当受到尊重。尊重病人人格要求有两个依据：一是病人不仅具有正常人的权益，而且还有特殊权益。二是尊重病人人格是提高医疗护理质量及效果的必然要求。身患疾病的病人，在人际关系、社会交往及心理方面都处于不利地位，如果在医疗护理过程中其人格受不到应有的尊重，必然会

> 护士的基本职责：
> 1. 保护生命。
> 2. 减轻痛苦。
> 3. 增进健康。

> 尊重病人人格要求的依据：
> 1. 病人不仅具有正常人的权益，而且还有特殊权益。
> 2. 尊重病人人格是提高医疗护理质量及效果的必然要求。

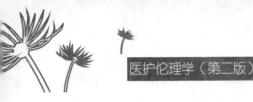

给病人造成新的心理伤害。

尊重生命价值，维护人类整体利益，它要求不仅尊重病人个体的生命，而且要尊重病人的生命价值。《国际护士条例》指出："尊重人的尊严和权利是护士的天职"，"护士首先要对病人负责，尊重病人的信仰、人格与风俗习惯"。

（三）爱人，即热爱、同情、关心病人

我国古代的"爱人"思想集中反映在儒家的"仁学"里。孔子的伦理思想就是以"仁"为核心。"仁"就是"爱人"，以"亲亲"和"爱众"为内容。怎样去爱人呢？孔子主张："己欲立而立人，己欲达而达人"，"己所不欲，勿施于人；己所欲，施于人"。孟子主张："老吾老以及人之老，幼吾幼以及人之幼。""爱人"的思想在医德中有着重要的地位，古有"医乃仁术"，仁爱救人，即以救人活命为本。孙思邈曾指出："凡大医治病，必当安神定志，无欲无求，先发大慈恻隐之心，誓愿普救含灵之苦。"可见，仁爱救人的精神是祖国医学优良传统的核心。作为一名医务工作者，应具有高度的同情心、爱人助人的仁爱精神，以自己精湛的医术和仁爱精神，关心、体贴、爱护、同情病人，帮助病人解除疾苦。

爱人：热爱、同情、关心病人。

第二节　优化原则

一、整体优化

优化原则：
1. 整体优化。
2. 最大善果。
3. 最小恶果。

（一）整体优化的概念

整体优化是指医务人员为病人服务的方式是多种多样，其效果也是千差万别，在客观条件允许的范围内，医务人员尽最大努力使服务达到最佳效果。

整体优化的概念：医务人员为病人服务的方式是多种多样，其效果也是千差万别，在客观条件允许的范围内，医务人员尽最大努力使服务达到最佳效果。

（二）整体优化的内容

1. 把病人与环境看成一个整体

人是自然和社会的统一体。人是一个开放的系统，持续不断地与周围环境互动。人之所以能生存下去，是因为人是一个有思考能力与感受力的生物体，不断与其赖以生存的环境之间进行物质、能量、信息交换。人的疾病及其治疗都与各自生活的环境密切相关，如许多职业病、地方病、传染病都与人们所生活的环境密切相关。

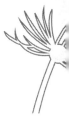

不仅如此，包括人的身高、性格、气质等都与环境有密切的关系。因此，诊断、治疗疾病必须考虑病人所处的生活环境。

2. 把病人看成一个整体

人有自然属性。一方面，人的自然禀赋不同，"膏粱之体，表虚里实；藜藿之体，表实里虚"。另一方面，自然因素致病的原因、途径和规律也有同有异。人有社会属性。一是社会经历所塑造的人的个性心理特征有所不同；二是社会心理致病的条件、表现和转归也有差异。因此，诊断治疗病人时，要全面、综合分析病人的禀赋和素质，从生物、社会、心理等各个角度进行研究，诊断和治疗，决不能头疼医头，脚疼医脚。应把病人看成一个整体，使病人得到整体康复。

3. 把病人的疾病看成一个整体

一个人可能同时患多种疾病，而且有些疾病的诊治还可能是相互矛盾的。一个合格的医务工作者必须把病人身上患的所有疾病作为一个有机联系的整体。在医治主要疾病时，应兼顾其他疾病。因此，在诊治疾病时，必须全面、客观地收集材料，辩证分析病情，整体诊治，这样才能收到满意的效果。

整体优化的内容：
1. 把病人与环境看成一个整体。
2. 把病人看成一个整体。
3. 把病人的疾病看成一个整体。

二、最大善果

（一）最大善果的概念

最大善果（又称有利无害原则）是指在若干非负后果的治疗方案中，选择对病人受益最大、伤害最小（无伤害只能是相对的）的治疗方案。疾病确诊以后，治疗方案的选择便成为关键。然而，同病可以异治，异病可以同治。治疗方案也是多种多样，既可以医学手段治愈病人，也可以利用病人自身能力促进自愈；既可以对因治疗，又可以对症治疗；既可以整体治疗，也可以局部治疗；既可以治标，又可以治本；既可以祛邪治疗，又可以扶正治疗，等等。这些治疗方案不是等价的，而且治病与致病是辩证统一的。

最大善果的概念：在若干非负后果的治疗方案中，选择对病人受益最大，伤害最小（无伤害只能是相对的）的治疗方案。

（二）最大善果的内容

最大善果包括疗程最短、痛苦最小、经济最少、安全可靠、效果最佳、社会效果好。

疗程最短是指诊疗过程在当时科学发展水平及医疗单位和机构的具体医疗条件下，在选择或达到最佳诊疗效果的前提下，尽量缩短诊治疗程。

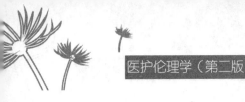

痛苦最小是指采用诊疗措施时，医务人员要对利害得失全面衡量，选择受益最大、伤害最小的治疗方案，尽可能减轻病人的痛苦，包括疼痛、血液耗损、精力消耗等都要求最小或最少。

经济最少是指无论对自费治疗还是公费治疗的病人，在选择诊断手段和治疗方案时，在保证医疗效果的前提下，应做到节约卫生资源，尽量减轻病人及家属或单位的经济负担。

安全可靠是指在医疗措施及方法手段的选择上，不应发生有意的伤害，不给病人造成本可避免的身体上的或精神上的伤害以及经济上的损失，或把伤害和危险减小到最低限度。

效果最佳是指在现有医疗技术和条件下，医护人员用多种方案和措施都能把病人治愈的前提下，要选择最佳的治疗方案。

社会效果好是指在诊疗护理过程中力求达到道义上的完满性与现实疗效完满性的统一，达到病人主观效果与客观效果的统一。同时，这也是最大善果的社会综合反映，医护人员要对病人及家属负责，也要对社会负责，把病人利益与社会利益有机结合起来。

三、最小恶果

（一）最小恶果的概念

所谓最小恶果，其实质是优化原则的一种特殊形式，是在迫不得已的状况下，全面权衡利弊之后，把恶果限制在最小的范围程度。

（二）最小恶果的内容

1. 最 小

由于客观条件包括科学技术发展水平、医疗护理水平、医院医疗条件和疾病的轻重程度等特殊情况的影响（如一个癌症患者就存在着保存生命与减轻痛苦的矛盾），医护人员在处理时有多种可供选择的方案，都可能给患者带来不同程度的伤害；或者手段的有效性与道德发生冲突，这时的行为选择只能是以牺牲最小的道德价值，换取可能条件下的最大价值，把迫不得已而产生的"恶果"限制在最小范围。

2. 慎 用

慎用最小恶果手段。任何时候临床治疗护理效果都具有双重性，即正效应与负效应。在医疗护理实践中，在确保医疗护理质量、

最大善果的内容：
1. 疗程最短。
2. 痛苦最小。
3. 经济最少。
4. 安全可靠。
5. 效果最佳。
6. 社会效果好。

最小恶果：
其实质是优化原则的一种特殊形式，是在迫不得已的状况下，全面权衡利弊之后，把恶果限制在最小的范围程度。

最小恶果的内容：
1. 最小。
2. 慎用。

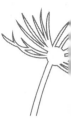

挽救病人生命的同时，应尽量把负效应控制在最小范围。但明知诊疗手段会给病人带来不必要的伤害甚至危及患者生命时，其手段应慎用。

第三节　公正原则

一、公正原则的含义及历史渊源

（一）公正原则的含义

公正原则的核心就是公平、平等，即要求每一个医务工作者都必须而且应该做到公正、公平、平等地对待每一个病人和有关的第三者，把每一个病人当亲人，将心比心、推己及人。也就是孔子所说："己欲立而立人，己欲达而达人，己所不欲，勿施于人；己所欲，施于人。"

公正原则自古以来就是一条重要的医学道德原则。"公正"就是根据毫无偏见的普通原则来调整人们之间的关系，排除独断专行的权利。我国绝大多数学者认为，公正对于个人而言，要求他把社会上每一个成员都看成和自己一样，是有发展需要和自由欲求的人；要求他了解每一个人的权利，并由此体会到自己对他人、对集体、对社会的义务。公正对社会而言，则要求社会成为个人发展的真实集体，社会有权要求每一个成员履行其维护社会团结和社会秩序的义务，履行其参加必要的公共事务并促进社会发展的义务。在医学伦理学中，公正原则包括：公平对待患者，一视同仁地对待每一个病人；公平合理地分配、使用社会卫生资源；公平地摆正卫生事业的社会效益与经济效益的关系。

> 公正原则的核心就是公平、平等，即要求每一个医务工作者都必须而且应该做到将心比心、推己及人、把病人当亲人。

（二）公正原则的历史渊源

公正原则的产生有其深远的历史渊源，马克思早就指出："平等的观念本身就是一种历史的产物。"两千多年前孔子也说："有国有家者，不患寡而患不均，不患贫而患不安。盖均无贫，和无寡，安无倾。"把均贫富作为统治国家的一种策略。历代农民起义的口号和纲领，往往都集中在"等贵贱，均贫富"上，反映了对平等的要求。人道主义时期资产阶级知识分子提出了"天赋人权""自由""平等""博爱"的口号。卢梭说："每个人都生而自由、平等，他只是为了自己的利益，才会转让自由。"他认为平等主要是指维持生命和维护自由的权利平等。当代哲学家约翰·罗尔斯在其《正义论》中更是

> 孔子说："有国有家者，不患寡而患不均，不患贫而患不安。盖均无贫，和无寡，安无倾。"

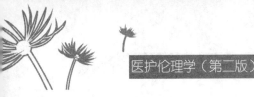

明确指出："每个人都有平等的权利，具有同他人同样的自由和和谐共存的最广泛的基本自由。"美国心理学家亚当斯于 1967 年提出了公平理论：每个人会不自觉地把自己付出的劳动和得到的报酬进行社会比较，也会把自己现在付出的劳动和得到的报酬进行个人历史的比较。如果他发现自己的收支比例与他人不相等，或者现在的收支比例与过去不相等，就会产生不公平感，就会有满腔怨气，轻度则发牢骚泄怨气，中度将消极怠工，严重的将制造矛盾甚至放弃工作或者搞破坏。

二、公正原则的内容

（一）一视同仁地对待每一个病人

公正原则的内容：

1. 一视同仁地对待每一个病人；
2. 公平合理分配使用卫生资源；
3. 社会效益与经济效益相结合。

马克思曾经指出："健康是人的第一权利。"也就是说，每一个人都有权获得健康。当一个人患病后，他有权要求得到公正合理的医治，有权要求继续生存下去。历代有名的医学家在实践中都遵循了"博施济众，普同一等"的医德规范。孙思邈说："若有疾厄来求者，不得问其贵贱贫富，老幼妍蚩，怨亲善友，华夷愚智，普同一等，皆如至亲之想。"明代医学家龚廷贤主张"博施济众"，强调"贫富虽殊，药施无二"。一视同仁、普同一等，还包括医务人员应对病人权益、人格的尊重和关心，也就是做到人格上的平等。它要求医务人员时刻想到病人的痛苦和安危，想到病人的利益所需，真正树立起以病人为中心的现代医学观，患者就医不论地位高低、权力大小、容貌美丑、关系亲疏、经济状况好坏以及不同信仰、不同民族，都应一视同仁。对任何病人的正当愿望和合理要求应予以尊重，在力所能及和条件许可的情况下，尽量给予满足。

一视同仁是自古以来都提倡的传统医德，但在过去封建社会等级制度下，不可能真正实现。只有在社会主义生产关系、阶级关系根本确立的情况下，才能真正实现"普同一等"。

（二）公平合理分配使用卫生资源

现代医学的进步和发展，涉及诸多道德难题，如卫生抉择中的价值取向、卫生资源的宏观及微观分配、医疗护理临床与预防医学价值估价及投入的均衡、现代医学如何照顾最大多数人群利益等，都会涉及医学发展的走向及人类前途，尤其是卫生资源的分配和使用成为社会关注的热点问题之一。

究竟如何分配和使用才能算基本公平合理呢？按照人道主义

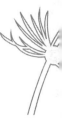

的基本精神,从最高意义上肯定人人健康的基本权利,主张人人平等,这样可以避免造成政策上对某些人群或个体的歧视,提高抉择的公正性。

坚持合理差异分配,这是由于我国目前医疗卫生服务严重不足,医疗卫生资源供不应求,地区之间医疗卫生服务能力及水平的差异决定的。

"人人平等"不等于"人人平均",平均分配在不同情况下可以是公正的,也可以是不公正的。比如,给营养不良的儿童补给营养,其营养品平均分配是公正的、公平的。但如果把营养品平均分配给营养不良和营养较好的儿童,这时的平均分配就不公正、不公平了。因此,差等分配要求做到:需要相同时相同对待,需要不同时不同对待。使那些最需要帮助、最困难的人得到较大补偿,这就是合理的差等分配。

> "人人平等"不等于"人人平均"。

(三)社会效益与经济效益相结合

我国的医疗卫生事业是建立在社会主义生产资料公有制的基础上的,它既有福利性质,又具有经济性质。就经济性质而言,它是医疗卫生科学管理的一个重要组成部分,要按照客观经济规律的要求,运用经济手段对医疗卫生单位活动进行计划、组织、指导、调节和监督;经过经济核算,充分合理地使用卫生资源,同时开源节流,增收节支,以满足人民群众不断增长的医疗保健需要。但是,我国社会的特点和医疗卫生的社会福利性,决定了必须把社会效益摆在首位,即以病人的根本利益为目的,保障人民的健康,使"人人享有卫生保健",为社会主义现代化服务。因此,医院及其他卫生保健机构都必须面向社会、面向未来,把对病人负责和对社会人群负责统一起来,并以此视为应尽的道德义务和责任。同时必须重视做好预防工作,参与社会现场抢救(如突发的火灾、水灾、地震灾害、冰雪灾害、传染病疫情灾害等)。这里要特别提出注意的是:个别医院、卫生保健机构和个别医疗护理人员错误地理解卫生事业改革的意义,把经济效益和社会效益对立起来,打着"创收"的旗子,把病人当成"摇钱树",巧立名目,提高收费标准,给病人搞"大包围"检查,开"大处方",使病人和国家增加了大量经费开支,加重了经济负担,也使国家设置的医疗卫生机构的声誉受到极大的损害。所以,在医院及其他医疗卫生机构的改革中,要坚持把社会效益放在首位不能动摇,要正确处理好经济效益和社会效益的关系。

> 差等分配要求做到:需要相同时相同对待,需要不同时不同对待。

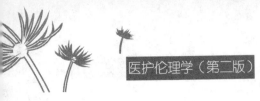

第四节　服务原则

一、服务原则的概念

服务原则是指医务人员全心全意为病人身心健康服务，这既是医学护理道德的基本原则，又是医疗护理行为的根本目的和医务人员的天职。因为先有病人，后有医者，医药卫生行业是建立在病人需要的基础上，没有病人便没有医务人员这一职业的产生和存在。所以，医药卫生行业为病人服务是天经地义的。正如旅店的服务员是为旅客服务的，商店的营业员是为顾客服务的。早在两千多年前希波克拉底就指出："我之唯一目的，是为病家谋幸福。"我国唐代医学家孙思邈在《大医精诚》中也指出要"一心赴救"。世界医学会中有："一个医生必须对病人付出全部的忠心和全部的科学知识。"《护理伦理学国际法》中也有："为人类服务是护士的首要职能，也是护士职业存在的理由。"这一服务原则与社会主义、共产主义道德是完全一致的。

二、服务原则的内容

（一）全心全意为人民身心健康服务

全心全意为人民身心健康服务，就不能是三心二意或半心半意，要自觉自愿，无私奉献。不能主观为自己、客观为他人，而要从主观和客观上都为病人服务。这也是社会主义人道主义的宗旨。

（二）病人第一

医院的服务对象是病人，离开了病人就如同无源之水、无本之木，不可能得到生存和发展。因此，医院必须确立"病人第一"的服务新观念。这里强调"病人第一"并不是要否定医务人员的正当利益，恰好相反，医务人员的价值、利益只有通过对病人的服务才能得到真正体现，医患利益是辩证统一的。当医务人员的利益与病人的利益发生冲突时，医务人员只能限制自身利益，甚至牺牲自己的利益，必须坚持病人第一。

（三）精研医学

要为病人服务就必须具备切实可行的服务手段，不仅要做到

服务原则：
医务人员全心全意为病人身心健康服务，这既是医学护理道德的基本原则，又是医疗护理行为的根本目的和医务人员的天职。

服务原则的内容：
1. 全心全意为人民身心健康服务。
2. 病人第一。
3. 精研医学。

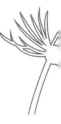

"博极医源，精勤不倦"，还要做到"上知天文，下晓地理，中知人事"，了解人与环境、人与社会的关系，了解疾病发生发展的规律，不断探索诊疗疾病的新知识、新理论、新技术和新方法，这样才能满足社会群体和患者日益增长的健康需要。

【案例分析】

一对夫妇抱着低烧两周的婴儿前往某医院儿科就诊，因怕医生敷衍了事，特意挂了一个副主任医生的专家号。然而，当轮到他们就诊时，一位带着孩子的家长抢先就诊，这位家长与专家又说又笑看似熟人。专家详细检查后说："你的孩子虽瘦，但没什么疾病，以后给孩子加强些营养就行了。"家长说："谢谢！有事需要我帮忙尽管打电话啊！"说完带着孩子离去。此时，专家才让抱着婴儿的父母进去。专家边听父母的诉说边简单做了一下检查，然后开了一张化验单，让婴儿验血；接着专家又叫别的患儿进入诊室。待婴儿的爸爸取回化验结果交给专家后，专家没有看化验单就将开好的处方交给婴儿的爸爸，并说："婴儿是发烧待查，先吃些药试试。"婴儿的父母颇感困惑，迟疑了一会，还是抱着婴儿赶往另一家医院的儿科诊治。

【分析讨论】

1. 婴儿的父母为什么又抱着婴儿赶往另一家医院？
2. 请对医生的行为进行伦理分析。

达标检测题

一、填空题

1. 医护伦理学原则包括_____、_____、_____、_____。

2. 医学人道主义的内容有_____、_____、_____。

二、单项选择题

1.《大医精诚》的作者是（　　）。

    A. 张仲景　　　　　B. 华佗

    C. 孙思邈　　　　　D. 陈实功

    E. 喻昌

2. "老吾老以及人之老，幼吾幼以及人之幼"出自（　　）。

    A. 孔子　　　　　　B. 老子

    C. 孟子　　　　　　D. 荀子

    E. 孙思邈

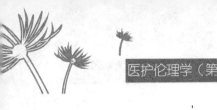

3. 社会主义医德的最高价值目标是（　　）。

    A. 提高医学技术水平

    B. 改善医务人员待遇

    C. 全心全意为人民健康服务

    D. 实行医学人道主义

    E. 防病治病

4. 医护伦理学具体原则不包括（　　）。

    A. 公正原则　　　　　　　　B. 服务原则

    C. 人道原则　　　　　　　　D. 优化原则

    E. 安乐原则

5. 公平理论的提出人是（　　）。

    A. 亚当斯　　　　　　　　　B. 维萨里

    C. 盖伦　　　　　　　　　　D. 孙思邈

    E. 希波克拉底

三、多项选择题

1. 医护伦理学的原则包括（　　）。

    A. 人道原则　　　　　　　　B. 公正原则

    C. 公平原则　　　　　　　　D. 优化原则

    E. 服务原则

2. 人道主义可以分为哪几个时期？（　　）。

    A. 古代朴素的人道主义时期

    B. 医学人道主义时期

    C. 近代实验医学人道主义时期

    D. 现代医学人道主义时期

    E. 社会主义时期医学人道主义

3. 现代医学人道主义时期的理论基础是（　　）。

    A. 义务论　　　　　　　　　B. 生命神圣

    C. 公益论　　　　　　　　　D. 公开论

    E. 价值论

4. 社会主义医学人道主义具有（　　）。

    A. 鲜明的阶级性　　　　　　B. 明显的时代性

    C. 典型的职业性　　　　　　D. 公平性

    E. 公正性

5. 最大善果的内容有（　　）。

    A. 疗程最短　　　　　　　　B. 痛苦最小

    C. 安全可靠　　　　　　　　D. 经济最多

    E. 社会效果好

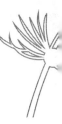

四、名词解释

1. 医护伦理学原则   2. 医学人道主义

3. 最大善果   4. 公正原则

五、简答题

1. 社会主义医学人道主义的特点和内容有哪些？

2. 为什么说为病人服务是医务工作者的天职？

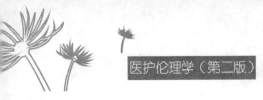

第五章　医护伦理学规范

【学习目标】

➢ 掌握医疗实践活动中医护伦理学规范的内容。
➢ 熟悉医护伦理学规范的含义。
➢ 了解医学伦理学规范与医护伦理学原则的关系。

医护伦理学规范是在医护伦理学原则的具体指导下，调整和约束医务人际关系的行为准则，是评价医务人员医德行为的具体标准，它在社会主义医德体系中占有重要的地位，是社会主义医德基本原则的表现和补充。学习和掌握医护伦理学规范，对于调整医务活动各种复杂的医德关系、选择医德行为、弘扬高尚的医德精神具有十分重要的意义。

第一节　医护伦理学规范概述

一、医护伦理学规范的概念

（一）规范的含义

规范：就是约定俗成或明文规定的行为准则或标准。

所谓规范，就是约定俗成或明文规定的行为准则或标准。在人类社会生活中，任何人都不能离开社会而单独生活，人与人之间、个人与社会之间必然会发生各种各样的社会关系。人们为了维系共同的社会生活，需要形成一系列共同遵循的准则，对个人的行为加以必要的约束，对人们相互之间的关系进行适当的调节，于是，就逐渐产生和发展了各种社会规范，如政治规范、经济规范、法律规范、语言规范、技术规范、道德规范，等等。

道德规范：是一定社会向人们提出的应当遵循的行为准则，是各种社会规范的一种普遍的行为规范。

道德规范是一定社会向人们提出的应当遵循的行为准则，是各种社会规范中一种普遍的行为规范。它通过各种形式的教育和社会舆论的力量，使人们逐渐形成一定的信念、习惯、传统，用以约束人们的行为，调整个人和社会以及人们彼此之间的关系。

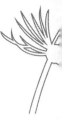

（二）医护伦理学规范的概念

医护伦理学规范又称医德规范，是指在医德基本原则的指导下，用以调整和规定医务人员和患者之间、医务人员和医务人员之间、医务人员与社会之间各种关系的行为准则，是评价医德行为善恶的具体标准。

医护伦理学规范是在长期的医务实践活动中逐渐形成的，并以某种风俗、习惯和传统等形式肯定下来，是医疗实践的产物。它集中体现了人类社会的客观要求，具体规定了医务人员在医疗实践活动中"应当"与"不应当"的关系，明确告诉医务工作者，哪些行为是善的，哪些行为是恶的、不道德的，使医学伦理学原则和道德要求能够在医疗活动中得以实践和加以贯彻，为医务人员在医疗活动中提供行为方向和准则。

医护伦理学规范随着人类社会和医学事业的发展而发展，具有相对的稳定性，但不是固定不变的，在不同的历史时期有不同的医学道德规范，即使是同一社会或同一历史时期，随着人们认识水平的提高和医学科学的发展，医德规范也要进行相应的调整和完善。例如，器官移植、试管婴儿、优生优育的出现，带来了一系列的法律、道德上的问题，相应地就要对医德规范作进一步的修订和完善，使之与社会进步和医学科学发展水平相适应。

医护伦理学规范大致分为两大类，即医学伦理学的一般规范和医学伦理学的特殊规范。医学伦理学的一般规范是指所有的医务人员都必须遵守的最基本的行为规则，是各种医务实践活动中医德关系和医德行为的共同特征的反映，具有广泛的指导意义。其适用范围较大，如医患关系的医德规范、医际关系的医德规范等。医学伦理学的特殊规范是医疗各部门从事不同工种的医务人员各自应当遵守的行为准则。随着医疗分工越来越细，医德特殊规范名目繁多，如临床医师规范、护士规范、医技规范，等等。由于医德规范适用范围较窄，本章主要研究医德一般规范。

二、医护伦理学规范与医护伦理学原则的关系

（一）医护伦理学原则在医德体系中是独一无二的

它既是医德体系的精髓，反映社会发展的根本要求，又是医务人员在医疗实践活动中必须遵循的根本准则和最高道德标准。医护伦理学原则对人们的行为进行约束，不仅贯穿医德发展过程的始终，而且是无条件的，要求人们必须执行，不得有任何的违背。而医护

> 医护伦理学规范，又称医德规范，是指在医德基本原则的指导下，用以调整和规定医务人员和患者之间、医务人员和医务人员之间、医务人员与社会之间各种关系的行为准则，是评价医德行为善恶的具体标准。

> 医护伦理学规范大致分为两大类：
> 1. 医学伦理学的一般规范。
> 2. 医学伦理学的特殊规范。

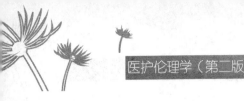

伦理学规范在医德体系中，往往存在多个条目，它是医德体系的骨骼，反映社会的客观要求，是医务人员在医疗实践活动中所要遵循的具体行为准则，来源于医务人员的自觉行为。医护伦理学的规范受具体环境和条件的制约，有时会随着环境和条件的变化出现一定的变化。

（二）它们都是构成医德体系的重要组成部分

从不同的角度反映、体现社会对医务人员在医务实践活动中的道德要求。医护伦理学原则是医德的总纲，它决定医德的性质和方向，它对医护伦理学规范具有很强的指导性。从一定意义上说，医德原则是通过一系列的医德规范，来具体表达它的根本原则，直接评价和调整医务人员与社会之间、医务人员与患者之间以及医务人员相互之间的关系。医护伦理学规范是围绕医护伦理学原则展开的，是医护伦理学原则的具体表现和补充，也可以看作具体的医德原则。医护伦理学规范和医护伦理原则是相互联系和相互依存的，是辩证的统一。

三、医护伦理学规范和医院规章制度的关系

（一）医护伦理学规范和医院规章制度是相互联系的

医护伦理学规范和医院规章制度都具有行为规范、规则的性质，都是医务人员行为准则。

（二）医护伦理学规范和医院规章制度又存在区别

它们的范围和层次不同，医护伦理学规范包括思想意识和行为两个方面，有主观和客观要求，居于高层次；而医院的规章制度主要在行为方面，属于低层次的。

它们实现的方式不同。医护伦理学规范是依靠人们内心的信念、社会舆论等非强制性措施来实现的。而医院的规章制度有一定的强制性，违反者会受到不同程度的纪律处分。

它们要求的内容不同。医护伦理学规范是从医德行为方面向医务人员提出要求，其重点目标是施以道德控制；而医院的规章制度更多地从医院管理角度，针对技术操作和运用提出要求。其重点目标是在管理和技术方面。

医护伦理学规范和医院规章制度的区别：
1. 范围和层次不同；
2. 实现的方式不同；
3. 要求的内容不同。

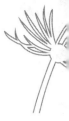

第二节　医护伦理学规范的内容

一、忠于医业

（一）忠于医业的含义

所谓忠于医业，是指医务人员应该热爱医学、献身医学、一切对病人负责，把保存生命、减轻痛苦、促进健康看成是自己崇高神圣的职业使命，全心全意为人民服务。

忠于医业的基本要求是医务人员有掌握医学科学的强烈愿望和矢志从医的献身精神。这种愿望和精神并非建立在个人名利和虚荣心之上，而是建立在对医疗卫生事业的忠诚和高度的责任感之上的，把人民的健康看得高于一切，无论何时何地，都不受个人利益的驱使，不做有损人民健康利益的事情，不动摇为人类健康服务的信念。只有有了这样的愿望和献身精神，才会产生积极的情感、浓厚的兴趣，才会形成坚强的意志，不断获取医学知识，在医学领域内有所发现、有所发明、有所创造、有所创新。

（二）古代忠医的典范

历史上有许多医学酷爱者，他们把毕生的精力都献给了医学事业，他们不为名、不为利，他们矢志不渝的高尚情操一直为世人所传颂。汉代神医华佗，一生不图利益，不为利益，多次放弃功名仕途，甘愿行医民间，一心为百姓治病。曹操令其当侍医，他宁死不从，最终惨遭杀害。汉代建安时期，由于统治阶级忽视医学，社会上巫医盛行，许多伤寒患者得不到及时的救治，名医张仲景家族原有200多人，不到十年时间就有三分之二的人死于伤寒病，愤世嫉俗的张仲景立志攻克防治伤寒病的疑难问题。他刻苦攻读《内经》《难经》等前人医书，"勤求古训，博采众方"，终于完成《伤寒杂病论》，为医学的发展作出巨大的贡献。孙思邈自幼勤奋好学，学识非常渊博，隋唐两代帝王屡次请他做官，他都"固辞不受"，终生矢志从医，成为一代"药王"。

（三）现代忠医的典范

新中国成立以后，我国涌现了一大批忠于医业的医务工作者，如林巧稚、吕世才、周礼荣、赵雪芳、吴登云，等等。他们继承和发扬我国古代医家的高尚医德，始终如一地忠诚于医药卫生事业，

医护伦理学规范的内容：
忠于医业、精益求精、极端负责、尊重同行、文明行医、平等待人。

忠于医业：
医务人员应该热爱医学、献身医学、一切对病人负责，把保存生命、减轻痛苦、促进健康看成是自己崇高神圣的职业使命，全心全意为人民服务。

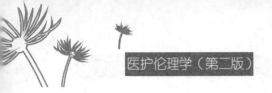

忠实地为人民防病治病，为维护病人的健康和利益，贡献出自己毕生的精力，甚至牺牲自己的生命也在所不惜。世界著名的妇产科专家林巧稚，多年来坚持每天去病房查视病人，从未休息过一个完整的节假日，每天下班前总是要到病房去巡视，看是否有危重病人、有无紧急的事情需要处理。她亲自接生过5万多个小生命，治愈的病人更是难以计数。60多年来，她没有离开过产房和病房，始终坚持在临床第一线，直到病重住院前夕，她还坚持每周看一次门诊。为了千百万家庭的欢乐，她无私地贡献了自己的一生。第二军医大吕世才医生，不满足自己在断肢再植和显微外科方面的成就，积极进取，刻苦钻研，在患癌症严重威胁到生命的时刻，忍受极大的痛苦，坚持设计战时型手术器械的图纸，真正是"生命不息，战斗不止"。

作为新时代的医务工作者，应当学习先辈，树立热爱医学事业的坚定信念，为祖国医学事业贡献自己的力量。

二、精益求精

（一）精益求精的含义

精益求精是指医务人员要有强烈的进取心，不断地刻苦钻研医学知识，不断攀登医学高峰，在技术上精益求精。

精益求精的基本要求是医务人员必须热爱医学，勤奋学习，刻苦钻研，努力实践，具有攀登医学科学知识和技术高峰的崇高理想和行为。

医学科学是一门相当复杂、实践性很强的学科，具有特殊性。医务工作的对象是有血、有肉、有灵魂和情感的人，人的生命只有一次，医务工作者任何技术上的偏差或失误都有可能对患者造成不可挽回的损失。如果医务人员没有过硬的知识和高超的技术，为人民健康服务就无从谈起。所以技术上精益求精，工作上一丝不苟，这既是对医务工作者最基本的道德要求，也是救死扶伤、防病治病的关键所在。

医学的发展是永无止境的，医学的未知领域等待人们去探索，医学领域内层出不穷的新发现、新技术更需要及时推广和应用，这些工作都要求医务人员好学进取、刻苦钻研，不断更新知识，反复从事实践，从而获得扎实的专业知识，丰富临床经验和提高临床技能。

精益求精：
医务人员要有强烈的进取心，不断地刻苦钻研医学知识，不断攀登医学高峰，在技术上精益求精。

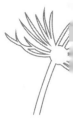

（二）古代精益求精的思想

我国古代医家早就认识到学医是"至精至微""性命攸关"之事，强调以医为业，应具有渊博的医学知识和精湛的医疗技术，对待疾病要"精思祥究，探求本源"，做到无一病不穷究其因，无一方不调悉其理，无一药不精通其性。《黄帝内经》就提出了学医者必须"上知天文，下知地理，中知人事"。唐代的孙思邈则提得更加具体，他认为一个好的医生必先谙《素问》《甲乙》《黄帝针经》《明堂》《本草》，以及十二经脉、三部九侯、五脏六腑……还须对阴阳禄明、周易六壬、五经三史、庄老诸子有所涉猎，由此可见他对学医的要求之严、指定学习范围之广。归根到底，他主张人们博及医源、精勤不倦。明代李时珍在青年时代就立志要重修本草，为此，他虚心学习，不耻下问，亲自到深山野林采药，亲自品尝药物的味道，许多次险些中毒而丧命。他奋斗近三十个春秋，终于编著成驰名中外的《本草纲目》，此书成了世界药学的瑰宝。医学祖师扁鹊，汉代神医华佗，他们对医学技术精益求精的精神，至今为后世所传颂。

> 《黄帝内经》就提出了学医者必须"上知天文，下知地理，中知人事"。

（三）现代精益求精的典范

国际共产主义战士、著名的胸外科专家白求恩同志，从加拿大来到中国，支援中国的抗日战争。他对技术精益求精、对工作极端负责、对同志极端热忱的高尚医德，受到毛泽东主席的高度赞扬和全中国人民的敬仰。为此，毛泽东同志写下《纪念白求恩》这一不朽的著作，号召全国人民向他学习。我国医学专家上海第六人民医院骨科主任于仲嘉，为医务人员在技术上精益求精树立了良好的榜样。1978 年 10 月，他在一位缺手青年农民的残臂上植活了第一只"再造手"，经过功能锻炼，这只手能做钩、捏、抓、推、捻等动作。"再造手"的成功得到国际医学界的高度评价，"再造手"被称为"中国手""世界第一"。但是，他并不满足于已有的成就，又向新的手术高峰进军，创造性地开展了取每足第二趾为缺失双手的病人再造两只手的手指的手术，为缺肢患者带来福音。

当今医学科学技术发展迅猛，知识更新频率加快，每个医务工作者必须不断提高医学理论素养，努力钻研业务，及时掌握防病治病新知识、新方法、新技术，才能跟上时代的步伐，成为一名称职的医务工作者。

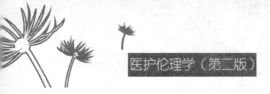

三、极端负责

（一）极端负责的含义

极端负责是指医务人员对工作认真负责细致，一丝不苟。因为医务人员肩负着保存生命、减轻病痛的使命。医务人员的工作关系到患者的生死存亡和千家万户的悲欢离合，所以医务人员对工作必须做到极端负责。

高度负责的基本要求是医务人员必须把人民的健康和利益看得高于一切，急病人之所急、想病人之所想，尽职尽责、慎重周到，敢担风险，必要时不惜牺牲自己的一切，包括生命。

古人云："行医如临深渊，如履薄冰。"救死扶伤是医务人员的神圣职责和光荣使命，其责任十分重大，它不仅直接关系到病人的生命安危，而且涉及千家万户的悲欢离合，在一定程度上反映党和国家与人民群众的关系。因此，医务人员不仅要有精湛的技术，而且要有高尚的医德，这样才能尽到全心全意为人民健康服务的职责。古代医家还认为，"庸医者杀人"。庸医有两大类：一是医德低下者，二是医术低劣者。在临床医疗中发生医疗事故，大多数与医德低下有关。比如，由于医护人员疏忽大意，像阑尾炎这种成功率99%的手术，也有因动脉结扎不牢而造成内出血引起死亡的案例；由于操作污染，一左膝内翻的病人施行矫正手术后发生气性坏疽，不得不截掉患肢，造成终生残废；由于怕承担风险推诿病人，使本来可以挽救的生命，因没有得到及时的抢救而死亡，等等。这些深刻的教训值得广大医务工作者认真思考。因此，每位医务工作者都必须有高度的责任感和严谨的工作作风。具体来讲，应做到：

严格遵守岗位职责和技术操作规程，严格执行消毒和隔离等规章制度。

在病史采集、病历书写、病程记录、诊断、检查、会诊等各个环节中，都要实事求是、严谨细致，不能敷衍塞责。对各种辅助检查，一定要做到结果准确、报告及时，切忌张冠李戴。

医务人员要有牺牲精神，敢于承担风险，不为名、不为利，为挽救病人的生命，不应考虑个人得失。

（二）古代医家对责任的认识

我国古代医家早就提出："医为生人之术"，"人命至重，贵于千金"。医学是一门相当复杂的科学，医生对待每一个病例，决不能有半点马虎和草率，否则会致人伤残甚至危及生命。《素问·征四失论》指出："精神不专，志意不理，外内相失，故时疑。"就是说，医疗差错的发生，除了与技术水平高低有关外，还取决于"精神不专，志意不理"等不负责任的态度。我国古代著名的医学家孙思邈在《备千金要方》中反复强调："凡大医治病，必当安神定志，无欲无求，先发大慈恻隐之心，誓愿普救含灵之苦。"不管对什么样的病人都应作"至亲之想"，治疗时不避危险，不分昼夜寒暑，不顾饥渴疲劳，一心赴救。他认为，医疗工作是人命攸关的大事，医生对自己的工作应极端负责任，治病努力做到"丝毫无失"，处方用针，不得有所"差讹"。古代医家认真负责、一丝不苟的工作作风，至今依然令人敬佩，值得我们学习。

> 我国古代医家早就认识到"医为生人之术"，"人命至重，贵于千金"。

（三）现代医家极为负责的典范

我国医学科学院副院长、杰出的临床医学家张孝骞，学识渊博，医德高尚，他在漫长的 60 年医、教、研实践过程中，总是对工作极为负责，一丝不苟。张老每次查房，常常随身携带一个小本子，他对每个病人系统的体格检查后，都要亲自到病人的身边去询问、核实、补充一些病史中的要点，然后在小本上记录下来。他工作严谨细致，就连一个病历号码都不放过。在查房巡诊中，一些被遗漏的肝脾肿大、腹部肿块、血管杂音等重要体征都被他发现，这为临床诊断提供了依据。

> 我国古代著名的医学家孙思邈在《备千金要方》中反复强调："凡大医治病，必当安神定志，无欲无求，先发大慈恻隐之心，誓愿普救含灵之苦。"

当代白求恩式的好医生赵雪芳，在自己接受膀胱癌手术的头一天，还忍着病痛，为两名患者分别做了子宫肌瘤手术和剖宫产手术。在距接受手术前两个小时，她还坚守在病房查病例，下医嘱。她心里时时刻刻装着病人，唯独没有自己。

四、尊重同行

（一）尊重同行的含义

尊重同行是指医务人员之间要相互尊重，平等相处。医务工作者之间相互尊重和平等相处，对于保障医疗质量尤为重要。随着现代医学科学的发展，医疗事业的分工越来越细，分工的社会性越来越强，医务人员之间的医务活动各个环节已构成紧密联系的有机整体，只有相互配合、协同作战，才能顺利完成防病治病的任务。任何一个环节出了问题，都会直接影响医疗质量和效果。因此，尊重同行是医务人员重要的医德规范。

尊重同行，医务人员应树立整体的观念。

> 尊重同行：
> 医务人员之间要相互尊重，平等相处。

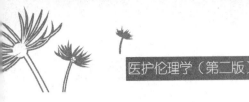

尊重同行医务人员应做到：

1. 树立整体的观念。
2. 正确对待自己。
3. 正确对待同行。

明代外科学家陈实功说："凡乡井同道之士，不可生轻侮傲慢之心，切要谦虚和谨慎，年尊者恭敬之，有学者师事之，骄傲者逊让之，不及者荐拔之。"

医务人员要团结协作，平等相处，在工作中相互支持、相互帮助，在同行需要支持时，不能袖手旁观，应热情相助。

正确对待自己。谦虚谨慎，取人之长、补己之短，不骄傲自满，不掩饰自己的缺点。

正确对待同行。不文过饰非，不嫉贤妒能，不诋毁别人抬高自己。对待医疗事故应实事求是，既不袒护，也不推卸责任。

（二）古代尊重同行的范例

明代外科学家陈实功，于1617年撰写了《外科正宗》，他一生谦虚谨慎、尊重同行。他常说："凡乡井同道之士，不可生轻侮傲慢之心，切要谦虚和谨慎，年尊者恭敬之，有学者师事之，骄傲者逊让之，不及者荐拔之。"尊重同行为历代医家所推崇，与陈实功同一时代的名医王肯堂也是一位谦虚的医生，他80岁患脾泻，久治不愈，就请来李中梓诊治。王肯堂比李中梓年长，名气也大，于是李中梓小心翼翼地问："你能放心我的药剂吗？"王肯堂真诚地回答："你我都是医生，哪里会有什么顾虑呢？"后来，李中梓一味巴豆霜治愈了王肯堂的病。两位名医互相敬重、互相信任，传为医林佳话。

被称为西方医学之父的希波克拉底，在处理同行关系上，也表现了诚意和尊重。他在《希波克拉底誓言》中这样说："敬爱我的业师如同亲生父母一样，同他们共享我的所有，救济他们的贫困，照料他们的后代如同我的兄弟。如果他们要向我学习医术，我不索报酬，不讲条件，传授给他们。"显而易见，《希波克拉底誓言》体现了尊重同行、积极进步的理念，但又带有历史的局限性。例如，在传授医学知识上带有"家传"和"行会"特点。对此，我们应当批判性地继承，取其精华、去其糟粕。

（三）现代尊重同行的典范

世界各国的医家都十分恪守尊重同行的医德。俄国生理学家巴甫洛夫指出："绝不要陷于骄傲，你们就会在应该同意的场合固执起来；因为骄傲，你们就会拒绝别人的忠告和友谊的帮助；因为骄傲就会丧失客观的准绳。"

上海第二军医大长海医院团结协作、成功抢救伤员的事迹为我们树立了光辉的榜样。1981年9月5日上午8时，上钢一厂青工陆德才因工作不慎左下肢被卷扬机卷进，躯体下肢四分之一被撕脱。伤员被送进二军医大长海医院急诊室时，呈休克状态，神志模糊，瞳孔散大，血压为零，呼吸微弱，左半骨盆连同下肢被完全撕脱，左下肢被截成两大段，小肠脱出、降结肠外露、膀胱破裂，左股动脉破裂,患者奄奄一息。为了挽救他的生命,医院全力以赴,争分夺秒紧急抢救,在极短的时间内,普外科、麻醉科、泌尿科、骨科及整形外科的主任教授、主治军医等几乎同时奔向急诊室,院长也赶到现场,营养医师、药剂师主动参加到救治的战斗中,抢救手术持续了3个小时,终于取得成功。经过三个月的精心医护,伤员基本康复。这种半骨盆截伤性损伤是一种少见的特别严重伤,抢救成功的案例世界罕见。陆德才被成功抢救,是医务人员恪守医德、团结协作、精心救治的结果。

五、文明行医

(一)文明行医的含义

文明行医是指医务人员在医疗实践中做到语言亲切热情、态度和蔼、仪表端庄、举止有度、不图名利、廉洁有度。

语言能表达人的情感。医务人员良好的道德情感和态度是通过医务人员的言行和仪表表现出来的。医务人员语言亲切、热情,就能增强病人战胜疾病的信心,减轻痛苦,促进康复,协调医患关系。俗话说:"良言一句三冬暖,恶语伤人六月寒。"美好的语言能起到药物不能起到的作用,粗俗的语言会加重病情,甚至危害病人的生命。正如希波克拉底所说:"有两种东西能够治病:一是对的药物;二是良好的语言。"

仪表是一种特殊的体态语言,它包括医务人员的仪容、姿态、举止和风度等。它反映了医务人员的精神状态,是医务人员内在道德修养和气质的重要表现。医务人员良好的外部形象,对病人是一种心理安慰,使病人感到安全,从而使其建立起对医务人员的信任,并积极配合医生治疗。

文明行医还包括医务人员在工作中做到不图名利,廉洁行医。做到正直、廉洁、不徇私情,不谋私利,始终把病人和社会利益放在首位。

(二)古代廉洁行医的典范

历史上许多医家表现了清廉纯正的优秀品质。清代名医费伯雄在《自序》中提出:"欲救人而学医则可,欲谋利而学医者不可,我若有疾,望医之就我者如何?我之父母妻子有疾,望医之相救者如何?易地以观,则利心自淡也!"意思是每一位医生应扪心自问:我是为什么来学医的?为救人还是谋私利?要学会换位思考,设身处地为病人着想。其纯正的从医动机,为后人敬仰。

三国时的董奉"日为人治病,亦不取钱,病愈者,使栽杏一株,

文明行医:医务人员在医疗实践中做到语言亲切热情、态度和蔼、仪表端庄、举止有度、不图名利、廉洁有度。

俗话说:"良言一句三冬暖,恶语伤人六月寒。"

清代名医费伯雄在《自序》中提出:"欲救人而学医则可,欲谋利而学医者不可,我若有疾,望医之就我者如何?我之父母妻子有疾,望医之相救者如何?易地以观,则利心自淡也!"

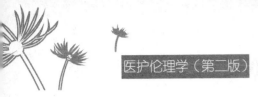

重者五株，如此数年，计数十余万株，郁然成一杏林"。后来，董奉每年又以收获的杏子去换取粮食，救济百姓，客观上又维护了生态环境，这就是流芳千古的"杏林佳话"。至今人们还用"杏林春暖"来歌颂医德高尚的医生。

（三）现代医疗文明行医的典范

当代白求恩奖章获得者、为民爱民的好医生吴登云，于 20 世纪 60 年代大学毕业，积极响应党的号召，从风景秀丽的扬州来到新疆帕米尔高原，在自然环境十分恶劣的马恰县人民医院工作，一干就是 36 年。他不为名利，全心全意为患者治病，多次给病人献血，献给病人的血液总量超过一个成人体内血液的总量。他献血以后，还为病人亲自施行手术，一站就是几个甚至几十个小时。他从自己的身上取下 13 块邮票大小的皮，亲自移植到一位烧伤的柯尔克孜族幼儿身上。他无私奉献的高尚医德、精益求精的医术受到党和人民的高度赞扬，是勇于奉献、文明行医的典范。学习吴登云廉洁行医的高尚品德，对于弘扬集体主义原则、切实纠正医疗行业的不正之风，具有特别重要的现实意义。

文明行医是医务人员必须具有的品质。政府十分重视文明行医，在加强医德医风建设、提高医务人员的医德水平、纠正医疗行业不正之风方面，作了很多的规定。卫生部先后颁布了《医院工作人员手册》《医疗人员服务公约》《实习医师医德规范》等。1993 年，卫生部颁布了《中华人民共和国护士管理办法》；1998 年，全国人大常务委员会还制定了《中华人民共和国执业医师法》。一系列法规的颁布，使医务人员的道德规范不仅有章可循，而且有法可依。

平等待人见第四章第三节"公正原则"。

【案例分析】

患者王××，中年男性，因腹痛剧烈疼痛，去单位卫生所看病，医生检查后怀疑是阑尾炎或胆囊炎，便将病人送往一家大医院。外科急诊室正好在抢救病人，医生推托说："现在正在抢救重病人，其他病没时间看。"病人只好去看内科。医生虽然怀疑是外科病，但给病人开了口服药，让病人回家服药观察。患者回家后病情加重，还吐出了胆汁，又回到这家医院。由于诊断不明确，病人在内、外科来回求治。在尿液检查中发现大量蛋白和管型，外科将病人推给内科，因没有床位入不了院。最后，通过熟人关系住进医院，这时从发病到住院已经 12 个小时过去了。入院后医生做了检查，发现患者病情较重，但这时已经到中午休息时间，医生交代护士做了青霉素皮试便下了班。病人的病情的急剧恶化，家属去问护士，护士回答："等两点半医生来了再说。"医生上班时病人的血压已经降到零，便立刻组织抢救。两小时后，病人因抢救无效死亡。

【分析讨论】

试从医护伦理学规范的角度分析此案例中医务人员的行为。

达标检测题

一、填空题

1. 医护伦理学规范的内容：＿＿＿＿＿＿＿、＿＿＿＿＿＿＿、

＿＿＿＿＿＿＿、＿＿＿＿＿＿＿、＿＿＿＿＿＿＿、

＿＿＿＿＿＿＿。

2. 医护伦理学规范调整的对象是：＿＿＿＿＿＿、＿＿＿＿＿、

＿＿＿＿＿各种关系的行为准则。

二、单项选择题

1.《伤寒杂病论》的作者是（   ）。

    A. 华佗　　　　　　　B. 张仲景

    C. 李时珍　　　　　　D. 孙思邈

2.《本草纲目》的作者是（   ）。

    A. 华佗　　　　　　　B. 张仲景

    C. 李时珍　　　　　　D. 孙思邈

3. 古代被称为一代"药王"的是（   ）。

    A. 华佗　　　　　　　B. 张仲景

    C. 李时珍　　　　　　D. 孙思邈

4. 被曹操杀害的神医是（   ）。

    A. 华佗　　　　　　　B. 张仲景

    C. 李时珍　　　　　　D. 孙思邈

5. 创造"中国手"的医务人员是（   ）。

    A. 华佗　　　　　　　B. 张仲景

    C. 李时珍　　　　　　D. 孙思邈

6. "杏林佳话"歌颂的医生是（   ）。

    A. 华佗　　　　　　　B. 张仲景

    C. 董奉　　　　　　　D. 白求恩

7. "欲救人而学医则可，欲谋利而学医者不可"是（   ）提出的。

    A. 吴登云　　　　　　B. 张孝骞

    C. 林巧稚　　　　　　D. 费伯雄

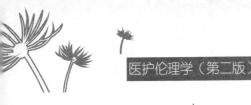

三、多项选择题

1. 医护伦理学规范分为（　　）。
   A. 一般规范　　　　　B. 医师规范
   C. 护士规范　　　　　D. 医技规范
   E. 特殊规范

2. 医护伦理学规范的内容有（　　）。
   A. 忠于医业　　　　　B. 热爱医学
   C. 精益求精　　　　　D. 高度负责
   E. 尊重同行

3. 文明行医的内容是指（　　）。
   A. 语言亲切　　　　　B. 态度和谐
   C. 仪表端庄　　　　　D. 廉洁行医
   E. 忠于医业

四、名词解释

1. 医护伦理学规范　　　2. 道德规范

五、简答题

1. 简述医护伦理学规范的内容。
2. 如何做到减少医疗事故的发生？
3. 文明行医的要求有哪些？
4. 如何处理同行之间的关系？

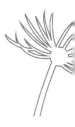

第六章　医护伦理学范畴

【学习目标】

➤ 掌握四对范畴的基本概念；

➤ 熟悉病人的权利与义务；

➤ 了解医务人员的权利与义务。

"范畴"一词语出希腊文，古希腊哲学家亚里士多德在他的《范畴篇》中论述了事物的十大基本性质，并把它们称为范畴。现在通常认为它是科学的基本概念，是人的思维对客观事物普遍本质的概括和反映。每门科学都有自己特有的一系列范畴。医德范畴是人们对医学道德关系普遍本质的概括和反映，它是医德理论体系的重要组成部分，是指导医务人员自觉调整道德关系和行为的准则。医德范畴既受到医德原则与规范的制约，又是医德原则与规范的必要补充。

医护伦理学范畴，是对医德关系、医德行为和医德本质最一般的概括和反映。医务人员学习和掌握医护伦理学道德范畴，有助于自觉地调整医学道德关系，使医护伦理学道德原则与规范成为医务人员的内心道德要求，提高医务人员的道德责任感和自我评价能力，促使医务人员自觉地调整行为，以达到医护理伦理学原则与规范的基本要求，做一名医术精湛、医德高尚的医务工作者。

> 医德范畴：
> 是人们对医学道德关系普遍本质的概括和反映，它是医德理论体系的重要组成部门，是指导医务人员自觉调整道德关系和行为的准则。

> 医护伦理学范畴，是对医德关系、医德行为和医德本质的最一般的概括和反映。

第一节　权利与义务

一、权　利

（一）权利的概念

权利是指公民依法在政治、经济、文化各方面所享有的权力和利益。权力也表现为一种资格，为满足自己的需求和实现自身利益做出或不做出一定行为的资格以及要求他人做出或不做出一定行为的资格。权利还表现为一种自由，即权力主体在行使权利时不被非法或无理地限制强迫，这种自由既包括思想竞争自由，也包括行动

> 医护伦理学权利：
> 医患双方在医疗活动中各自所享有的权力和利益，包括病人的权利和医务人员的权利两个方面。

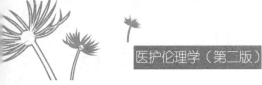

的自由。权利可分解为"权力"和"利益"。医护伦理学权利是指医患双方在医疗活动中各自所享有的权力和利益，包括病人的权利和医务人员的权利两个方面。

（二）病人权利概述

1. 病人权利的概念

病人的权利是现代医学伦理学研究的重要内容，它是指作为患者应该得以行使的权力和应该享受的利益。这种权利主要是一种道德的、合理的、普遍的和有条件的权利，是依赖于医务人员的道德义务来实现的。在我国，患者的权利是由"全心全意为人民身心健康服务，救死扶伤，防病治病，实行社会主义的人道主义"这一医护伦理学基本原则决定的。患者权利是否得到尊重，一方面反映了医务人员医学道德水平的高低，另一方面受生产力发展状况和医疗水平高低等客观条件的制约。因此，脱离客观条件的权利是不可能实现的。新中国成立 60 年来，在生产力发展的基础上，党和国家采取了一系列措施，特别是新医改方案的制订和实施将最大限度地保证患者权利的逐步实现，充分体现社会主义制度的优越性。

2. 病人权利的内容

（1）人人享有平等的医疗权利。人是万物之灵，人的生命是最宝贵的。马克思指出："健康是人的第一权力。"人的生命一旦受到疾病威胁，病人就有获得医疗护理的权利，也就是有要求继续生存的权利。因此，任何医务人员都无权拒绝病人的医疗要求，这是千百年来在医疗实践中形成的人道主义传统。如果违背了这一传统，就违背了起码的医学道德标准。病人享有平等的医疗权利包含两层意思：一是每位患者均有权享有必要的、合理的诊断、治疗和护理权利，不能只保障一部分病人的医疗权利而牺牲另一些病人的医疗权利；二是医务人员要平等地对待每一位患者，绝不能因病人职位高低、财富多少、关系亲疏等差别而在医疗服务上表现出不同。当前，由于我国的生产力发展水平不高，医疗卫生事业的发展受到限制，病人在医疗服务的实际享有上还存在差别，但这并不意味着病人在享受医疗权利上也存在差别。我国是社会主义国家，任何病人都应享有平等的医疗权利，每位医务人员都应关心同情病人，平等地对待患者，决不能以任何借口拒绝患者的合理要求。

（2）病人有监督的权利。在医疗行为中病人是主体，但大多数不懂医，他们把自己的生命健康、疾病的救治完全寄托给医务人员。所以，病人一旦发现拒绝和妨碍自己医疗权利实现的错误现象及行

病人的权利：
是现代医学伦理理学研究的重要内容，它是指作为患者应该得以行使的权力和应该享受的利益。

马克思指出："健康是人的第一权力。"

病人权利的基本内容：
1. 人人享有平等的医疗权利。
2. 病人有监督的权利。
3. 病人有知情同意的权利。
4. 病人有要求保守自己秘密的权利。

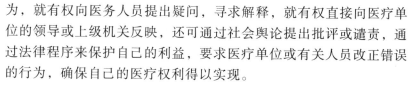

为，就有权向医务人员提出疑问，寻求解释，就有权直接向医疗单位的领导或上级机关反映，还可通过社会舆论提出批评或谴责，通过法律程序来保护自己的利益，要求医疗单位或有关人员改正错误的行为，确保自己的医疗权利得以实现。

（3）病人有知情同意的权利。病人在治疗和护理过程中，有权利获得关于自己所患疾病的情况，如发病的原因、危害程度、治疗方法及预后，等等。医务人员应根据病人的具体情况，在不损害病人健康的前提下，如实向病人说明病情和医情。这有利于争取患者的积极配合治疗。知情与对病人保密并不矛盾，是否讲实话的依据是病人的健康利益，当讲实话对病人的健康有害时，则应保密，反之应如实告诉病人。总之，医务人员应根据情况，恰当地处理好讲真话与保密的关系。当病人了解自己的病情和医情之后，有权同意或拒绝某种治疗，有权同意或拒绝在其身上进行医学试验。当拒绝治疗会危及病人生命时，医务人员应进行反复的耐心解释，尽最大的可能争取病人的知情同意。没有病人同意的治疗是非法行为。

（4）病人有要求保守自己秘密的权利。医务人员的职业特点使其可以了解到患者的种种隐私，对自己的家族史、遗传史、过去史、生活史、隐私、个人爱好、精神状态等。病人有权不告诉医务人员。如果为了诊断治疗，病人应毫无保留地把自己的各种秘密告诉医务人员，但患者有要求医务人员保守个人秘密的权利，医务人员不得泄露患者的隐私。

（三）医务人员权利概述

1. 医务人员权利的概念

医务人员权利是指医务人员在行医和护理过程中既享有公民所有的权利，也享有职业范围可以行使的职业权利；维护病人医疗权利的实现，解除病人痛苦，使病人早日康复的权利。医务人员的权利分为一般权利和特殊权利：一般权利是指诊断权、治疗权和医嘱权；特殊权利是指限制病人的权利。医务人员的权利具有自主性、独立性、外人无权干涉性的特点。

2. 医务人员权利的内容

（1）医务人员有诊治自主权。医务人员有诊断治疗和护理的自主权，而这种自主权具有两个特点：一是自主性，医务人员给病人作什么检查、下什么诊断、采用何种治疗方案、选用什么药物、是否实施手术、采用几级护理，应以医学科学为依据，把有利于治疗疾病、维护病人的健康和整个社会的利益作为出发点。不受任何人

医务人员权利的概念：医务人员在行医和护理过程中既享有公民所有的权利，也享有职业范围可以行使的职业权利；维护病人医疗权利的实现，解除病人痛苦，使病人早日康复的权利。

医务人员的权利分为一般权利和特殊权利。一般权利是指诊断权、治疗权和医嘱权；特殊权利是用来限制病人的权利。

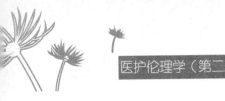

干涉、指使或控制，病人和其他非医务人员不能用强迫威胁手段使医务人员去接受不合理的要求。二是权威性，这种权威性来自医务人员的服务态度和医护技术水平。患者对于技术精湛和认真负责的医务人员，一般都比较信任。医务人员应自尊自重，在实践中不断提高自己的医技水平和医德修养。当然，"自主权"是建立在必须按医学科学规律及有关技术操作规程办事的基础之上的。

（2）有认定病人死亡的权利。对于病人死亡的认定，是一种医学判断。医务人员必须按公认的死亡标准作出判断。对于患绝症的病人，能否实行安乐死，目前还有争论，在法律没有赋予医务人员这种权利之前，医务人员不能贸然行事。

（3）有医疗保密的权利。为了维护病人和社会的利益，医务人员有权对某些病情和医情保密，包括为病人保密和对病人保密两个方面。医务人员在诊治有些重大的疾病（如癌症和重大的手术）的过程中，能够了解到病人的某些隐私和心理、精神负担，只要不涉及国家和集体的利益，任何其他个人和团体的私下了解和打听，医务人员都有权拒绝。在医疗护理过程中，为了不增加病人痛苦，保证治疗工作进展顺利，对某些医情，医务人员有权对病人保密（但应该如实告知病人的家属）。

（4）有拒绝不合理要求的权利。在医疗护理工作中，医务人员在一定范围内，有权拒绝病人的不合理要求，如拒绝开不符合病情的休息证明和诊断书等。

二、义　务

（一）义务的概念

义务是指公民依法在政治上、经济上和法律上应履行的责任以及对这种责任的认识。道德义务是指人们在一定的内心信念和道德责任的驱使下，自觉履行对他人和社会的责任。伦理学上的义务，同责任、职责和使命是同义语。医德义务是医务人员的职业义务，是从医务人员与病人、社会的关系中产生出来的，是道德义务在医疗卫生领域的具体表现。医护伦理学义务是指医务人员应该全心全意为人民身心健康服务，把保存生命、减轻痛苦、促进健康看成是自己神圣的使命和基本的义务，也是医务人员对医疗卫生事业献身精神的表现。伦理学上的义务与政治、法律上的义务不同。伦理学上的义务不以有无代价或有无报酬为条件。当然，医务人员实现了自己的道德义务时，也可能受到社会舆论的赞扬，可以因达到预想目的而感到道德上的满足，社会也可能给予其一定的"权利"。但

医务人员权利的内容：
1. 医务人员有诊治自主权。
2. 有确定病人死亡的权利。
3. 有医疗保密的权利。
4. 有拒绝不合理要求的权利。

义务： 公民依法在政治上、经济上和法律上应履行的责任以及对这种责任的认识。

道德义务：
人们在一定的内心信念和道德责任的驱使下，自觉履行对他人和社会的责任。

伦理学上的义务，同责任、职责和使命是同义语。

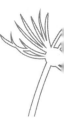

是，从行为者本人来说，在履行医学道德义务之前，不应该存在希望得到某种权利的动机。政治、法律上的义务则不然，它同权利是相联系的，没有无义务的权利，也没有无权利的义务。这就是说，在政治法律上，享受一定的权利，就必须要履行相应的义务。医护伦理学义务同医德权利一样，也包含医务人员的义务和病人的义务两个方面。

（二）病人义务概述

1. 病人义务的概念

病人义务是指病人在诊疗和护理过程中应该做的或者必须做的道德责任。

2. 病人义务的内容

（1）积极配合诊治疾病的义务。诊断和治疗疾病是一个复杂的过程，在整个诊治过程中，病人应当相信医学科学，相信医务人员的能力，积极与医务人员配合。只有这样，才能建立起良好的医患关系，达到预期的诊治目的。如果患者不配合，不提供确切的病史，就会导致误诊，就可能浪费大量的人力和医药资源，这是对自己、对社会不负责的表现。所以，积极配合诊治是每个病人应尽的基本义务。

（2）支持医学科研的义务。医疗技术水平的提高，医学事业的发展，都离不开科学研究。为了提高医学科研水平，医务人员需要对一些疑难病进行专题研究，以探索诊治的有效方法，这需要病人的协作配合；医学科学的发展，新药新技术的实验和使用，都需要病人合作并提供信息。因此，每位患者都应尽力支持医学科学研究，为创造新的治疗手段和方法，发现新的病机、病因作出自己的贡献，造福于人类。

（3）遵守医院规章，尊重医务人员人格。病人还必须自觉遵守医院的一切规章制度，努力使自身的需要与医院正常秩序统一起来，保证医院各项工作正常运转，发挥最佳效率。

（三）医务人员义务概述

1. 医务人员义务的概念

医务人员义务是指医务人员在行医和护理过程中应自觉承担的道德责任。

病人义务的概念：病人在诊疗和护理过程中应该做的或者必须做的道德责任。

病人权利的基本内容：
1. 积极配合诊治疾病的义务。
2. 支持医学科研的义务。
3. 遵守医院规章，尊重医务人员人格。

医务人员义务的概念：医务人员在行医和护理过程中应自觉承担的道德责任。

医务人员义务的基本内容：

1. 热爱医疗卫生事业，掌握精湛的医疗技术。
2. 尊重病人的权益，有高度的责任感。
3. 把病人利益与社会利益统一起来。
4. 对社会人群健康负责。

2. 医务人员义务的内容

（1）热爱医疗卫生事业，掌握精湛的医疗技术。医疗卫生事业是一项崇高的事业，是为人类健康服务的。因此，只要你选择医生作为自己的职业，就应该热爱自己所从事的职业，在医疗实践上和道义上都应承担为病人身心健康服务的义务。医务人员一定要勤奋好学，勇攀医学高峰，掌握过硬的本领，以白求恩同志为榜样，精益求精，把为人民身心健康服务看成是自己至高无上的使命，无条件地履行自己的义务。

（2）尊重病人的权益，有高度的责任感。作为医务工作者，应该尊重病人的生理、心理和社会权益。病人的生理权益必须尊重，因为患者的身躯是属于他自己的，其器官是身体的一部分。所以，患者有权知道自己的治疗方案，如果需要切除患者的某些器官或进行器官移植，必须经过患者同意，只有无行为能力的病人才由监护人决定。对死者的身体处理也应尊重死者遗言和家属的意见，不能随意破坏尸体。许多疾病与心理因素有关，因此，医务人员应尊重病人的心理权益。作为医务工作者，要注意了解和掌握病人的心理、年龄、性别和疾病的差异，对病人进行有针对性的教育和解释，尽量满足病人的心理需要。这样可以增强病人战胜疾病的信心，使其积极配合治疗，促进其早日康复。病人的社会权益应受到尊重，只要所患疾病不危及他人，患者就有权参加社会活动，有权享有法律赋予的各种权利，不能因为患病而受到剥夺。作为医务工作者，应坚守岗位，尽职尽责，忠于职守，急病人所急、想病人所想，全心全意为伤病员服务。

（3）把病人利益与社会利益统一起来。救治病人是医务工作者的神圣职责，应把病人利益放在第一位，但同时也要兼顾社会利益，尽量把两者利益统一起来，不能导致社会的无效投资和医药资源的浪费。比如，对已无意识的"植物人"、有严重缺陷的新生儿，医务人员应按有关规定正确处理。作为医务工作者应该认识到，在社会主义条件下，病人利益与社会利益从根本上是一致的。因此，医务人员在对病人尽义务的同时，也在为社会尽义务。早日帮助病人恢复身心健康，使他们投身到中国特色社会主义建设事业中，为社会作出贡献，这也是医务人员在为社会作贡献。

（4）对社会人群健康负责。作为当代的一名医务工作者，不仅要治疗疾病，还要积极参与预防疾病，消除威胁人群健康的环境和危害人群肌体的各种社会、心理因素。要主动承担医疗咨询义务，积极参加卫生宣传和普及医药卫生知识的义务活动，树立大卫生观念。

第二节　情欲与理智

一、情欲与理智之争

（一）情欲与理智的含义

情欲，是指人的欲念，也就是人们想得到某种东西或达到某种目的的要求。理智，是指辨别是非和利害关系以及控制自己行为的能力。伦理学家一直关注情欲和理智的关系。在封建社会，理是指"天理"，智是指知"天理"，理智被仅仅局限于对封建道德的绝对、自觉的服从。

情欲：
人的欲念，也就是人们想得到某种东西或达到某种目的的要求。
理智：
辨别是非和利害关系以及控制自己行为的能力。

（二）重理否定欲

在中外历史上存在着重理否定欲的主张，认为理是至高无上的，应全面提倡；欲是全恶，应彻底消灭。如中国古代的老子主张："常使民无知无欲。"唐朝李翱认为情欲全是恶，主张把情欲排除在人性之外。宋代"二程"认为："人心私欲，故危殆；道心天理，故精微。灭私欲则天理明矣。"所以，宋代"二程"关于"存天理，灭人欲"的观点是错误的。南宋朱熹主张："革尽人欲，复尽天理。"他认为，"天理"与"人欲"势不两立。他说："人之一心，天理存，则人欲亡；人欲胜，则天理灭。"古希腊的柏拉图也主张禁欲，认为人的感性和情欲、人的肉体感官要求是低级的，只有理性才是高级的。人要幸福，就必须克制自己的情欲，必须用智慧和德性去追求善和至善。以上种种重理否定欲的片面观点是错误的。

老子主张："常使民无知无欲"。
南宋朱熹主张"革尽人欲，复尽天理。"

（三）重欲否定理

在历史上，除了重理灭欲的派别外，还存在着重欲灭理的主张。他们认为欲是人的个体属性，应尽情发挥；理是虚无缥缈的，既看不见也摸不着，是根本不存在的东西。如《列子·杨朱》认为人生的目的，就是"为美厚尔，为声色尔"。他说："为欲尽一生之欢，穷当年之乐，唯患腹溢而不得恣口之欢，力备而不肆性于色。"宣扬人生的目的就是"为美厚尔，为声色尔"。我国近代资产阶级伦理学家吴稚晖甚至提出了"人欲横流的人生观"，认为人生的意义就是吃饭、生小孩和招呼朋友三件事。现代西方非理性主义流派根本否定理性，夸大人的感觉、欲望、情绪和本能，并把它绝对化，并作为个人存在的属性，否定道德中的理性内容。

《列子·杨朱》："为欲尽一生之欢，穷当年之乐，唯患腹溢而不得恣口之欢，力备而不肆性于色"。

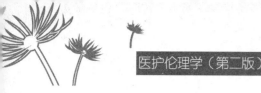

在历史上，对传统医德影响较大的是重理智、轻情欲的思想。如唐代名医孙思邈的《大医精诚》中的"无欲无求，先发大慈恻隐之心"，《迈蒙尼提斯祷文》中的"愿绝名利心，服务一念诚"，就充分反映了这种思想。当然，西方非理性主义对当代医务界的影响不容忽视。

二、辩证的理欲观

（一）理欲是客观存在的

辩证的理欲观：
1. 理欲是客观存在的。
2. 情欲与理智相互影响。
3. 正确处理医患双方的理欲关系。

作为自然的人，就需要有衣、食、住、行等生活条件，就必然产生追求物质和生理需要的情欲。中国清代唯物主义哲学家戴震主张："人生而有后欲、有情、有知，三者血气心知自然也。"作为社会的人，就必然有社交需要、寻求归属的需要、成就事业的需要，有追求真、善、美的需要，就必然会产生高级的情感。人的情欲是客观存在的，不容也不可能否认。马克思主义认为，物质生活条件是人类存在和发展的必备条件，这就肯定了欲望是客观存在的。作为社会的人，同样应具有理智。阶级社会必然对于该社会的人有法律上和道德上的规范和要求，必然要求作为社会的人的行为符合上述要求。作为社会的人，在认知的基础上，要用自己的理智去自觉规范自己的行为，控制自己的自发情欲，以符合社会的要求。

（二）情欲与理智相互影响

情欲与理智不是绝对的对立，而是互相渗透、互相影响的。首先，情欲影响理智。人们在知觉和记忆时，对信息进行选择和加工的过程中，情欲作为一种平常心，对信息起着选择、组织和协调的作用。其次，理智也影响情欲。情欲的产生、极向和强度，又与认知因素密切相关，与理智对事件的评价密切相关。理智使人看到长远的、普遍的利益，为了长远的和普遍的利益，就必须适当牺牲或抑制目前的和个人的情欲。也就是说，应具有为了他人、为集体和国家作出自我牺牲的精神。当前，我国正在进行中国特色的社会主义现代化建设，其根本目的是为了满足人们不断增长的物质和文化生活需要。人们追求正当的、美好的物质和文化生活享受的欲望，并无过错，而要实现它，就必须通过自己的诚实劳动和合法经营。马克思主义反对纵欲主义和享乐主义的人生观，强调人生的目的和价值在于对他人、对社会、对国家的奉献。

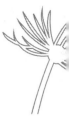

（三）正确处理医患双方的理欲关系

情欲和理智在医患关系双方常有反映，在医疗实践中，作为医务工作者，必须正确处好理欲的关系。

为病人解除痛苦，促进病人早日康复，这是医务工作者的使命。医务人员在医疗活动中，必须抑制自己的生理情欲，做到与同行争纷而不显于表，家中有苦而不露于形，重病难治而不愁于面，大喜大功而不近于狂；既不能使自己的不良情绪感染病人，又不能因自己的情绪不安而影响医疗工作，造成不良的后果。医务人员在医疗实践中，要注意培养自己高尚的医德情感、医务美感和医学理智感，并把这些情感建立在病人康复的需要上，做到全心全意为伤病员服务。情欲与疾病的发生、发展及康复密切相关，医务人员应重视、了解病人的情欲。由于每位患者的情欲各不相同，在实践中要做到有针对性地、有效地、适度地满足病人的情欲，以加快病人康复。

> 医务人员在医疗实践中，要注意培养自己高尚的医德情感、医务美感和医学理智感。

情欲和理智可以协调社会交往和人际关系。人们的社会交往和人际关系，经常通过理与欲反映出来。要建立良好的医患关系、医际关系和医社关系，不管是医务人员或病人，都要用理智去控制不正当和不应当的情欲，并在医疗工作中合理运用情绪，有分寸地掌握自己的情绪，使医患者关系既合理又和谐，最终提高医疗质量，维护病人的权益，使患者高兴而来、满意而归。

> 不管是医务人员或病人，都要用理智去控制不正当和不应当的情欲。

第三节　良心与外界制约

一、良　心

（一）良心的概念

良心也叫自律，是指个人对他人、对社会、对自己的言行所负一种道德责任感和自我评价的能力，它既不是先天的，也不是永恒的，而是时代的产物。良心是医学伦理学中的一个重要范畴，它从道德的责任感和道德的自我评价能力方面反映个人与社会关系之间的联系。辩证唯物主义认为，良心既不是神的启示，也不是个人"自然情感"的简单表现，而是人们社会关系的产物。由于人们在一定的社会关系中所处的地位不同，因而良心也不同。良心是有阶级性的，不同阶级社会的人具有不同的良心。

> 医护伦理学良心：就是职业道德良心，是指医务人员在履行对病人、对社会的义务过程中形成的道德责任感和自我评价能力。

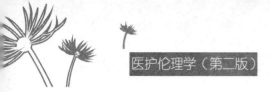

（二）医护伦理学良心概述

1. 医护伦理学良心的概念

医护伦理学良心就是职业道德良心，是指医务人员在履行对病人、对社会的义务过程中形成的道德责任感和自我评价能力，是一定的医德观念、原则、情感和信念在医务人员意识中的统一。医德良心具有三个特点：首先，医德良心的实质是反映医务人员对病人和社会履行义务过程中形成的自觉意识。其次，医德良心的自觉意识形成后，就能对医疗行为作出自我评价。最后，医德良心作为一种意识活动，在形式上是主观的，在内容上是客观的。

2. 医护伦理学良心的内容

在祖国的传统医德中，良心的内容可以概括为"四心"；即"恻隐之心"，也就是同情心；"羞耻之心"，也就是耻辱心，包括知耻和自尊两部分；"恭敬之心"，也就是尊重病人的人格；"是非之心"，即明辨是非，不做违背良心和有损于病人利益的事。

医护伦理学良心的基本内容主要表现在：首先，是医务人员内心深处的"立法"。其次，当医务人员意识到自己的行为符合社会主义医德要求时，就会因良心上的满足而感到欣慰，反之就会因受到良心上的谴责而感到不安。最后，医务人员要有高度的责任感，不能做有损病人的事，不断加深对病人的感情，热爱病人，竭尽全力为病人服务。

（三）医护伦理学良心的作用

1. 良心具有行为前的自我选择作用

医务人员在做出某种行为之前，良心就依据医德义务和权利的要求，对行为活动进行自我选择，促使自己严肃思考该不该做、该如何做，如果这样做会有什么结果，如果我是病人将会怎样。对符合医德要求的动机予以肯定，对不符合医德要求的动机予以抑制和否定。一般来说，良心不允许自己的行为违背自己固有的道德观念。一个有高尚医德的医务人员，在良心的支配下，必然会产生强烈的责任感，自觉地选择有利于社会和病员的行为，最大限度地维护社会和患者的利益。

2. 良心具有行为中的自我监督作用

在防病治病过程中，医护伦理学良心对医务工作者的行为起着

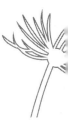

自我监督作用。对符合医德要求的情感、意志、信念、行为予以肯定和坚持，对不符合医德要求的行为和情感则予以克服。特别是在产生异常情感和私欲邪念时，良心能及时制止并改变行为方向，避免产生不良影响。良心的这种监督作用，能帮助医务人员纠正自己某种私欲和偏颇情感，能帮助医务人员保持高尚的品德，使其不断提高自身的道德境界。

3. 良心具有行为后的自我评价作用

医护伦理学良心，对医务工作者医疗活动后的行为结果和影响作出肯定或否定的评价，它是人内在的道德法庭。当自己的医疗活动完全履行了道德义务，并获得良好的效果或影响时，就会在内心感到满足与欣慰。如一个医生忠实地履行了对病人的义务，从死亡线上夺回了病人的生命，再苦再累也感到高兴。若自己没有履行或没有完全履行自己的道德义务，特别是由于自己的错误行为造成了不良的后果与影响时，就会受到良心的谴责，就会感到内疚、惭愧与悔恨，从而反省自己的行为，促使自己改正错误。"反观自己难全是，细论人家未尽非"，正是道德良心评价的结论；"安能尽如人意，要当无愧我心"，是对自己作为的期望。无论是纵向观察人的成长过程，还是横向比较各种类型的人物，人们都不难发现，凡是良心程度越高的人，就越能够履行道德义务。作为医务人员，能做到"从心所欲，不逾矩"，就是一个成熟、正常的医务工作者。

总之，良心在医务人员的道德生活中起着重要作用，它左右着医务人员道德意识的各个方面，贯穿于医德行为的各个阶段，是医务人员思想和情操的重要精神支柱。

（四）良心的最高境界——"慎独"

良心的最高境界——"慎独"，是指医务工作者在医疗过程中，做到在无人监督和病人不了解的情况下，不做有损社会和患者利益的事。要达到这种最高境界，要求医务人员以马列主义、毛泽东思想和邓小平理论为指导，树立科学的世界观和人生观，用全心全意为伤病员服务的原则去指导自己的行为，使自己具有高尚的道德品质和情操，对病人怀有深切的同志、亲人感。作为一名当代医务人员，一定要不断加强自己的医德修养，进一步完善自己的人格，真正做到在任何条件下，即使是独自从事医疗活动，且无人监督的时候，也能坚持道德准则，排除私心杂念，心地纯正地为病人服务，真正做到"慎独"。

> 作为医务人员，能做到"从心所欲，不逾矩"，就是成熟、正常的医务工作者。

> 良心的最高境界——"慎独"，是指医务工作者在医疗过程中，做到在无人监督和病人不了解的情况下，不做有损于社会和患者利益的事。

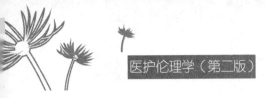
二、外界制约

（一）外界制约概述

1. 外界制约的概念

外界制约也叫他律，是通过各种外在的行为规范来规定和制约人们的言行，以提高人们的思想道德水平、道德意识，规范人们的道德行为。道德规范的特征在于，它是用善恶来认识、评价和把握人与人的关系，并且表现在道德的各个方面。道德是把握世界的一种特殊方式，这种特殊性表现在，无论是在道德意识、道德行为中，还是在道德评价、道德教育和道德修养中，都要求人们按照一定的规范去行动。

外界制约的概念：也叫他律，是通过各种外在的行为规范来规定和制约人们的言行，以提高人们的道德思想、道德意识规范人们的道德行为。

2. 外界制约的必要性

人的道德思想、道德意识、道德行为、道德规范不可能是先天的，只能是后天的。这种外界制约的必要性在于：道德规范是一定社会或阶级对人们行为关系的基本要求的概括，而不是人们先天就具有的观念。人们对道德规范的接受，必须有一个从外界制约到内在转化的过程，当道德规范还没有被人们内化为自身的信念时，离开外界制约，就不能保证医疗工作的正常运转。

（二）外界制约的形式

外界制约的形式多种多样，主要包括社会舆论、传统习俗、社会的表彰或制裁、社会榜样的激励等。在医疗活动中，医德规范作为外界制约方式是不可缺少的，并且可以通过多种方式规范医务人员的行为：将医护理伦理学规范的内容融入各种卫生法规、医院规章制度、纪律和各类医务人员的职责及管理条例中；把履行医护伦理学规范的好坏与用人制度、工资制度、晋升职称、评选先进和奖优罚劣结合起来，充分调动医务人员的积极性和主动性；把医护伦理学规范和习惯内化为自身的信念与行为，使医务工作者自觉遵守医护伦理学规范。

外界制约的形式主要包括社会舆论、传统习俗、社会的表彰或制裁，社会榜样的激励等。

（三）外界制约的作用

外界制约是保证医护伦理学规范效能的重要手段。医护伦理学规范效能的实现，需要外界制约来保证。在医疗活动中，需要社会舆论去弘扬正气，批评不正之风，使医务人员学有榜样，赶有方向。

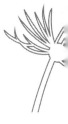

外界制约可以使医护伦理学规范转化为内心信念，医疗单位应大力开展医风医德教育，制定完善的规章制度，从而不断提高医务人员的思想道德素质，让医务人员清楚地知道什么能做、什么不能做，在实践中丰富和发展医护伦理学规范。

外界制约能促使医务人员自觉维护社会和病人的根本利益。

第四节　审慎与胆识

一、审　慎

（一）审慎的概念

审慎，即周密而谨慎，是指人们在做出行为之前的周密思考与行为过程中的谨慎小心。医护伦理学的审慎是指医务人员在医疗行为的整个过程中，做到周密的思考、认真和细心。它是医务工作者内心信念和良心的具体表现，也是在对社会和患者履行道德义务时高度责任感的表现。我国古代医学家对审慎的重要性作了许多论述，如"人命至重，贵于千金，一方济之，德逾于此"，"夫用药如用刑，用药或误，则轻者至重，重者至死"。因此，医务人员只有充分认识到自身的行为维系着病人生命安危和家庭的悲悲欢离合，才能意识到审慎的必要性，才能在医疗实践中切实做到认真负责。

> 审慎的概念：
> 周密而谨慎，是指人们在行为之前的周密思考与行为过程中的谨慎小心。

（二）审慎的基本内容

1. 使用语言要审慎

语言是信息交流的重要手段，是人们进行思想交流的重要工具。病人通过语言反映自己的病情和心理需要，医务人员也通过语言使病人了解有关疾病和健康方面的知识，增强治病的信心，并利用语言进行心理治疗。医务人员的语言是其德才学识的外在表现，运用得好，可以治病救人，否则可致病害人，甚至影响社会的稳定。因此，医务人员的语言不可不审慎。

> 审慎的基本内容：
> 1. 使用语言要审慎。
> 2. 诊断过程中要审慎。
> 3. 选择医疗手段要审慎。
> 4. 护理工作要审慎。

2. 诊断过程中要审慎

临床诊断是一个十分复杂的过程。由于病情表现复杂多变，诊断资料很难完善；或检查手段和医疗条件的局限，或理论的相对性、经验的局限性、专业分工的狭隘性、临床思维的差异性，这些都可能影响诊断的准确性。诊断是治疗决策的依据，只有诊断正确，才能对症下药，才能取得良好的预后。因此，为了减少误诊和误治，

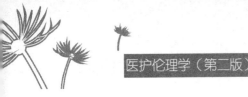

必须做到审慎地诊断。医务人员要做到诊断审慎，一定要加强医学基础知识与临床知识学习，在技术上精益求精。在作出诊断时，一定要认真、仔细、全面地了解病史，作全面的体征检查及必需的辅助检查，经过周密思考、分析判断，从而得出正确的诊断结论。

3. 选择医疗手段要审慎

只有审慎地选择医疗手段，才能实现优化原则。正确的诊断，为选择医疗手段打下了良好的基础，但由于病人的个体差异较大，细致、周密地选择医疗手段，就成为治疗能否达到目的的关键。如果在医疗活动中，缺乏严密而周到的思考，不进行科学分析，盲目蛮干，滥用药物，滥施手术，后果不堪设想。因此，医务人员一定要根据病人的个体差异，依据病情的需要，科学地选择医疗手段。

4. 护理工作要审慎

护理工作在医疗工作中十分重要，三分治疗、七分护理，充分说明了这一工作的重要性。护理人员一定要有高度的责任感，审慎地选择护理等级，要根据不同的病人确定护理原则。

二、胆　识

（一）胆识的概念

胆识的概念：
胆量和见识。胆量，就是不怕危险的精神，敢于承担风险的勇气。

胆识，即胆量和见识。胆量，就是不怕危险的精神，敢于承担风险的勇气。见识，是指要不断接受新事物，扩大所见所闻，积累丰富的经验，增长知识才华。作为一名医务工作者，一定要既有胆又有识，不仅有敢于承担医疗风险的勇气，而且要有广博的医学理论知识，掌握精湛的医疗技术，具有精益求精的敬业精神。

（二）胆与识的关系

胆与识的关系：
胆以识为基础，识通过胆表现出来，二者密切相关，相辅相成。

胆以识为基础，识通过胆表现出来，二者密切相关，相辅相成。首先，胆量不是蛮干，不是粗鲁和盲动。因此，只有具备远见卓识的人，才能分清义与不义、正当与不正当，才能产生献身正义、献身真理的大无畏精神。克服千难万险发展中国药学的李时珍，不幸献身医学的里德，被教会活活烧死的塞尔维特，他们的胆量、勇气都来自于对真理的认识和追求。其次，只有卓识，才能把握胆大行为的方式和程度。有远见卓识的人，才有远大的理想和志向，才能坚持真理，修正错误，才能忍辱负重，不见风使舵。在医疗实践中，果断的医疗行为，来源于正确的诊断和见解，而正确的诊断和见解又以渊博的医学理论知识和丰富的临床经验为基础。

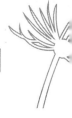

【案例分析】

患者某女，主诉"舌异常感"，被确诊为舌癌。医生未告诉患者病名，但说服病人入了院。癌症病灶尚未转移，早期切除是最佳选择。医生将这一情况向患者家属作了解释，并希望他们向患者说明"病灶是溃疡，因是恶性，所以必须切除舌的三分之一"。虽然家属劝说，患者却坚决反对手术。为了挽救病人的生命，医生在违反患者意愿的情况下做了手术，术后患者上告，要求医院承担责任。

【分析讨论】

试从医学伦理学范畴分析此案例中医务人员的行为。

达标检测题

一、填空题

1. 医护伦理学范畴，是对＿＿＿＿＿、＿＿＿＿＿和＿＿＿＿＿最一般的概括和反映。

2. 医务人员的权利具有＿＿＿＿＿、＿＿＿＿＿、＿＿＿＿＿等特点。

二、单项选择题

1. 胆与识的关系是（　　　）。

　　A. 二者密切相关，相辅相成

　　B. 胆不以识为基础

　　C. 识不通过胆就能表现出来

　　D. 胆与识只有对立没有联系

2. "革尽人欲，复尽天理"是（　　　）。

　　A. 中国古代老子的主张

　　B. 宋代"二程"的观点

　　C. 南宋朱熹的主张

　　D. 近代伦理学家吴稚晖的主张

3. 提出"为欲需尽一生之欢"的人是（　　　）。

　　A. 老子　　　　　　B. 孔子

　　C. 戴震　　　　　　D. 杨朱

4. 提出"人生需有欲、有情、有知"的人是（　　　）。

　　A. 老子　　　　　　B. 孔子

　　C. 戴震　　　　　　D. 杨朱

5. 提出"常使民无知无欲"的人是（　　　）。

　　A. 老子　　　　　　B. 孔子

　　C. 戴震　　　　　　D. 杨朱

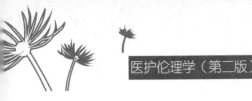

三、多项选择题

1. 伦理学上的义务与哪些是同义语？（　　　）。

    A. 责任　　　　　　　　B. 职责

    C. 职业　　　　　　　　D. 使命

    E. 认识

2. 理与欲的关系应是（　　　）。

    A. 重理否定欲

    B. 重欲否定理

    C. 理欲是人客观存在的

    D. 理与欲是可以相互影响

    E. 正确处理

3. 良心的作用有（　　　）。

    A. 检查　　　　　　　　B. 选择

    C. 监督　　　　　　　　D. 评价

    E. 保证

4. 外界制约的形式有（　　　）。

    A. 社会舆论　　　　　　B. 传统习惯

    C. 表彰　　　　　　　　D. 激励

    E. 内心信念

5. 审慎的内容有（　　　）。

    A. 使用语言要审慎

    B. 诊断过程要审慎

    C. 选择医疗手段要审慎

    D. 用药要审慎

    E. 以上都是

四、名词解释

1. 医护伦理学范畴　　2. 道德义务　　3. 良心

五、简答题

1. 医务人员有哪些权利与义务？

2. 应如何处理好理与欲的关系？

3. 良心的作用有哪些？

4. 病人的权利与义务有哪些？

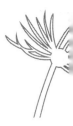

第七章　医疗人际关系

【学习目标】

➢ 掌握医患关系的性质、医患关系的类型；

➢ 熟悉医疗人际关系、医患关系、医际关系、患际关系的概念；

➢ 了解正确处理医务人员之间关系的意义、医务人员之间关系的道德原则。

医疗人际关系是医疗互动中产生的一种特殊社会关系。它是医疗活动的基本条件。在生物、心理、社会因素相统一的现代医学模式下，和谐的人际关系本身就具有积极的医疗意义。一般来说，医疗人际关系包括医患关系、医际关系和患际关系等三种人际关系，其中医患关系是医疗人际关系的核心关系。在临床医疗实践中，医疗人际关系直接影响到医疗质量和医疗效果。认真研究和正确处理医疗人际关系，对于正确指导临床医疗实践、加强医院管理、发展医学伦理学、促进人类文明进步，有着十分重要的理论意义和现实指导意义。

> 医疗人际关系包括医患关系、医际关系和患际关系等三种人际关系，其中医患关系是医疗人际关系的核心关系。

第一节　医患关系

一、医患关系的概念

医患关系是医疗人际关系中最重要、最基本的人际关系。它是随着医疗活动的产生而出现的一种双向关系。那么，什么是医患关系呢？医患关系是指以医务人员为主体的医方和以患者为主体的患方之间在医疗实践活动中所发生的相互关系。它是医疗人际关系的核心，良好的医疗关系是一切医疗活动的前提与关键。

医患关系有狭义和广义两种内涵。狭义的医患关系是指医生个体与病人个体之间相互交往的关系。广义的医患关系是指包括医生、护士、医技人员、医疗行政管理人员和后勤服务人员在内的医方与包括患者本人、患者家属、患者陪伴、患者单位等在内的患方之间所产生的相互关系。换句话说，广义的医患关系是指以医生为主体的医疗群体与以患者为主体的患方群体之间的关系。著名的医学家

> 医患关系是指以医生为主体的医方和以患者为主体的患方之间在医疗实践活动中所发生的相互关系。它是医疗人际关系的核心，良好的医疗关系是一切医疗活动的前提与关键。

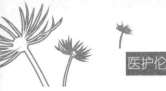

西格里斯（1892—1957）曾指出："每一个医学行动始终涉及两类当事人：医生和病人，或者更广泛的话，医学团体和社会，医学无非是这两群人之间多方面的关系。"

二、医患关系的性质

医患关系作为临床医疗中的主要关系，它本身具有如下性质和特点。

（一）医患关系是契约关系

契约关系是指医患之间的一种非法律性的关于医患双方责任与利益的约定。在这种关系中，医患双方都有一些共同的利益。医患关系实质上是一种供求关系，医方是供给者，患方是需求者。患者为了解除病痛，求助于医务人员。在诊治过程中，医务人员的行医行为和患者的求医行为实际上已形成一种契约关系。

1. 病人和医生都具有独立的人格

在医疗实践活动中，病人尽管有求于医生，希望医生能尽快帮助自己恢复身心健康，但医患双方在人格上是完全平等的。在治疗方案的选择上，双方的人格是独立的，任何一方不得将自己的意志强加于另一方，更不能以强迫命令、威胁等手段签订治疗契约。医患之间应平等相待、互相尊重。医生在诊治活动中，对患者应不分民族、性别、职业、地位、亲疏关系，既要尊重患者的权利，又要尊重患者的人格；同样，患者在求医过程中，应尊重医生的劳动，尊重医生的人格和医疗自主权。

2. 医患关系是自愿进行合作的关系

患者找医生看病是自愿的，医生的工作职责是为患者解除疾苦，医生有对患者进行诊治的义务；同时，治疗患者是医生的工作内容，也是医生的自愿行为。因此，医患双方在诊疗过程中均是自愿进行的合作关系。

医患双方在诊治过程中均应坚持自愿原则。自愿原则是医患关系中的一个重要基本原则，贯穿于医疗活动的始终。它的内容包括：第一，医患双方有权按自己的意愿自主选择治疗方案；第二，患者有权选择医生，医生也有权接受自己的诊治对象；第三，医患双方承诺的内容是自愿约定的；第四，医患双方可以自愿补充、变更、解除医疗契约；第五，如果发生医疗纠纷，双方可以自愿选择解决争议的方式。

医患关系的性质：
1. 契约关系。
2. 信托关系。
3. 多元化关系。

医患关系是契约关系：
1. 病人和医生都具有独立的人格。
2. 医患关系是自愿进行合作的关系。

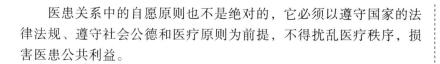

医患关系中的自愿原则也不是绝对的，它必须以遵守国家的法律法规、遵守社会公德和医疗原则为前提，不得扰乱医疗秩序，损害医患公共利益。

（二）医患关系是信托关系

患者找医生看病是因为患者相信医生能为自己解除病痛，将自己的身体托付给医生，希望医生能让自己早日恢复身心健康。患者按照自己的意愿和要求委托医生对自己进行最优化的治疗，医生在接受病人的委托后，根据自己掌握的医学知识和积累的临床经验，选择最优化的治疗方案给患者治疗。由此可见，医患关系是一种信托关系。

1. 病人在医患关系中处于弱势地位

在医患关系中，由于医生比病人掌握了更多的医学知识和医疗技术，一般来说，医生处于主导地位，患者处于弱势地位。

2. 医患关系不是陌生人关系

一般来说，患者求助于医生需要多次诊治，虽然医生与患者的第一次交往可能是素不相识的，但随着医疗活动的开展，双方有了认识和了解的机会，从而建立起了信任关系。这种关系不同于在公共汽车上相遇的陌生人之间的关系，它是医疗活动中必然产生的一种信托关系。

3. 病人的求医行为包含对医生的信任

病人找医生看病，首先表示对医生的信任。如果患者不相信医生能够治好自己的疾病，他（她）是不会找医生看病的。

信任是医患关系的支柱，患者对医生的信任直接关系到医疗活动的开展和医疗效果的好坏。患者对医生的信任包含服务态度、技术水平、道德修养、年龄资历等。患者就医是以信任医生为前提的，如果患者对医生不信任，就很难建立真诚和谐的医患关系。因此，医生应不断加强医德修养，提高医疗技术水平，取信于患者；而患者要相信医生，对医生要真诚相待，认真执行医嘱，争取最佳的医疗效果。

（三）医患关系是多元化关系

随着社会的发展和生活水平的提高，人们越来越重视生命的质量，关注生命的价值。医患关系不再是狭义的医生和病人的关系，它已发展成为一种多元化关系，不仅包括医务人员和病人的

医患关系是信托关系：
1. 病人在医患关系中处于弱势地位。
2. 医患关系不是陌生人关系。
3. 病人的求医行为包含对医生的信任。

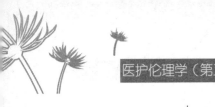

关系，还包括病人的家属、医疗资源的管理者和分配者之间的多种关系。

1. 病人的家属（医患关系的第三方）

传统的医患关系一般是指医生和病人的关系，现代医学上的医患关系的患方还包括第三方即病人的家属。病人的家属在医疗活动中具有举足轻重的作用。他们不仅是患者的陪伴者，而且还是治疗方案决策的参与者。特别是急危重症病人、婴幼儿患者和神志不清的病人家属，对医疗活动具有不可忽视的作用。

2. 医疗资源的管理者和分配者（医患关系的第四方）

医疗资源包括医疗物质资源和医疗人力资源。医疗资源的管理者和分配者主要是指医院的上级主管部门。在医患关系中，医疗资源的管理者和分配者已成为医患关系的第四方关系，他们对医疗资源的决策和分配直接影响到医院的发展水平和方向，进而影响到医患关系的改善状况。

3. 医患关系也是平等的人际关系

这不仅表现在知识方面，而且表现在人格和相互尊重方面。所以，要公平、公正地对待每一位患者。公正原则是卫生资源分配的基本原则，医疗资源的管理者和分配者在卫生资源的分配中要掌握这一伦理原则：第一，满足初级保健原则；第二，照顾卫生服务较差人群的原则；第三，重视预防保健的原则；第四，既要坚持人人平等的原则，又要坚持根据病人的轻重缓急，区分不同情况予以不同分配的原则。

三、医患关系的内容

医患关系是医疗人际关系中的医学主体与客体之间的一种双向关系。根据医患关系的特点，我们将医患关系的内容划分为两大部分，即医患关系的技术方面和医患关系的非技术方面。二者既有区别，又有联系。

（一）医患关系的技术方面

医患关系的技术方面是指在实际医疗措施的决定和执行中医患双方发生的相互关系。换句话说，就是医患双方在临床诊断、药物治疗、手术治疗、护理等医疗技术交往过程中所产生的关系。例如，对慢性阑尾炎患者，医务人员在治疗过程中是采取药物保守治

医患关系是多元化关系：

1. 病人的家属。
2. 医疗资源的管理者和分配者。
3. 医患关系也是平等的人际关系。

医患关系的内容：

1. 医患关系的技术方面。
2. 医患关系的非技术方面。

疗还是采用外科手术治疗，需要征求患者家属的意见，让病人知晓治疗的原则和过程，让患方参加治疗方案的讨论，听取病人对治疗的意见，取得患方的认同。这些均属于医患关系技术方面的内容。

医患关系技术方面的交往最基本的表现是在医疗实践中医患双方的主动性大小问题，也就是医患双方谁占主动、谁占被动的问题。一般来说，在医患关系的技术方面，医方占主动地位，患方占被动地位。因为医方相对患方而言，掌握了更多的医学知识和医疗技术，在技术上是内行。在治疗过程中一般是由医方主动提供治疗原则和方案，然后由患者选择。

在医患关系技术方面的交往中要正确处理好两个问题：一是要承认医方在医疗技术方面的主导地位，要充分发挥医方在医疗过程中的主导地位，同时也要充分调动患者在医疗活动中的主观能动性，让患者积极配合医方的治疗，参与治疗方案的决策。二是要反对过分强调医方的主动性，一切听从医方的安排和处理意见，患方只能被动接受治疗。要防止出现"家长式"的医患关系，避免出现医疗纠纷，造成医患之间的紧张关系。

（二）医患关系的非技术方面

医患关系的非技术方面是指在医疗实践过程中医方和患方在社会、心理、伦理方面所产生的关系。它是医患关系最重要、最基本的关系，也是医学伦理研究的一个重点关系。与医患关系的技术方面相比较而言，非技术方面的关系更能引起患方的注意。因为大多数患者对医学知识和医疗技术知之甚少，参与程度不高，一般对技术方面是比较满意的。患者在与医方的接触中，感触和体会最直接的是医方的医疗态度和医疗作风，如医方对患者是否热情、是否关心和同情患者、是否认真和耐心听取病人的主诉意见等。在临床医疗实践中，往往会出现这样的情况：医务人员的医技水平原因造成诊疗失误，甚至危及病人的生命，但只要医方的服务态度好，对病人热情和关心，患方不但不会责备医务人员，反而还会对医务人员表示理解。这说明在医患关系中，多数患者是从非技术方面来看待和处理问题的。因此，作为医务工作者不仅要有精湛的医疗技术，还要具有高尚的医德品质。

在医疗实践中，医患关系的技术方面和非技术方面不是截然分开的，往往是融合在一起的。技术关系是医患关系的基础，没有技术关系就不可能发生医患关系的其他内容。而非技术关系是医患关系的重要内容，它在很大程度上影响着医患关系的质量。因为医患关系是一种双向关系，要建立和谐的医患关系需要双方的共同努力。在医患关系的技术方面，要建立良好的医患关系，医方应当发挥主

医患关系的非技术方面：
在医疗实践过程中医方和患方在社会、心理、伦理方面所产生的关系。它是医患关系最重要、最基本的关系，也是医学伦理研究的一个重点关系。

在医疗实践中，医患关系的技术方面和非技术方面不是截然分开的，往往是融合在一起的。

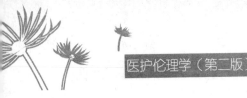

要作用，因为医方是患方的"老生"和"保护神"；在医患关系的非技术方面，患者在建立良好的医患关系方面要充分发挥能动作用，因为患者的文化修养、道德水平、心理素质对医患关系产生着深刻的影响。人们在评价医患关系时，多数时候对非技术方面的评价要依赖于对技术方面的评价。对于医务人员，尽管患者很难在技术方面进行监督，但仍然应该以病人的利益为重，应不断加强理论学习，熟练掌握医疗技术，把技术方面和非技术方面有效地结合起来，为达到医学目的而努力奋斗。

四、医患关系的类型

医患关系的类型有基本类型和演变类型两大类。

（一）医患关系的基本类型

美国学者萨斯和荷伦德于 1976 年在《医学道德问题》上发表的题为《医患关系最基本模型》的文章中提出的医患关系三种模型的划分方法。

医患关系的基本类型：
1. 主动—被动型。
2. 指导—合作型。
3. 共同参与型。

关于医患关系的类型划分，国内外许多学者按不同的划分标准提出了不同的划分类型。在国际上比较认同的是美国学者萨斯和荷伦德于 1976 年在《医学道德问题》上发表的题为《医患关系最基本模型》的文章中提出的医患关系三种模型的划分方法。其划分依据是医生和病人的地位和各自发挥主动性作用的大小。

1. 主动—被动型

在主动—被动型医患关系中，医生始终处于主动地位，患者处于被动地位，患者只能服从医生的行医行为，不能发表自己的意见和看法，只能被动接受治疗。这种类型的局限性在于医患双方没有相互发生作用，如果医者只把病人作为一个单纯的生物体进行治疗，患者的主观能动性得不到充分发挥，则会影响医疗效果。这种类型的优点在于能充分发挥医生的主导作用。因此，它只适用于昏迷、休克、精神病患者、智力低下者及婴幼儿等不能表达主观意志的病人。

2. 指导—合作型

指导—合作型是目前广泛存在于医疗活动中一种常见的医患关系类型，它是构成现代医患关系的基础模型。其特点是医患双方在医疗活动中都是主动的，能够相互发生积极作用。医生具有权威性，充当指导者；患者配合医生，主动述说病情，提供病史。其优点是能够充分发挥医患双方的主动性，有利于提高医疗效果，有利于及时纠正医疗差错。但从总体上看，医患双方的权利仍然是不平

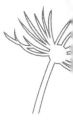

等的，在医患关系中，医方仍然具有权威性。因此，这种类型适用于能够表达自己病情和个人意愿的患者。

3. 共同参与型

共同参与型是一种医生和病人共同参与治疗活动的医患关系模型。它是现代医患关系的发展模型。患者不仅能主动配合医生的诊治工作，还主动提出个人意见，同医生一起共同商讨治疗方案和措施，积极参与治疗，共同作出决定，它改变了病人处于被动地位的局面。其优点是能提高治疗效果，改善医患关系，增进医患双方了解。因此，这种类型适用于具有一定医学知识的病人和慢性病患者。它是医疗活动中应当大力提倡的一种医患关系。

可以看出，医患关系的三种类型各有一定的适用范围。随着医学科学的发展和医学模式的转变，我们应当大力提倡共同参与型医患关系模型，以达到充分发挥病人主观能动性的目的，充分尊重病人权利，努力提高医疗效果。

近年来，也有人将医患关系的基本类型分为权威型、协作型、消费型三种类型。权威型相当于"主动—被动型"和"指导—合作型"；协作型相当于"共同参与型"；消费型是新近出现的一种模型，其特点是患者主动性大于医者，医者按照患者的要求行医。例如，在公费医疗过程中，患者需要什么，医者就满足什么。总之，由于划分的依据不同，划分出的类型也不同。

（二）医患关系的演变类型

医患关系是医学道德的一个重要组成部分，它始终离不开社会道德的制约和影响。不同的历史时期，由于生产力发展状况不同，医学发展的水平也不尽相同；医学发展水平不同，医患关系的特点也不尽相同。因此，我们从人类社会发展的历史阶段来划分，可以将医患关系划分为三种演变类型。

1. 古代的医患关系

原始社会是一种没有剥削、没有压迫、人人平等的社会形态。为战胜自然灾害和防止野兽袭击，人们之间不得不团结合作、相互关心、相互帮助。由于生产力水平十分低下，基本没有独立的医学职业分工，人们的医疗活动仅限于一般的相互关照，谈不上医学治疗。因此，原始社会的医患关系是"自助互救"的关系。

奴隶社会是人类历史上第一个阶级社会，奴隶主与奴隶之间是压迫与被压迫的关系。奴隶主是生产资料的所有者，拥有一切特权，享受医疗权利。奴隶是奴隶主的私有财产，可以任意被占有、出卖

古代的医患关系：
1. 自助互救。
2. 主仆关系。
3. 恩赐关系。

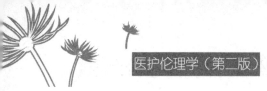

和宰杀，根本谈不上享有医疗权利。因此，奴隶社会的医患关系是一种"主仆关系"。

尽管封建社会也是一个人剥削人、人压迫人的阶级社会，但与奴隶社会的奴隶相比，农民有一定的独立性。地主阶级掌握着医疗大权，农民是他们的仆人。医生是为地主阶级服务的，偶尔也为农民患者治疗疾病，但这种治疗在一定程度上带有较强的怜悯和恩赐性质。因此，封建社会的医患关系是一种"恩赐关系"。

古代医学主要是经验医学，其基本特征是整体性，医者对患者要全面考虑和整体负责。古代的医患关系呈现三个特点：一是医患关系的直接性；二是医患关系的稳定性；三是医患关系的主动性。

2. 近代的医患关系

从欧洲文艺复兴运动以后，医学成为独立的学科体系，在医学实践中又逐渐形成了以生物医学为基础的医学模式，它从人的生物属性来认识健康和疾病，把医学研究对象仅仅看作生物学人体，忽视人的社会属性。这时的医患关系呈现三种趋势：一是医患关系的物化趋势；二是医患关系的分解趋势；三是患者与疾病的分离趋势。

3. 现代的医患关系

随着现代医学的发展，疾病谱和死亡谱发生了变化，人类对疾病的认识也发生了变化。医学界认为引发疾病的因素与病人的心理状况、环境因素、生活方式、生活习惯密切相关。1977年，美国精神病学和内科学教授恩格尔首次提出了"生物—心理—社会"新的医学模式，这成为现代医学发展的重要标志。这时的医患关系呈现三种发展趋势：一是强化医学服务的根本宗旨；二是确立双向作用的医患关系；三是扩大医疗服务范围。

> 现代医患关系的三种发展趋势：
> 1. 强化医学服务的根本宗旨；
> 2. 确立双向作用的医患关系；
> 3. 扩大医疗服务范围。

五、医患关系与医学道德

（一）医患关系的民主化趋势对医德的要求

随着我国社会主义民主政治建设不断向前推进，医患关系的民主化趋势越来越明显，对医德提出了更高的要求。在医患关系中，要求医务人员讲究医德，把治病救人视为自己应尽的职责，既要尊重病人的权利，又要尊重病人的人格。同样，病人也要尊重医务人员的劳动，理解医务人员的工作，积极配合治疗。医患关系是双向的，双方相互尊重、平等合作、互不伤害、民主协商是提高医疗效果的关键之一。

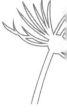

（二）医患关系的法制化趋势对医德的要求

任何一个社会的稳定和发展，都必须依靠一套完整的制度来调整和维系。随着我国社会主义法制化建设的进一步加强，尤其是涉及人民群众生命健康安全的医疗法规进一步完善，医患之间的法律关系越来越健全，医患关系的法制化趋势对医德的要求也随之发生了很大变化。患者享有的医疗卫生服务权利和医务人员的行医权力同样受到法律保护，医务人员在医疗活动中必须遵守有关法律法规，任何超越法律法规允许的行为，都要承担相应的法律责任。

（三）医患关系的物化趋势对医德的要求

随着科学技术的飞速发展，各种先进的医疗仪器不断涌现出来，医务人员在医疗活动中大量使用物理、化学等医疗设备，改变了传统经验医学的治疗方法。医务人员在给患者诊疗时，对医疗设备产生了很大的依赖性，它如同一个屏障，隔在医患之间，成为医患关系的第三种媒介，医患双方交流的机会减少了，淡化了医患感情，使医患关系在某种程度上被物化了。医患关系的物化趋势要求医务人员在医疗活动中加强与患者的情感交流，要关心爱护患者，对患者充满爱心，减少患者对医务人员的陌生感，增加患者对医务人员的亲切感，达到医患互动之目的。

第二节　医际关系

一、医际关系的概念

医际关系是指医务人员彼此协调、互助、合作的人际关系。它包含医生与医生之间、医生与护士之间、医护人员与医技人员之间、医务人员与行政管理和后勤人员之间的人际关系。通俗地讲，医际关系就是医务人员之间的关系。医际关系是医疗人际关系的重要组成部分，也是医学伦理学研究的主要对象之一。

二、医际关系的特点

医际关系的主要特征是医院内部医务人员相互之间的工作联系。由于医际关系本身涉及的对象是医院的内部职工，因此它具有如下特点。

患者享有的医疗卫生服务权利和医务人员的行医权力同样受到法律保护。医务人员在医疗活动中必须遵守有关法律法规，任何超越法律法规允许的行为，都要承担相应的法律责任。

医际关系：
医务人员彼此协调、互助、合作的人际关系。

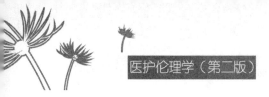

（一）目的的同一性

医务人员工作的目的都是为了防病治病，救死扶伤。不管是医护人员，还是医技、行政后勤人员，工作涉及的对象都是病人，目的都是为了消除病人的疾苦，保障病人的生命健康。因此，医务人员之间要互相帮助，相互信任，互相配合，共同为实现医学目的而努力工作。

（二）工作的协同性

随着现代医学的发展，医学分工越来越细，治疗一个病人不可能单靠某一个医务人员或某一个科室甚至一家医院来完成，需要医务人员群体之间的共同合作。医务人员由于分工不同，在医疗活动中起的作用也不相同。因此，需要医务人员之间紧密配合，协同一致。医务人员要本着为病人服务的宗旨，相互之间要搞好团结协作。团结协作是提高医疗质量、获取最佳疗效的前提保证。

（三）工作的竞争性

现代社会已步入竞争时代，医务人员之间为了提高医疗质量和自身知识水平，必然形成相互之间的竞争关系。但医务人员之间的竞争必须坚持相互学习、公平竞争的原则。这是由医学本身的性质决定的。我们提倡的竞争应该是充分发挥个人技术专长，以维护和增进人类健康为目的的公正平等的竞争。要反对把竞争理解为垄断医疗技术、相互保密、互不合作、争名夺利的极端个人主义的争夺。

三、医际关系的类型

根据医际关系的特点，我们将医际关系分为四种类型。

（一）医生与医生的关系

医生与医生之间的关系客观上存在着职称不同、能力大小不同、上下级关系、领导与被领导关系等差别。医生与医生之间应相互尊重、相互帮助、相互信任、互相合作、相互学习、彼此监督、公平竞争。

（二）医生与护士的关系

医护关系一般指医生与护士之间在工作中分工协作、相互配合的职业关系。医生与护士相互合作，共同为恢复患者的健康而努力

医际关系的特点：

1. 目的的同一性。

2. 工作的协同性。

3. 工作的竞争性。

医护关系：

一般指医生与护士之间在工作中分工协作、相互配合的职业关系。

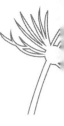

奋斗，只有两者之间紧密合作，才能使患者的生命、健康得到保证。医生对患者的治疗方案需要护士执行，患者的病情和新情况需要护士和医生从不同角度来观察，同时还通过护理来帮助患者加快康复的进程。医护双方应紧密配合、平等协作、相互尊重、相互监督。

（三）医护人员与医技人员的关系

医生、护士、医技人员在医疗活动中的分工不同，在治疗过程中起的作用也不相同，但大家的目标都是一致的，即为了病人的身心健康。因此，医护人员与医技人员之间应平等相待、相互尊重、彼此信任、紧密合作。

（四）医务人员与行政后勤人员的关系

医务人员与行政后勤人员之间存在着领导与被领导的关系，但彼此之间是平等的。双方要相互理解、相互配合、彼此尊重、共同参与。

四、正确处理医际关系的意义

（一）有利于医学事业的发展

随着医学科学的不断发展，人们对现代医学的认识已经进入到分子和基因水平。医学分科越来越细，已有几十个门类、数百个分支学科。同时，自然科学、社会科学、人文科学的研究成果在医学中得到了广泛运用，相关学科之间的联系越来越紧密。医学在出现分化趋势的同时，也出现了综合趋势。医学学科的整体化趋势要求医务人员之间要密切配合，相互交流与合作。正确处理好医务人员之间的关系有利于整个医学事业的发展。

（二）有利于医院整体效应的发挥

医院是一个有机整体，如果医务人员之间建立起和谐融洽的医际关系，每一个人在工作中心情舒畅，其工作的主动性、积极性和创造性能得到充分发挥，工作效率就会大大提高。反之，如果人际关系紧张，群体缺乏凝聚力，各自为政，互不配合，其群体的整体工作效率则将大大降低。

（三）有利于医务人员成才

一个人的成才除自身努力外，还需要良好的人际关系。人际关

正确处理医际关系的意义：

1. 有利于医学事业的发展。
2. 有利于医院整体效应的发挥。
3. 有利于医务人员成才。
4. 有利于建立和谐的医患关系。

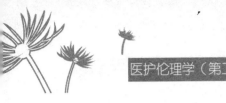

系是人才成长的重要外部条件。如果医务人员能够正确处理好人际关系，大家相互鼓励，共同提高，就很容易成就一番事业。这种关系对医务人员的成长成才也有十分重要的作用。

（四）有利于建立和谐的医患关系

在医疗实践中，医务人员之间的关系是通过共同为患者服务建立起来的人际关系。如果医务人员相互支持和协作，就有利于患者疾病的诊疗和机体的康复。这对于建立良好和谐的医患关系有着积极的促进作用。如果医务人员之间关系紧张，就必然影响医疗活动的正常开展，也可能影响患者的利益，甚至会引发医患矛盾和纠纷。因此，正确处理好医际关系是建立和谐医患关系的前提。

五、正确处理医际关系的道德原则

医务人员之间关系的道德原则是在医学道德基本原则的指导下，正确处理医务人员相互关系的具体原则。

（一）共同维护患者利益和社会公益

医务人员的共同职责和义务是防病治病，保护生命健康。在诊疗过程中，医务人员应始终将患者的利益放在首位。医务人员在维护患者利益的同时，还要维护社会公共利益。当患者利益与社会公共利益发生矛盾时，应维护社会公共利益。

（二）彼此平等、互相尊重

在医院里，由于分工不同、专业水平高低不同、领导者与被领导者承担的责任不同，医务人员的职业权利也可能有所不同，但医务人员之间在人格和尊严上是平等的。彼此之间平等相处、相互尊重是建立和谐医际关系的前提。

（三）彼此独立、相互支持和帮助

由于医务人员的专业分工不同，其工作岗位也相对独立。但全体医务人员的工作目标是一致的，都是为了解除患者疾苦，保护患者的生命和健康。因此，医务人员应遵循分工合作、相互支持、互相帮助的原则。

（四）彼此信任、相互协作和监督

现代医疗卫生保健活动是一种群体性的活动，仅靠医务人员个

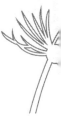

人是很难完成诊疗活动的。只有通过大家共同努力、团结合作，才能高效率地完成医疗卫生保健工作。医务人员在工作中还要相互监督，防止出现损害患者利益的现象发生。发现他人出现医疗差错，要客观公正对待，不能包庇、隐瞒或袖手旁观。如果自己出现医疗差错，要勇于承担责任。

（五）相互学习，共同提高和发挥优势

每一个医务人员都有自己的优势和长处，大家要相互学习、取长补短，对医疗技术要精益求精，要不断提高专业技术水平，经常交流经验，在专业上优势互补，发挥自身优势，达到共同提高之目的。

第三节　患际关系

一、患际关系的概念

患际关系是指患方与患方之间相互交往的人际关系。它主要包含患者与患者之间、患者与陪伴之间、患者与家庭之间的相互关系。患际关系与医疗人际关系是从属关系，也是临床医疗实践中不容忽视的一种道德关系。

患际关系：
患方与患方之间相互交往的人际关系。

二、患际关系的特点

（一）目的的一致性

患者到医院的目的都是为了预防和治疗疾病,消除和减轻病痛,恢复和增进健康。患者的陪伴和患者的家庭对待病人的状态大多数是一致的，都希望患者早日恢复身心健康。可见，患际之间的目的具有一致性。

（二）相遇的偶然性

门诊患者寻医相遇是偶然的，住院患者住在同一病区、同一病房也是偶然的，患者的陪伴之间在医院相遇还是偶然的。因此，患际关系具有偶然性的特点。

患际关系的特点：
1. 目的的一致性。
2. 相遇的偶然性。
3. 关系的松散性。

（三）关系的松散性

由于患者与患者的相遇具有较大的偶然性，因此患者与患者之

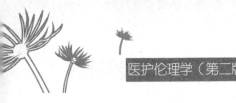

间的关系一般都难以长久维持，大多数患际关系具有松散性的特点。当然，不排除少数病人之间，由于昔日同病相怜，后面成为患难之交的朋友。

三、患际关系的类型

根据患际关系的特点，我们将患际关系分为三种类型。

（一）互助型

患际关系的类型：
1. 互助型。
2. 冷漠型。
3. 冲突型。

患者与患者之间由于相同的目的、共同的心理需要而相互同情、相互帮助、相互体贴、相互礼让；患者的陪伴之间相互关心和照顾患者，互相帮助患者克服困难，为患者提供便利，如帮助患者打水、洗脸、送饭等。这种互助型患际关系有利于病人早日恢复身心健康。

（二）冷漠型

患者与患者虽然同住一病房，但相互之间互不搭理，互不往来，互相漠不关心，关系冷漠。这种冷漠型的患际关系对治疗疾病有一定的消极作用。

（三）冲突型

患者与患者之间因为某种利益关系互不相让，特别是住院病人之间由于使用公共设施的先后顺序而发生争执，进而发生冲突，导致双方关系紧张。这种冲突型的患际关系，不但对治疗疾病有一定的消极作用，而且会加重患者的心理负担，不利于患者恢复身心健康。

患际关系中出现的矛盾，常常需要医务人员进行调解和处理。良好的医患关系和医际关系有利于改善患际关系，而良好的患际关系对提高医疗效果有较大的积极作用。

【案例分析】

2013 年 10 月 25 日，温岭市第一人民医院发生了一起恶性袭医事件。连××由于对其之前在该医院所做的鼻腔微创手术存在不满，多次到医院投诉，并多次到其他医院就医，但均无进展。所以，他手持榔头、尖刀来到该医院的耳鼻喉科对医护人员行凶，将其中的三名医生刺成重伤，其中一名医生死亡。2014 年 1 月 27 日，台州市中级人民法院作出一审判决，以故意杀人罪判处被告人连××死刑，剥夺政治权利终身。

【分析讨论】

试从医患关系的角度进行伦理分析。

达标检测题

一、填空题

1. 医际关系是指医务人员彼此_____的人际关系。

2. _____是医疗人际关系中最重要、最基本的人际关系。

二、单项选择题

1. 医疗人际关系的核心内容是（　　　　）。

 A. 医患关系   B. 医际关系

 C. 患际关系   D. 医护关系

2. 医患关系的内容包括（　　　　）。

 A. 医患关系的主要方面和次要方面

 B. 医患关系的技术方面和非技术方面

 C. 医患关系的直接方面和间接方面

 D. 医患关系的物力方面和人力方面

3. 按医患关系的相互作用不同，下列哪项属于医患关系模式？（　　　　）。

 A. 主动性   B. 被动型

 C. 共同参与型   D. 合作型

4. 奴隶社会的医患关系是（　　　　）。

 A. 自助互救关系   B. 主仆关系

 C. 恩赐关系   D. 金钱关系

5. 构成现代医学实践中医患关系的基础模型是（　　　　）。

 A. 主动—被动型   B. 指导—合作型

 C. 共同参与型   D. 指导—参与型

三、多项选择题

1. 医疗人际关系包括的人际关系有（　　　　）。

 A. 医患关系   B. 医际关系

 C. 患际关系   D. 医药关系

2. 正确处理医疗人际关系的意义有（　　　　）。

 A. 有利于医学事业的发展

 B. 有利于医院整体效应的发挥

 C. 有利于医务人员成才

 D. 有利于建立和谐的医患关系

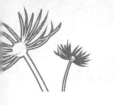

3. 医患关系的性质和特点有（　　　）。

    A. 医患关系是契约关系

    B. 医患关系是信托关系

    C. 医患关系是从属关系

    D. 医患关系是多元化关系

4. 医患关系的基本类型有（　　　）。

    A. 主动—被动型　　　　　B. 指导—合作型

    C. 共同参与型　　　　　　D. 完全被动型

5. 医际关系的特点有（　　　）。

    A. 目的的同一性　　　　　B. 关系的松散性

    C. 工作的协同性　　　　　D. 工作的竞争性

四、名词解释

1. 医疗人际关系　　　2. 医患关系

3. 医际关系　　　　　4. 患际关系

五、简答题

1. 医患关系有哪些特点？

2. 正确处理医务人员之间的关系有什么重要意义？

3. 试述医患关系基本类型的划分依据及各自的优缺点和适用范围。

4. 试述正确处理医务人员之间关系的道德原则。

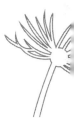

第八章　护理道德

【学习目标】

➤ 掌握护理人员的道德要求；
➤ 掌握护理人员的基本职责；
➤ 熟悉护理道德的作用；
➤ 了解护理道德的形成和发展。

　　护理工作是医疗卫生工作的重要组成部分。1980 年，美国护理学会（American Nurses Association）将护理定义为："护理是诊断和处理人类对现存的或潜在的健康问题的反应。"护理具有一定的独立性。它要求护理人员不仅要有广博的知识和精湛的护理技术，还必须具备高尚的护理道德。

　　护理道德是指在护理实践中，调整医生、护士、患者之间，以及护理人员与社会之间关系的行为准则和规范，其实质就是护士的职业道德。它要求护理人员认真履行革命的人道主义，为人类的健康提供优质的护理服务。护理人员良好的护理道德，是提高护理水平、保证护理质量的关键。因此，学习和研究护理道德对培养和提高护理人员的职业道德具有重要的意义。

护理道德：
在护理实践中，调整医生、护士、患者之间，以及护理人员与社会之间关系的行为准则和规范。其实质就是护士的职业道德。

第一节　护理道德的形成和特殊性

一、护理道德的形成

（一）古代护理道德的形成

　　西方最早的医学发源于古希腊。约公元前 4 世纪，古希腊一些寺院变成了治疗护理场所，同时出现了民间医学护理活动，以及医学学校和小型私人治疗护理院。公元前 2 世纪上半期，古罗马人占领了古希腊地区后，全面继承了古希腊医学和护理道德思想。古希腊最杰出的医生是希波克拉底（公元前 460 至公元前 377），他被称为"西医之父"。他的《希波克拉底誓词》集中反映了作为一名合格的医护人员必须遵守的基本道德准则：无论至于何处，遇到男的或

护理道德的形成：
1. 古代西方护理道德的形成的标志是《希波克拉底誓词》和《迈蒙尼提斯祷文》。
2. 我国战国时期的《黄帝内经》标志着中国医学护理道德体系的确立。

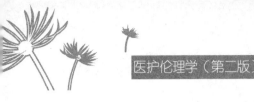

女的、贵人或奴婢，我唯一目的是为病人谋幸福。一切为病人着想，以为病家谋利益为信条。强调尊重同行，为病人保守秘密。

而古印度对医护人员的职业道德十分重视。印度是最早将护理作为一个独立职业的国家，有着丰富的护理道德内容。公元前5世纪的名医妙闻在他的《妙闻集》中对护士的素质提出了以下要求：雇佣的侍者（护士）应具有良好的行为和清洁习惯，要忠于他的职业，要对病人有深厚的感情，要满足病人的需要，遵从医生的指导。

公元9世纪的拉雷斯（Rhazes）和公元12世纪的迈蒙尼提斯（Maimonide）（公元1135—1208年）是古代阿拉伯医护的典范。迈蒙尼提斯是古阿拉伯最著名的哲学家、神学家和医学家，他的《迈蒙尼提斯祷文》是医学道德史上的重要文献之一，可与古希腊的《希波克拉底誓词》相媲美。

我国古代医、药、护并未分工，没有专门的护理职业，因此我国护理道德思想始终与医学伦理道德密不可分。传说中的炎帝和黄帝，都是远古时代医疗护理的代表。我国历史进入春秋战国以后，护理道德思想体系初步形成。如成书于战国时期的《黄帝内经》标志着中国医学护理道德体系的确立，它把尊重人的生命价值作为医学的基本原则。在我国医学历史上，战国时期名医扁鹊的"六不治"行医准则、东汉杰出的医家张仲景的《伤寒杂病论》的"序言"、唐代医学家孙思邈所著《千金要方》的《论大医精诚》篇等，无不包含护理道德的内容。我国明清代各类医学著作中关于医德的论述更加广泛、深入和完善，如明代陈实功所著的《外科正宗·医家五戒十要》，是我国古代医德教育中既浅显易懂又实用的教材；清代喻昌的《医门法律》一书，被后人称为"临床护理伦理学"，在祖国医护道德发展史上是一次重大突破。

（二）近现代护理道德的发展

随着西方工业革命和医学科学的进步，1860年6月24日，世界上第一所护理学校"南丁格尔护士训练学校"在英国伦敦圣多马斯医院正式成立。从此，护理作为一门真正的科学被确定下来，近代护理学开始形成。南丁格尔（Flovence Nightingale）（1820—1910年）强调护理道德的重要性。她认为："护士的工作对象不是冰冷的石块、木头和纸片，而是有热血和生命的人类。护理工作是精细艺术中最精细者。其中有一个原因，就是护士必须具有一颗同情心和一双愿意工作的手。"

第二次世界大战以后，国外护理道德发展进入现代阶段，以条约、宣言、条例等形式制定了一系列的护理规范，着重进行理论和教育研究。

《迈蒙尼提斯祷文》是医学道德史上的重要文献之一。

《黄帝内经》标志着中国医学护理道德体系的确立，把尊重人的生命价值作为医学的基本原则。

清代喻昌的《医门法律》一书，被后人称为"临床护理伦理学"，在祖国医护道德发展史上是一次重大突破。

1860年6月24日，世界上第一所护理学校"南丁格尔护士训练学校"在英国伦敦圣多马斯医院正式成立。

我国近现代护理工作是随着西医传入而开始的。1888年，美国人约翰逊（Johnson）在福州开办了第一所护士学校后，由英、美、德、日、法等国在北京、天津、山东、湖北等地陆续开办的医院中，也先后附设护士学校。1909年，中华护士会成立；1920年，创办了专业季刊；1918年，第四届全国护理大会将"护士伦理学"规定为护士的必修课；1922年，我国参加国际护士会，成为会员国之一；1926年，中华医学会制定了《医学伦理法典》，全文2 339个字，其中涉及中国医生和外国护士之间的关系。可见，中国近现代护理道德的形成是中外文化交融的结果。

中国共产党一贯十分重视护理工作。1931年，在傅连嶂医生的主持下，开办了红军自己的护士学校。1937年"七七事变"后，我们党又在延安成立了中华护士协会延安分会。毛泽东同志曾多次指示红色医务人员要"全心全意为病员服务"，"要给老百姓看病"，并于1941年、1942年两次为护士题词："尊重护士、爱护护士"，"护士工作有很大的政治重要性"。

中华人民共和国成立后，护理工作得到了党和政府一如既往的重视和大力支持，护理事业迅速发展，形成了全心全意为人民服务的高尚护理道德。1950年，护士代表参加了第一届全国卫生工作会议。1949—1986年，我国培训的护士达60余万人。1956年末，卫生部综合各地调查结果，拟定了《关于改进护士工作的指示》（草案）。

在"文化大革命"中，护理事业严重受阻。粉碎"四人帮"后，护理工作重新受到各级党政领导的关怀和重视。1978年，中华护理学会恢复工作，并开展了各项活动。1981年，第一届全国医学伦理道德研讨会倡议全国各医药院校开设"医学伦理"课；同年10月8日，卫生部颁布了《医院工作人员守则和医德规范》。1994年，实施了《中华人民共和国护士管理法》，对护理道德提出了许多具体的要求，标志着我国在医疗管理方面迈出了与国际卫生工作接轨重要的一步。并且，全国各医学院都相继开设了"护理道德"课程，护理工作增加了新观念、新内容。这些措施规范了护理人员的言行，一大批无私奉献的"白衣天使"脱颖而出，他们在2003年的抗击"非典"工作中、2008年汶川地震后的医疗救护中作出了无私奉献，也建立了卓越的功勋。

尽管各国在护理道德规范的具体要求上存在着差别，但在要求护理道德从完美转变到注意培养适应现代社会所需要的道德素质上来，把高尚的医德医风和能力、技艺相结合等内容上，各国是相同的。

1909年，中华护士会成立。

毛泽东同志多次指示及题词：
1. 全心全意为病员服务。
2. 要给老百姓看病。
3. 尊重护士、爱护护士。
4. 护士工作有很大的政治重要性。

1994年，实施了《中华人民共和国护士管理法》，对护理道德提出了许多具体的要求，标志着我国医疗管理方面迈出了与国际卫生工作接轨的一步。

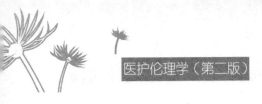

二、护理道德的特殊性

（一）广泛性和协调性

首先，由于护理工作的社会性决定了护理道德的广泛性。在护理实践中，护理人员根据患者的心理社会因素、病情发展情况，提供广泛的社会性的护理服务。其服务对象不仅是医院里各种不同疾病的患者，还有社会各个不同年龄、不同文化程度、不同职业、不同健康状况的人群。护理工作不仅关系到患者的安危，而且关系到千家万户的健康和社会人群的生命质量，因而具有广泛性。其次，护理人员道德关系的复杂性决定了护理道德内容的多样性。从护理对象来看，护理人员面对的是各种各样的病人和各种不同的病情；从护理内容看，有基础护理、专科护理和特殊护理等；从护理方式看，有责任制护理、心理护理、自我护理等。因此，护理工作要求护理人员与患者及其家属、医技人员、管理人员密切配合，协调一致地为患者服务。而且，在协调各种关系中，护理人员的道德水平也起着重要作用。

（二）整体性和主动性

现代医学要求，新的护理制度一定要体现"系统化整体护理"。系统化整体护理要求护理人员必须以"疾病"为中心向以"病人"为中心的模式转变，即用整体化的观念看待疾病和护理病人。而且，系统化整体护理要求护理人员必须改变被动的工作局面，最大限度地发挥护士的主动性，以科学的态度将护理工作的重点引向研究、改进、实施、发展护理专业上来。

（三）进取性和严谨性

护理是一项繁杂的工作，同时又是一项科学性很强的技术工作。20世纪以来，新技术和新仪器设备，使护理工作的科学技术性质进一步增强，因而护理工作的道德责任更加重大。护理人员除了要担负不少的技术性工作外，还要参与生活护理、心理护理，参与创建优美、舒适的康复环境等活动。这一系列工作稍有差失，就可能造成严重的后果。因此，护理人员必然保持积极向上的进取精神和工作作风。护理人员应该不断地学习新知识，掌握新的技术，严格地遵循科学规律办事，遵守各项规章制度、操作规范，履行职责，使各项护理措施能及时、准确、优质地完成。

护理道德的特殊性：
1. 广泛性和协调性。
2. 整体性和主动性。
3. 进取性和严谨性。

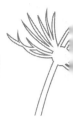

第二节　护理道德的作用

一、促进社会主义精神文明建设

护理工作的社会作用与护理工作的对象有关。护理工作的中心是人，而主要对象是病人，护理人员的一言一行都会引起病人的心理效应，影响护患之间的交流、信任和合作，进而影响患者的诊治和康复。良好的护理道德可以促使良好护理关系的确立，使患者以最佳的心理状态去接受诊治和护理，有助于病人尽早康复。在护理工作中，病人可以从护理人员精湛的技术、高尚的道德品质中体验到优良的服务，受到启迪和感染，产生感情上的共鸣，并传递到家庭、单位和社会，进而促进社会主义精神文明建设。

护理道德的作用：
1. 促进社会主义精神文明建设。
2. 促进医院良性发展。
3. 促进医院人际关系发展。
4. 促进护理人员自我完善。
5. 促进护理人员忠于职守。

二、促进医院良性发展

（一）护理道德是提高医疗质量的保证

在医疗工作中，医护是一个整体，只有医护之间紧密配合，才能完成对疾病的治疗和使病人康复的任务。护理人员是医院中一支重要的技术力量，在医疗、教学、科研、预防等工作中具有独特的作用。在医疗过程中，护理人员工作在治疗第一线，既是医嘱的执行者，又是医生的合作者，还担负着帮助健康人群预防疾病的重任。因此，护理工作在医疗工作的各个环节中具有极其重要的地位和作用。没有良好的护理道德，就不能胜任护理工作，更谈不上提高护理质量。所以，护理道德直接关系到护理质量，也是提高医疗质量的保证。

（二）护理道德是加强医院管理的基础

医院大量的工作，如门诊、病房、急诊室、手术室的工作以及物资器械、药品的管理等都离不开高水平的管理。而护理人员在其中扮演了重要角色，负有重要的道德责任。良好的护理道德可以促进规章制度的建立和落实，确保医疗、护理工作的正常进行和有序运转。不良的护理道德可导致人心涣散、管理紊乱，影

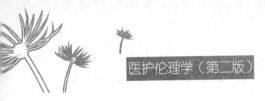

响医护质量，甚至造成医疗事故，严重时可危及病人的健康甚至生命。

三、促进医院人际关系的发展

护理人际关系是医院人际关系中不可缺少的环节，包括护患关系、护医关系、护际关系和护技关系，等等。优良的护理道德能促进上述关系的协调发展，使护理人员在任何情况下都能理智地、机敏地处理问题，以冷静的态度正确对待他人，使自己的行为更符合道德要求，更有利于病人疾病的康复。在与他人发生矛盾、分歧时，能从他人的和社会的利益出发，在坚持原则的前提下，容忍和体谅别人，做到严于律己、宽以待人，有意识地创造友好和谐的氛围，促进人际关系的协调发展。良好的护理道德可以渗透在护理技术、预防保健和科研教学的各个方面，融洽护理人际关系，促进医院人际关系的发展。

四、促进护理人员的自我完善

护理学科是道德层次与科学性均很强的科学。护理人员的自我完善，是指良好的职业道德品质、合理的文化知识结构、较高的专业技术水平和健康的身体心理状态的有机统一。护理道德的强化，可以促进护理人员科学技术和道德素质的自我完善。一方面，确保护理人员的自我完善，促进护理人员深刻理解社会公德，建立护理道德信念，养成良好护理习惯，力争达到职业的"慎独"境界；另一方面，促进护理人员广泛学习相关学科，深入研究护理科学中的新问题，寻找解决的途径，推动护理科学向前发展。

五、促进护理人员忠于职守

护理工作平凡、琐碎、繁重，而且责任重大，任何一个护理措施都关系到病人的安危。因此，护理人员必须具有良好的道德素质，以高水平的护理质量和满意的医疗效果为目标，以高度的责任心把精力集中在本职工作上，认真履行道德责任和义务，高质量地完成护理任务，为社会作贡献。

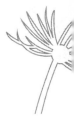

第三节 护理人员的职责及道德要求

一、基本职责

（一）保存生命

病人的情况千差万别，但他们的生命都具有一定的价值或潜在价值，已经或将为社会作出贡献。因此，护理人员必须把病人的安全放在第一位，不得给患者的身心造成任何伤害，应尽最大的可能保存病人的生命，这是护理人员最重要的职责。

护理人员的基本职责：
1. 保存生命。
2. 减轻病痛。
3. 促进康复。

（二）减轻病痛

护理人员每天面对这样一些患者：他们的躯体遭受疾病的折磨，精神上承受疾病的压力，整天忧心忡忡，有严重或较为严重的心理问题，以为患了不治之症。久病衰弱者更为突出。为此，从生理上、心理上减轻病人的痛苦，护理人员责无旁贷。

（三）促进康复

先天病残者以及疾病所致的病残者和外伤致残者，在治疗、护理的过程中，在心理、功能恢复的训练中，需要得到全面的服务和帮助。因此，促进病人的康复，也是护理人员的基本职责之一。

南丁格尔：
护士其实是美的化身，是没有翅膀的天使。

二、道德要求

（一）热爱专业，自尊自强

护理工作不像有的工作容易做出业绩，具有平凡、琐碎、繁重的特点，在默默的奉献中实现护理人员的人生价值。她们以自己的热情和爱心，为患者排忧解难；以精良的技术和严谨的作风救死扶伤，为患者赢得生命和健康，为推动社会文明进步作出无私的奉献。因此，不断深化对护理工作意义的认识，培养护理职业的自豪感，热爱护理职业，是护理工作者首先要具备的道德观念。这就要求护理人员摒弃对护理工作的种种偏见，充分认识到护理是具有科学性、技术性、社会性和艺术性的人道的、有价值的劳动，正如我国南丁格尔奖章获得者王秀瑛同志所谈的："护士职业是一个综合性的职业，可以发扬女子所有的力和美。"只有真正懂得了护理工作的重要性，深刻认识到护理工作的积极意义，每个护理工作者才会敬重和

道德要求：
1. 热爱专业，自尊自强。
2. 认真负责，任劳任怨。
3. 精益求精，勤奋学习。
4. 互尊互助，团结协助。
5. 尊重别人，文明守密。

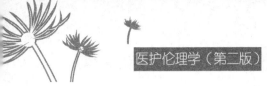

热爱自己的职业，以实际行动维护职业的荣誉和声誉。

在平凡而光荣的护理岗位上，护理人员应自尊、自强。自尊，就是尊重自己，但首先是尊重他人，要用自己熟练的操作技术和热情周到的服务，赢得患者的尊重和信赖。自强，就是要有坚定的信念和毅力，虚心学习，刻苦钻研业务，具备开拓进取、朝气蓬勃、战胜困难、自强不息的精神。

（二）认真负责，任劳任怨

一切为了病人的利益是护理工作的出发点与归宿，把病人的生命安危放在首位是护理道德规范的核心内容。

认真负责：就是严格执行"三查七对"。

首先，护理人员要认真负责、仔细周密，审慎地对待工作，防止出现任何差错；必须养成手勤、脑勤的好习惯；经常深入病房巡视病人，仔细密切观察病人病情的变化，严格地执行"三查七对"（三查即操作前查、操作中查、操作后查，七对即对床号、对姓名、对药名、对剂量、对浓度、对时间、对用法）制度和各项操作规程；不放过任何有疑问的地方，时刻把病人的安全放在心上；遇到紧急和复杂情况时，要冷静、敏捷、果断、周密地处理。

其次，在工作中要任劳任怨。由于病情不同，病人在治疗、护理等方面的需要是多种多样的，这使护理工作包含大量繁杂、琐碎的服务性工作。为此，护理人员要不计较个人得失，不辞辛苦，不厌其烦，不怕脏累，满腔热情地为病人做好全方位的服务。

（三）精益求精，勤奋学习

精湛的护理技术是护理效果的重要保证，也是护理道德的重要内容。护理人员要刻苦钻研业务，熟练掌握各项护理操作技术。只有如此，才能及时、准确地发现和判断病情变化，谨慎、周密地处理各项复杂的问题，减轻患者的痛苦。同时，随着现代医学护理学的发展，护理模式已由以疾病护理为中心的功能护理发展成生物—心理—社会医学模式指导下的以病人为中心的系统化整体护理。并且，随着科学技术的发展、医学科学技术的广泛推广，以及显微外科、器官移植、心血管疾病的监护和康复医学的兴起，护理学的内容和范围不断扩大，因而对广大护理工作者提出了更高的要求。这就需要护理人员不仅应具有较扎实的护理学基础理论和技能，还需要具备心理学、伦理学、教育学、社会学、管理学、美学、外语等方面的人文科学知识。

精益求精：就是熟练掌握各项护理操作技术。

（四）互尊互助，团结协作

在整个护理关系中，除搞好护患关系外，协调好护士与各类医

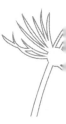

务人员的关系是护理伦理学研究的重要方面。因此，护士与其他医务人员要相互尊重信任，双方要充分认识对方的职责和作用，承认对方工作的独立性和重要性，支持对方的工作。在护理人员的人际交往中，护士应尊重医生，除按医嘱要求敏捷、准确地完成护理任务外，还要主动地协助医生观察病人，及时给医生提供各种信息。护士与医技人员是互相尊重、相互平等的关系，应团结协作，相互谅解。护士要理解行政管理人员，大力支持他们的工作。护士要尊重后勤人员的劳动，关心后勤人员的利益。而护际之间的协作是互利的，无论是在功能制护理模式下，还是在整体护理模式下，护理工作都有分工和交接，相互之间的密切协作是完成护理任务必不可少的条件。因此，护理部领导与护理人员之间、不同层次的护理人员之间，不能以自我为中心，都要互相尊重、支持、爱护和关心，营造一个团结、和谐、温馨的集体环境，为护理质量的提高和护理人才的健康成长创造有利条件。

（五）尊重病人，文明守密

护理人员在病人心中是"天使"的象征，是病人的精神支柱。尊重患者，关心患者，把救死扶伤、防病治病、全心全意为患者的身心健康服务作为自己的最高职责，是护理工作道德规范的根本体现，也是建立良好护患关系的基础。病人不仅希望从护士那里得到技术服务和生活护理，而且还希望得到护理人员的尊重和保护，获得精神支持和心理安慰。

第一，护理人员应尊重每一个病人的人格尊严，而不论病人职位高低、贫富贵贱、相貌美丑，以及是城市人还是农村人、是本地人还是外地人。尊重患者包括尊重患者的生命价值、尊重患者的人格、尊重患者的权利。

第二，语言是沟通护患之间感情的桥梁。俗话说："良言一句三冬暖，恶语伤人六月寒。"研究也发现，美的语言可以对大脑皮质起保护作用，使患者机体减少潜能的消耗并增强防御能力。而刺激性言语会引起病人的恐惧和不良刺激，导致病情恶化，甚至造成医源性伤害。因此，与病人交往要注意语言修养，护理职业性语言应遵守医疗原则，即强调科学性、艺术性、灵活性和保护性原则，尽量使用礼貌性语言、安慰性语言、治疗性语言和保护性语言。值得注意的是，在繁忙紧张工作的时候，如遇到缺乏修养的病人，护士应用理智战胜感情，控制自己的情绪，从病人的利益着眼，在语言上仍应始终给病人以温暖和信心。这是护士道德情操高尚的体现。

第三，尊重患者的权利，对病人的个人隐私应保密，做到守口

尊重病人：就是要尊重每一个病人的人格尊严。

俗话说："良言一句三冬暖，恶语伤人六月寒。"

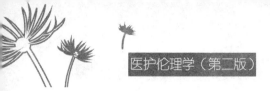

如瓶，决不可随意泄露。对一些危及生命和疗效差的疾病，不能随意告诉病人，应使病人愉快地渡过有限的时间。

第四节　护理的种类及特点

一、基础护理

（一）概　念

基础护理是护理工作的重要组成部分，是各专科护理的基础，是不同科别不同类型病人在诊治过程中护理需求的共性问题。如观察病情、监测生命体征、采集标本、执行医嘱、提供个人卫生护理及合理营养等都是基础护理工作应包含的内容。这些工作的质量直接关系到病人的生命质量。它与护理人员的道德水平密切相关。因此，护理人员在进行基础护理时，必须重视自己的道德修养，这是做好基础护理的内在动力。

（二）特　点

1. 经常性

基础护理是每天例行的常规工作，而且在时间上都有明确的规定，常以制度和规章的形式表现出来，使其按时、按周、按月周而复始地循环运转。如病床系统的整理、晨晚间护理、生命体征的测试、预约各次检查、接受治疗措施，以及病房、环境的清洁消毒等，均显示出经常性的特点。

2. 信息性

护士在进行基础护理工作时，通过接触患者，保持对患者连续性的了解，熟悉掌握病情和患者的心理状态，使之作为采取针对性护理措施和提供医生参考调整治疗的依据。有的信息是病情发生变化的征兆，对于指导治疗、防止病情恶化乃至抢救生命都有积极的意义。

3. 协调性

基础护理在为患者提供医疗、休养环境的同时，还承担着为基本的诊断医疗工作提供必要的物质条件和技术协作的任务。如医生需要使用的一般器械、敷料、仪器设备等，大多由护理人员支领、保管、消毒备用。医疗计划与医嘱的落实，有的是医生操作护士配

基础护理：
是护理工作的重要组成部分，是各专科护理的基础，是不同科别不同类型病人在诊治过程中护理需求的共性问题。

基本护理的特点：
1. 经常性。
2. 信息性。
3. 协调性。
4. 科学性。

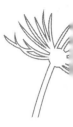

合，大多数则由护士单独执行。医生、护士之间必须相互配合，协调一致，彼此监督，方能完成医疗任务。另外，基础护际间、护患间、护士与各科室间的关系也需要协调。医护之间、护士之间、护士与其他科室医务人员之间要相互地配合、协调一致，这也是提高基础护理质量的必要条件。

4. 科学性

基础护理工作的科学性愈来愈强。人在患病时，由于不同的致病因素和疾病本身的特异性，病体的功能活动、新陈代谢、形态结构等方面都可能发生某种程度的变化，这些变化又会导致生理需要和心理需求的变化，进而对护理提出特定的要求。因此，特别要求护士运用基础医学理论和护理学知识来满足患者生理上、心理上的需要，促使病人早日康复。

二、整体护理

（一）概 念

整体护理是以现代护理观为指导，以患者为中心，以护理程序为基础，将护理临床业务和护理管理的各个环节系统化，对患者进行身心整体护理的一种新护理工作模式。它要求护理哲理、护士职责与评价、人员组织结构、标准护理计划、标准教育计划、各种护理表格书写及护理品质保证等，均要以护理程序为框架，各个部分环环相扣、协调一致，以确保服务水平的全面提高。因此，系统化整体护理要求更高的护理道德，从单纯照顾和满足患者的生活和疾病，扩展到全面满足患者的生理、心理、社会方面的需要。护理对象也不仅包括病人，还包括健康人。护理服务于人的生命全过程。护理不但服务于个体，还要面向社会，并要保持人与环境的和谐。

整体护理：
是以现代护理为指导，以患者为中心，以护理程序为基础，将护理临床业务和护理管理的各个环节系统化，对患者进行身心的整体护理的一种新护理工作模式。

（二）特 点

1. 整体性

整体性要求把病人作为一个"整体的人"，而不是重"病"不重人，重局部不重整体，重肉体不重精神。既要重病，更要重人。正如希波克拉底提出的："了解一个什么样的人得了病，比了解一个人得的什么病更为重要。"要重视家庭、社会生活和环境因素、心理因素对疾病和健康的影响。

希波克拉底提出："了解一个什么样的人得了病，比了解一个人得的什么病更为重要。"

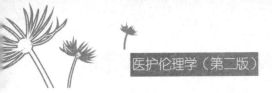

2. 程序性

护理程序是一种科学的工作方法，起源于解决问题的程序。以护理程序为核心，做到环环相扣、协调一致，保证护理理论的建设与完善和护理质量的提高。护士针对病人的需要，运用估计、诊断、确认结果、计划、实施、评价这种有计划的系统的护理步骤来解决病人的问题。护理程序是护士的行为方式，在不同等级的医院，在不同的护理分工制度下，每一位护士都可以采用护理程序来进行工作。护理程序使护理工作的多个层面按照一定的关系，通过沟通网络形成协调一致的、环环相扣的为病人解决问题的工作过程。而护理诊断的形成能使护士多考虑一些在疾病治疗问题以外的病人的健康问题，包括存在的或潜在的、能用护理方法独立解决的问题。护理程序从根本上改变了只靠医嘱和常规操作完成工作的做法，使护理工作的专业性和独立性得到充分展示和发挥。

3. 系统性

系统性体现了护理人员独立护理病人时所应有的职责和组织结构，体现了各级护理行政人员有效的护理管理。系统性整体护理要求每一位护士都要对病人全部负责。护士开始一天的工作时，首先要考虑的是为病人解决哪些问题。为此，护理人员事先就要了解病人的情况，要有爱心，安排要细致周密，记录要及时准确。护理人员要围绕病人这个中心工作，这样的工作就是整体的、连续的；护理人员的组织结构也应以病人为中心，每位护士都要"全面、整体"地护理病人，从而形成新的护患关系和医护关系。而护理部、护士长要以系统化整体护理的标准和要求，对病区的护理服务状况不断实行品质改良和监督，要评价病人的需要是否得到了最大限度的满足，而不是护理人员需要的满足，保证病人得到高质量的护理服务。

三、特殊护理

（一）概　念

特殊护理是指对各种特殊病患者的护理，如对精神病患者、危重病患者、慢性病患者、传染病患者等的护理。特殊病人一般是病情特殊、心理活动复杂、意外情况多。因此，特殊护理工作难度大，涉及的道德问题多，这就对护理工作提出了更高的要求。

整体护理的特点：

1. 整体性。
2. 程序性。
3. 系统性。

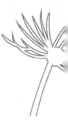

（二）特　点

1. 服务难度大，范围广

特殊护理接触的病种多，病人病情各异、急缓均有，病人需要不同。具体表现在：病人病情复杂，护理难；病人心理活动复杂，疏导难；病人要求特殊，满足难；病人意外可能性大，防范难；病人病情重，甚至神志不清或生活难以自理，合作难等。因此，护理人员需要较全面的专业知识和较高的职业道德修养以及良好的身体素质。

2. 道德标准要求高

由于特殊护理难度大，服务范围广，因此对其道德标准要求更高。特殊护理的环境是护理人员施展其技术和表现道德情操的场所，对护理人员提出了较高的临床经验和道德境界的要求。如果护理人员的护理技术和道德水平达不到应有的要求，就难以完成特殊护理的任务。

3. 伦理难题多

由于病人、病种的特殊性，护理工作会面临不少伦理难题，如知情同意与保护病人利益的矛盾、医疗卫生资源的使用与病情的需要之间的矛盾、保护性医疗与讲实情的矛盾、病人拒绝治疗和维持病人生命的矛盾、安乐死与现行法律的矛盾等。这些伦理难题使特殊护理道德的选择很难兼顾。在这些伦理难题尚未解决时，护理人员只能在有限的范围内，综合考虑病人的最大利益，以革命的人道主义救死扶伤。

【案例分析】

一天晚上，北京某医院妇产科护士张某值班，根据医嘱，她要给第二天做子宫全切术的一位患者做术前灌肠。张某看治疗车上瓶装的氯化钠不多了，而旁边桌上的一个隐约可见"钠"字的塑料袋里装有白色晶体，就误以为是氯化钠，她当即将其配制成溶液给即将手术的患者灌了肠。大约半小时后，患者昏倒，经抢救无效死亡。

事隔两天，又轮到张某值夜班，她又取出同一塑料袋里的白色晶体配液给另一位将在第二天做子宫瘤术的患者灌肠，不久患者也死亡。因两位患者死前症状完全相同，有关人员怀疑灌肠药有问题。经化验发现，塑料袋内的白色晶体原是抽水马桶去垢用的亚硝酸钠。

特殊护理的特点：
1. 服务难度大、范围广。
2. 道德标准要求高。
3. 伦理难题多。

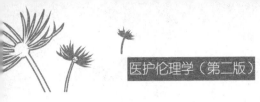

在审查张某时她承认，这两次严重事故都是由于自己不安心护理工作、责任心不强所致，张某终因过失杀人罪被法院判刑两年。

【分析讨论】

请用护理道德的有关理论分析该护士的行为。

达标检测题

一、填空题

1. 护理人员的基本职责：_____、_____、_____。

2. 整体护理的特点：_____、_____、_____。

二、单项选择题

1. 西方最早的医学发源地是（　　）。

　　A. 古罗马　　　　　　　　B. 古希腊

　　C. 古印度　　　　　　　　D. 中国

2. 标志中国医学护理道德体系确立的书籍是（　　）。

　　A.《黄帝内经》　　　　　　B.《本草纲目》

　　C.《千金要方》　　　　　　D.《伤寒杂病论》

3. "尊重护士，爱护护士"是（　　）为护士的题词。

　　A. 毛泽东　　　　　　　　B. 刘少奇

　　C. 朱德　　　　　　　　　D. 周恩来

4. 系统化整体护理要求用（　　）观念看待病人。

　　A. 价值观　　　　　　　　B. 局部性

　　C. 整体化　　　　　　　　D. 以上说法都不对

三、多项选择题

1. 基础护理的特点是（　　）。

　　A. 经常性　　　　　　　　B. 信息性

　　C. 协调性　　　　　　　　D. 科学性

　　E. 特殊性

2. 护士的基本职责是（　　）。

　　A. 保存生命　　　　　　　B. 减轻痛苦

　　C. 改善生活　　　　　　　D. 促进康复

　　E. 着眼未来

3. 护理人际关系是指（　　）。

　　A. 护患关系　　　　　　　B. 医护关系

　　C. 医患关系　　　　　　　D. 护际关系

　　E. 护技关系

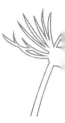

4. 专科护理的特点（　　）。

    A. 专科性强　　　　　　　B. 操作复杂

    C. 新技术多　　　　　　　D. 服务难度大

    E. 服务范围广

四、名词解释

1. 整体护理　　2. 护理道德　　3. 基础护理

五、问答题

1. 护理道德的特殊性有哪些？

2. 简述护理人员的道德要求。

3. 试述护理道德的作用。

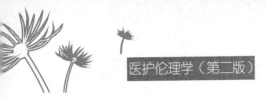

第九章　医德评价与修养

【学习目标】

➤ 掌握医德评价的标准和依据；
➤ 熟悉医德修养的方法；
➤ 了解医德评价的作用。

医德评价与修养是医护伦理学中一个十分重要的内容。在医疗实践中，医护伦理道德的基本原则和规范，要转化为医护人员的道德意识、道德行为，要通过开展医德评价来实现。研究和探讨医德评价与修养，有助于培养医务人员良好的医德品质，使其更好地履行医德义务，形成良好的医德医风，从而促进医学科学的进步与发展。

第一节　医德评价

一、医德评价的概念与类型

（一）医德评价的概念

> 医德评价的概念：人们依据一定的医德标准对医务人员或医疗卫生部门的医学行为及各种医德现象进行的一种道德评判。

医德评价是指人们依据一定的医德标准对医务人员或医疗卫生部门的医学行为及各种医德现象进行的一种道德评判。

在医疗实践活动中，人们总是依据一定的医德原则和规范去衡量自己或去评判他人的行为，对有道德的医疗行为加以支持和褒扬，对不道德的医疗行为给予批评，从而抑恶扬善。因此，医德评价是维护医德原则和规范的重要保障。医德评价的主体是社会上的人，医德评价的客体是医务人员的职业行为。医德评价的对象是医疗活动。

（二）医德评价的类型

> 医德评价的类型：
> 1. 社会评价。
> 2. 自我评价。

1. 社会评价

社会评价是指社会对医疗单位或医务人员的职业行为作出的是非、善恶的判断。社会评价对行为主体来说是一种外在力量和外

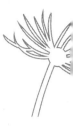

来制约，其目的是帮助和促使医务人员和医疗卫生单位形成良好的医德医风，为社会提供更好的医疗服务。

2. 自我评价

自我评价是医务人员依据自身的道德信念对自己职业行为作出的善恶判断。在自我评价中，个体自身既是评价者，又是被评价者；既是道德评价的客体，又是道德评价的主体。因此，自我评价又被称为"道德反思""道德自律"。当医务人员具有一定的医德意识和医德情感后，会在内心深处考察自己行为的动机意图，并借助内心信念和良心的作用，来认识、评价和调节自己的行为，因而自我评价是一种内在的力量，它具有社会评价不拥有的深度和广度。

从医德评价的两个方面看，由于各评价主体所处的利益关系、所秉持的道德观念不尽相同，因此对医务工作中的同一现象可能作出不同的评价结果。这既是医德评价"多元化"的体现，也是医德评价还存在许多困难的原因。

二、医德评价的标准

医德评价是对医德行为是非、善恶的评判。善恶作为道德评价的一般标准，在不同的历史时期包括不同的内容，不同的阶级对善恶也有不同的理解。善恶标准不是永恒不变的，它随着社会历史的发展而变化。在评价人们的行为时，按什么标准确定是善、是恶呢？马克思伦理学认为在道德评价中，判断行为善恶的科学标准，只能是从合乎历史必然性的社会或阶级利益中引申出来的道德原则和规范。按照这个观点，道德评价标准可以看成是主体对客体利益关系加工整理而形成的以道德原则和规范为表现形式的参照系统。这个系统有以下三个层次。

（一）浅层次的评价标准

这是由各种具体的医学伦理学原则、规范、范畴组成的评价体系。它向人们直接提供行为模式，根据医护伦理学的各原则、规范、范畴的具体内容去评价医务人员的职业行为，是医德评价中最直接的、浅层次的评价标准。

（二）中层次的评价标准

1. 是否有利于疾病的预防和治疗

救死扶伤、防病治病，为人民的身心健康服务，是医务人员最

医德评价的标准：

1. 浅层次：
医学伦理学原则、规范、范畴。

2. 中层次：
（1）是否有利于疾病的预防和治疗；
（2）是否有利于人类生存环境的改善和保护；
（3）是否有利于医学科学的发展和社会效益的提高。

3. 深层次：
是否有利于社会和生产力的发展。

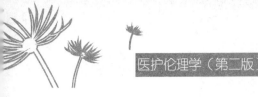

起码的道德责任和义务，也是评价衡量医务人员行为是否道德以及道德水平高低的主要标准。作为一个合格的医务工作者，不仅要有效治疗疾病、解除病人的痛苦，而且要高度重视疾病的预防，认真从可能发生疾病的各个环节防止疾病的发生和流行，为保障人类的健康而努力工作。

2. 是否有利于人类生存环境的改善和保护

医学的目标不仅仅是医治疾病，更重要的是预防疾病，改善人类的生存环境以及人群的健康。随着社会的发展，人民的生活条件日益改善，人们的健康保健意识增强，人们更加重视环境对人体健康的影响。但是，在经济发展过程中造成的环境污染、生态平衡严重破坏，又使人类的生存环境日趋恶劣。这给医疗卫生部门、医务人员提出了更高的要求：不仅要防病治病，而且要保护和改善人类的生存环境，要重视整个社会的环境卫生、生态平衡、空气质量以及卫生宣传等，也要重视医院废物的处理，以保证人们有一个良好的生存环境。

3. 是否有利于医学科学的发展和社会效益的提高

科学技术的发展是推动社会进步的强大动力。在医学实践中，医务人员的行为不仅要遵循具体的医德原则规范，维护病人的健康利益，而且要看是否有利于医学科学的发展和社会效益的提高，不能单纯追求"经济效益"。具有良好医德的医务人员，不图名利、刻苦钻研、实事求是，不为困难所屈服，能攻克一个又一个的医学难关，推动医学科学的发展。

（三）深层次的评价标准

看医务人员的言行是否有利于社会和生产力的发展。凡是有利于社会和生产力发展的行为就是善的、好的，否则就是恶的、不道德的行为。比如，现在正在研究的重组 DNA 和克隆技术，如果控制得好，这些技术的进步和发展，对于工农业生产、人民生活水平的提高、人类的健康和长寿就能起到巨大的作用；反之，就可能给人类带来灭顶之灾。

医德评价的三个层次，体现了道德评价标准是主观与客观、绝对和相对的统一。在道德评价中，要从不同的层次全面认识、综合分析，有助于提高道德评价的能力，得出客观、公正的结论。

深层次的评价标准：看医务人员的言行是否有利于社会和生产力的发展。

三、医德评价的作用

（一）医德评价的裁决作用

医德评价可以明确医德责任及其限度，阐明衡量行为善恶的标准，展示作为善恶根据的动机、效果及其相互关系，使医务工作者从评价中深刻了解如何克服医德缺陷，从而选择正确的道德行为。

（二）医德评价的教育作用

医德评价是医德教育效果的检验手段，通过医德评价，可以帮助医务人员提高对善与恶、是与非、正确与错误的判断能力，树立正确的医德意识，并在内心产生光荣与耻辱、正义与非正义的感觉，激发出道德责任感和自尊心，从而自觉调整自己的行为，扬善抑恶，逐渐养成良好的医德行为习惯，形成良好的医德品质。

（三）医德评价对医学发展的促进作用

随着医学技术的进步、生物医学的发展，一些新技术在临床上得到了运用，如生殖技术、器官移植等，这一方面给人类带来了福音，另一方面又与传统观念发生了矛盾和冲突。判断它们的道德价值，解决其中的道德矛盾，将直接关系到新技术的应用和发展。

总之，医德评价是医德原则、规范内化为医务人员的医德意识、医德情感、医德信念和医德行为的重要力量。医德评价是否正确及其深度和广度如何，会直接影响到医务人员的医德品质，也决定着整个社会的医德风尚。

四、医德评价的途径

（一）社会舆论

广义的社会舆论是指一定的社会、阶级、阶层、社会集团或群众对人的行为施加的一种精神影响，从而调控和评价人的行为的一种形式和力量。狭义的社会舆论又与不同的专业有关。医德社会舆论是指人们依据一定的医德原则和标准，对医务人员或医疗卫生单位的行为所作的一种议论和评价。

社会舆论在形式上可分为正式的社会舆论和非正式的社会舆论。前者是有领导、有组织、有目的的形式，即由国家和相应社会组织的舆论工具，如广播、电视、网络、报刊、宣传栏等，通过宣传、赞扬和肯定一些行为，谴责和否定另一些行为。这种类型的医

医德评价的作用：

1. 裁决作用。

2. 教育作用。

3. 对医学发展的促进作用。

医德评价的途径：

1. 社会舆论。

2. 传统习惯。

3. 内心信念。

社会舆论：

广义的社会舆论是指一定的社会、阶级、阶层、社会集团或群众对人的行为施加的一种精神影响，从而调控和评价人的行为的一种形式和力量。

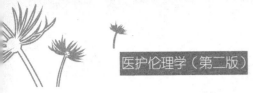

德舆论，其特点是权威性强、信息量大、覆盖面广、传播速度快。其内容系统科学、态度鲜明，是社会舆论的主流。后者是人们按照一定的道德标准，对某一行为或事件发表的议论。这种舆论的特点是：在内容上缺乏严格的系统性，比较分散等。以上两种社会舆论虽有不同的特点，但是它们的实质都是一褒一贬的舆论。

医德的社会舆论在医德评价中具有特殊的作用。首先，它是社会对医疗职业行为提出的善恶判断和褒贬态度的表达方式；其次，它是向医学职业行为当事人和非当事人传递行为价值信息的重要手段，使当事人和非当事人关注医疗职业行为所带来的社会后果；最后，它具有一股无形的强制力，无形地控制和影响着医务人员的言行，具有很大的"威慑"作用。

当然，对社会舆论也要作具体分析。由于多种原因，有时高尚的医德行为会遭到有些人的非议，而恶劣的行为却受到赞扬或宽容。对此，医务人员应保持清醒的头脑，面对错误的舆论，应坚持正确的医德观念。

（二）传统习惯

传统习惯是一个民族在长期的历史发展过程中逐步形成的具有稳定性的社会心理特征和行为方式。由于它流传广泛，时代久远，因而深入人心，历来被视为一种不成文的行为常规，对人们的行为具有极大的约束和评价作用。

医德传统是社会传统习惯的一个组成部分，它是在长期医疗实践中形成的比较稳定的职业心理特征和职业习惯，体现了医学这个职业特定的价值观。医德传统虽然是不成文的医德要求，但是由于流传久远、深入人心，所以具有相对的稳定性，在医德评价中发挥着特殊的作用。首先，医德传统是医德原则和规范的补充。在医疗过程中，有些医德行为不能以明显的医德原则和规范为善恶尺度衡量，但可以用医德传统标准加以评价。如人们通常用合俗不合俗来评价医务人员的职业行为。其次，医德传统在医德评价时，简明可行，无须讲更多的道理。合乎医德传统的即为善，反之即为恶，具有特殊的褒贬力量。

但是，医德传统习惯并非一定是完全正确、进步的，其中还有一些带有时代、阶级的局限性，受封建伦理观念影响的消极落后的陈规陋习。因此，对医德行为善恶的评价，不仅要看是否符合传统习惯，还要看是否适应医学科学的发展。今天，随着社会的进步，人们的观念不断更新，我们要继承和发扬优良的医德传统，对落后的、阻碍医学发展进步的，要坚决摒弃。

传统习惯：
是一个民族在长期的历史发展过程中逐步形成的具有稳定性的社会心理特征和行为方式。

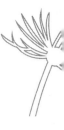

（三）内心信念

内心信念是人对自己行为进行善恶判断的一种力量。它是一定道德认识、道德情感、道德意志的统一，能够使人自觉地选择道德行为，对自己的行为主动地进行道德评价。在医德评价中，医务人员的内心信念是发自内心的，是对医德义务的真诚信仰、对履行医德义务的强烈责任感和对自己行为进行善恶评价的精神力量。这种内心信念并不是天生的，而是经过长期的工作和学习逐步形成的。

内心信念在医德评价中起着重要的作用。首先，它是对医务人员自己的职业行为进行善恶判断最直接的内在动力。医务人员的行为在很多情况下是别人无法监督的，医务人员全凭内心信念、职业道德良心进行行为选择。一个医德信念很强的医务人员，无论有无人监督，都不会去做那些违背自己信念的事。其次，它促使医务人员自觉履行对他人、对社会的责任和义务。在信念的支配下，强烈的职业责任感促使医务人员克服各种困难和压力，尽最大努力履行自己的职责和义务。最后，内心信念也是一种"精神法庭"，会对自己的行为进行自我审判：做出合乎医德的行为，就会感到自豪、愉悦，促使自己继续这种行为；一旦出现不符合医德的行为，就会感到自责，并自觉加以纠正。

总之，医德评价的三种途径相辅相成、互相补充，起到了全方位、多角度地评判、裁决医务人员行为和活动的作用。社会舆论、传统习惯是社会性的评价力量，是外在的因素；内心信念是医务人员对自己行为的自我评价，是内在的力量。前者可以强化和深化医德信念，后者又可以提高和巩固医德舆论和医德传统的效果。

除上述三种评价途径外，还有其他的补充途径，如实行奖惩、医德量化、医德案例分析、批评和自我批评。

五、医德评价的依据

（一）动机论与效果论

在对行为进行道德评价时，是依据行为者的主观动机呢，还是依据行为的客观效果？由此，在伦理学中形成了动机论和效果论两大对立的派别。

康德是动机论的主要代表，他认为行为的道德价值存在于动机之中，与行为的效果无关。在他看来，具有道德价值的行为是出自善良意志的行为。善良意志之所以善良，并不是因为它引起或产生好的后果，而是因为它的活动是致力于善的，比任何别的爱好，都更有不可估量的重大价值。我们认为，康德的观点具有合理的因素：

内心信念：
是人对自己行为进行善恶判断的一种力量。

动机论的代表人物：康德。

动机论：
为行为的道德价值只在于动机之中，与行为的效果无关。

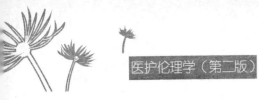
判断行为的道德性质主要是根据主观动机。只有把有利于他人、有益于集体作为主导动机的行为才是道德的行为。一个医生、护士，出于救人的动机又为病人尽了最大的努力，即使没把病人治好，也不能否认这个医生护士的良好医德。因为动机是人们可以自由选择的，所以要求人们做任何事都应该有好的动机。康德的错误在于排斥了效果在道德评价中的地位，割裂了动机与效果的必然联系。

效果论的主要代表： 边沁和密尔。

效果论的著名代表是英国的边沁和密尔。他们认为，动机自身无所谓善恶，动机的善恶是由效果决定的。在对行为评价时，他们否认动机与行为性质有任何联系，认为决定性质的只有效果，只要行为效果好，这个行为就可认为是道德行为，至于动机的好坏无关紧要。我们认为，效果论者看到了行为的效果在道德评价中的作用，主张从效果即给人带来实际利益来断定动机的好坏，这也有合理的因素，它看到了效果对动机的检验作用，因为动机往往要通过效果表现出来，离开效果，人们很难断定行为者的主观动机。一个医生或护士，虽有救人的动机，但不努力提高医疗技术，病人在他那里得不到有效治疗甚至被误诊，他的动机又如何体现呢？人的行为受多种因素的影响，单从效果来断定行为者的主观动机会把好心办坏事的人误认为动机不良，而把某些居心不良、歪打正着的人却看成是好心人。

效果论： 认为动机自身无所谓善恶，动机的善恶是效果决定的。

（二）目的论与手段论

关于目的与手段的关系问题，有两种形而上学的片面观点：目的论与手段论。目的论认为，为了目的，不必考虑手段是否道德，只要目的是崇高的、合乎道德的，采取任何手段都是无可指责的。比如，为了明确诊断，可以给病人做各种无关要紧的辅助检查；为了治病，可以给病人多开药、开贵重药。显然，这种观点是错误的。

目的论： 为了目的，不必考虑手段是否道德。

手段论： 目的是我们不知道的，手段就是一切。

手段论则认为，目的是我们不知道的，对我们来说重要的是手段，手段就是一切。他们认为，和平的、人道的、仁慈的、善良的、教育的手段都是道德的、神圣的；而一切战争的、强制的、暴力的、惩罚的手段都是不道德的、卑鄙的。这种观点，谴责一切暴力手段，在医学领域，则表现为对电休克疗法、精神外科疗法、人工流产等医疗手段的绝对排斥。

目的决定论和手段决定论的观点都是错误的、片面的。前者片面夸大目的的作用，而否定手段的作用；后者片面夸大手段的作用，否定目的的作用。二者都不能客观地、全面地对待目的和手段的关系。

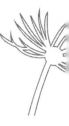

（三）统一论

1. 动机与效果的统一

动机是一个人行为前的主观愿望，效果是一个人行为后的客观后果。动机和效果是互相联系、不可分离的。动机总是指向一定的效果，效果也总是体现一定的动机，在一般情况下，动机和效果是一致的、统一的：好的动机得到好的结果，坏的动机得到坏的结果。但有时候也会出现动机和效果相背离的状况：好的动机引出坏的效果，坏的动机却引出好的结果。这是因为动机向效果转化的过程是复杂的，人的行为由于受客观条件、主观能力的制约，行为的效果很可能与原先的动机不一致。如医生护士想尽力救治病人，却由于客观条件限制，有时也无能为力，达不到预期的效果。因此，我们在评价医务人员的职业行为时，既要看其行为的动机，也要看其行为的效果，在行为的过程中把动机与效果统一起来考察。只有这样，才能恰如其分地对医务人员的职业行为作出全面的、公正的评价。

统一论：

1. 动机与效果的统一。

2. 目的与手段的统一。

3. 行为体系的综合评价。

2. 目的与手段的统一

目的是行为者要实现的目标，手段是行为者实现目的所采取的方法。一方面，在行为过程中，目的决定、制约手段，手段服从目的，为目的服务。在医疗活动中，任何治疗手段的选用，都是为治疗目的服务的。为了实现治疗目的，选择的治疗手段应该是最佳的、最有效的、最符合病程需要的。另一方面，手段也具有相对独立性，并反作用于目的。手段若不道德，就会反过来影响目的的道德性；手段是否有效，也决定预期目的能否得到实现。因此，在医德评价时，不仅要看是否有正确的目的，还要看其是否选择了恰当的手段。

3. 行为评价体系的综合评价

行为评价体系是指由动机、目的、手段和效果、行为组成的一个有机联系的链状体系，其中，每个环节都是这个体系中的有机组成部分，同时又具有对独立性。在道德评价时，首先要对行为体系的各个环节进行认真评价，然后再对整体行为进行综合分析。其内容有：

（1）重在动机。动机是推动和维持人的某种行为的内在驱动力，并使该行为朝向目标的心理状态。它是行为的开端，指向一定的目的，决定行为的发展方向。因此，动机是道德评价的重要依据。医疗行为由于受内外复杂因素的制约，其行为动机是多种多样的，其中只有对行为起主要、决定作用的主导动机才决定医疗行为的道德

行为评价体系的概念：由动机、目的、手段和效果、行为组成的一个有机联系的链状体系，其中，每个环节都是这个体系中的有机组成部分，同时又具有对独立性。

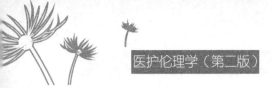

行为评价体系的内容：

1. 重在动机

动机是推动和维持人的某种行为的内在驱动力，并使该行动朝向目标的心理状态。

2. 精评目的

目的作为行为的预期结果，贯穿于行为的始终，是动机的具体化。

3. 细评手段

手段是行为主体为实现目的所采取的方法和途径。

4. 验在效果

行为过程是一个从动机到效果、从主观到客观的过程。效果就是行为的最终结果。

5. 统于行为

行为就是具体的行动。它包含上述各个环节。动机是行为的开始，目的是行为的预期结果，手段则是行为的具体方法和途径。效果是行为的最终结果。

性质。在选择主导动机时，行为主体又会遇到各种思想冲突和斗争：是考虑病人的近期治疗效果还是长远利益？是对病人负责还是对社会负责？这是同一道德体系不同观念的斗争；是救死扶伤，实行人道主义，还是以医谋私、唯利是图？这是不同道德体系、两种根本对立的道德观念的斗争。因此，在医德评价中，对动机的评价要看是否选择了正确的道德体系，是否确立了正确的主导动机。

（2）精评目的。目的作为行为的预期结果，贯穿于行为的始终，是动机的具体化。在医疗行为中，目的不是单一的，而是多元的；在若干目的中，只有主要目的决定医疗行为的道德价值，而目的的性质，既取决于行为者的主导动机，又取决于目的本身的合理程度。这种合理程度，一方面是指目的本身的道德性质，如是救死扶伤，还是为了某种个人目的。另一方面指目的的可行性和科学性。无可行性、不科学的目的可能导致不良的效果，使其道德性质受到影响。在医疗实践中，由于临床医疗的复杂性、不确定性，行为主体难以选择目的，如病人有哪几种可能的诊断？难以最后确诊时，如何确立医疗目的？当有限的医药资源与病人的需求之间发生矛盾时，如何选择？所有这些决定了在医德评价中，要依据客观条件、主导动机，分析主要目的的道德性质，看是否选择了合理的、最有价值的医疗目的。

（3）细评手段。手段是行为主体为实现目的所采取的方法和途径。手段是为目的服务的，并体现目的。在行为中采取什么手段是受目的制约的，目的决定手段的内容和形式。一般来讲，说谎是不道德的，但是为了保护病人的健康，医务人员在一定条件下执行医疗保密原则，对病人说谎却认为是道德的。但是，我们不能无限夸大这种关系，不能为了所谓高尚的目的而不择手段。因为手段也不是完全被动的，手段对目的具有反作用。手段的道德性体现目的的道德性，手段的有效性决定目的的现实性。只有采取有效的、道德的手段，行为动机才能转化为良好的效果，行为的目的才能实现。在医疗行为中，医疗手段极多，疗效、价值各不相同，对手段的评价更需仔细认真。

（4）验在效果。行为过程是一个从动机到效果、从主观到客观的过程。效果就是行为的最终结果。但是，动机是一个观念形态的东西，并不是现实可见的，我们很难直接对动机加以评价，要弄清行为者的动机，只有借助效果。动机经目的、手段一步步显现化、客观化，最终要表现为效果。因此，效果是整个实践过程中检验动机的最好尺度。

在医德评价中，我们要重视效果对动机、目的、手段的检验作用，但必须依据动机和效果的关系正确认识效果的检验尺度。因为，当动机和效果一致时，效果作为检验尺度是确定的；当动机和效果不一致、相背离时，用效果去验正动机又是不确定的。而且，医疗动机不是医疗效果的唯一原因，医疗条件、病人的身体素质、药物质量、医务人员的知识技能、医务人员之间的团结协作等都是影响医疗效果的重要因素。所以，评判医疗卫生工作主观动机应坚持以深入分析整个医疗工作全过程为原则的全面分析论。

（5）统于行为。行为就是具体的行动。它包含上述各个环节，动机是行为的开始，决定行为的发展方向，是引发个体行为的动力，目的是行为的预期结果，贯穿于行为的始终。动机与目的是行为的心理准备阶段。手段则是行为的具体方法和途径。恰当合理的手段才能真正实现行为目的，使动机转化为效果，效果是行为的最终结果，它既是行为的终点，又对行为的动机、目的、手段起强化作用。因此，整个行为过程是动机、目的、手段、效果的统一，是主观与客观的统一，并最终统一于人的行为。但是，人们对道德行为的选择不是对各个环节的孤立选择，而是对整个行为体系的选择。因此，在医德评价中，一方面要对各个环节区别评价，做到深入、具体、真实地考察行为者的每一个行为环节；另一方面又要从整体角度，对医疗行为进行评价，从整体上综合分析，把握行为的方向和价值，这样才能真正客观公正地进行医德评价。

第二节 医德修养

医务工作者的医德品质不是与生俱来的，而是后天逐步形成的。医德情感的培养、医德信念的形成、医德意志的锻炼、医德行为的训练和医德习惯的养成等，是一个长期、复杂和艰难的过程。医务工作者如果不认真提高医德修养，要培养良好的医德素质是不可能的。重视医德修养，对医务人员来说，更具有特殊的意义。

一、医德修养的含义

（一）医德修养的概念

医德修养是医务人员在长期医务工作中根据医学伦理原则和规范，自觉、有意识地努力学习和践行医学道德，形成一定医学道德品质的过程。

它包括两方面的内容：一是医务人员按照社会主义医德原则和规范所进行的磨炼意志、实践医德的过程；二是医务人员在医德实践中经过长期努力所达到的医德境界或医德水平。

医德修养：是医务人员在长期医务工作中根据医学伦理原则和规范，自觉、有意识地努力学习和践行医学道德，形成一定医学道德品质的过程。

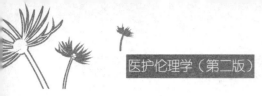

（二）加强医德修养的意义

1．医务人员只有将医德原则和规范转化为内心信念，锻炼出医德品质，将他律转化为自律，才能养成自觉的医德行为

医德修养是提高医务人员个体医德素质的内在依据。良好医德品质的形成，是以医务人员个体的自觉性、能动性为前提的。所有医德教育施加的影响，其效果如何，归根到底要通过个体自身的医德修养表现出来。外在的教育只是条件，内在的修养才是根据。

2. 医务人员的医德评价能力要通过医德修养才能提高

医德评价能力是医德修养的重要因素。如医务人员认为以自己的技术来谋私利是不道德的，从而在医疗活动中，拒收患者的酬谢，这就是通过对某一不道德行为的正确评价，而选择了道德的行为。道德修养的结果直接表现为医务人员自我评价能力的提高。

3. 医德修养对建设文明社会具有重要作用

医德修养是改善医德医风、推动社会主义精神文明建设的巨大动力。医务人员的医德水平，直接决定着医德医风的状况，医德医风既是社会主义精神文明的重要组成部分，又是社会主义精神文明建设的巨大动力。医德医风的改善，说到底还在于医务人员道德素质的提高，而这必须通过提升医务人员的医德修养才能实现。

二、医德修养的方法

（一）理论联系实际，在医疗实践中加强医德修养

在实践中加强医德修养要从三方面做起：

（1）要在坚持全心全意为人民身心健康服务的医疗实践中认识主观世界，改造主观世界。

（2）要在医疗实践中检验自己的言行，检验在自我修养方面所下的工夫。

（3）要坚持随着医学和医疗卫生事业的不断发展，使自己的认识和医德修养不断提高。

（二）注重"慎独"

自律或"慎独"既是道德修养的一种方法，又是道德修养所要达到的一种境界。它要求医务人员在单独工作、无人监督时，仍能坚持医德信念，履行医德原则和规范，自觉进行反省活动，并经过

加强医德修养的意义：

1. 医务人员只有使医德原则和规范转化为内心信念，才能养成自觉的医德行为。

2. 医务人员的医德评价能力要通过医德修养才能提高。

3. 医德修养对建设文明社会具有重要作用。

医德修养的方法：

1. 在医疗实践中加强医德修养。

2. 注重"慎独"。

3. 坚持自我批评，自觉同各种违反医德的行为做斗争。

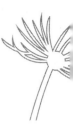

修养达到高尚的无私奉献的医德境界。

努力做到"慎独"，就要坚持以下几点：

（1）确立医德理想，认识"慎独"境界，增强医德修养的主动性和自觉性，持之以恒，坚持不懈。

（2）医务人员应当在自己的思想和行为的隐蔽和微小处下工夫，防微杜渐，"勿以善小而不为，勿以恶小而为之"，积小善而成大德。

（3）培养"慎独"精神必须打消一切侥幸、省事的念头，特别是劳累过度、有厌烦情绪时，愈要养成良好的习惯，逐步达到"慎独"境界。

（三）坚持自我批评，自觉同各种违反医德的行为作斗争

学习医德典范，自觉地进行自我批评，自觉接受监督，检点自己的言行，严格自律，长期磨炼、修养，不断提高职业道德水平。

【案例分析】

某医院刘护士在一次给住院患者打针时，误把三床患者的青霉素给二床一位"青霉素皮试阳性"的患者注射了。她发觉错误后，立即报告护士长，及时采取补救措施，患者没有出现过敏反应。事后她在日记上写道："我的心乱极了，怎么也不能原谅自己。平时护士长批评我工作马虎，自己很不服气，而今天的教训使我明白了护士工作非有高度的责任感不可，稍一疏忽就是人命关天的大事。我决心从错误中吸取教训，加强责任心，绝不再发生类似的差错。"

【分析讨论】

1. 什么是医德评价？医德评价的标准、依据、途径是什么？

2. 医德评价对医务工作有什么作用？

达标检测题

一、填空题

1. 医德评价是指人们依据一定的_____对医务人员或医疗卫生部门的医学行为及各种医德现象进行的一种_____。

2. 医德评价的作用有：_____，_____，_____。

二、单项选择题

1. 在社会舆论中占主流地位的是（　　　）。

　　A. 正式的社会舆论　　　B. 非正式的社会舆论

　　C. 自觉的社会舆论　　　D. 自发的社会舆论

2. 对传统习惯我们的态度是（　　　）。

　　A. 全盘否定　　　　　　B. 全盘继承

　　C. 辩证地看待　　　　　D. 以上都是

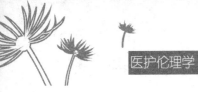

3. 在医德评价中，我们应坚持（　　　）。

　　A. 目的决定论　　　　　　　B. 手段决定论

　　C. 目的手段同一论　　　　　D. 目的手段对立统一论

4. 医德评价的作用是（　　　）。

　　A. 医德评价具有法律一样的约束作用

　　B. 医德评价是医德教育效果的检验手段

　　C. 医德评价是医务人员养成良好医德品质的重要手段

　　D. 医德评价对医疗的表象可以判断，对内在动机无法判断

5. 在动机和效果不一致时，评判医疗卫生工作主观动机应坚持（　　　）。

　　A. 以客观效果为唯一依据的效果论

　　B. 以主观意愿为主要依据的动机论

　　C. 以深入分析整个医疗工作全过程为原则的全面分析论

　　D. 以医德原则及要求为依据的原则决定论

6. 医德修养方法是（　　　）。

　　A. 自我批评　　　　　　　　B. 见贤思齐

　　C. 在医疗实践中修养　　　　D. 接受病人监督

三、多项选择题

1. 医德评价的类型有（　　　）。

　　A. 社会评价　　　　　　　　B. 自我评价

　　C. 单位评价　　　　　　　　D. 内心评价

2. 浅层次的评价体系有（　　　）。

　　A. 医学伦理学原则　　　　　B. 医学伦理学规范

　　C. 医学伦理学范畴　　　　　D. 医学伦理学评价体系

3. 中层次的评价体系有（　　　）。

　　A. 是否有利于疾病的预防和治疗

　　B. 是否有利于环境改善和保护

　　C. 是否有利于生产力的发展

　　D. 是否有利于医学科学的发展和社会效益的提高

四、名词解释

1. 传统习惯　　2. 内心信念　　3. 社会舆论　　4. 动机

5. 行为体系

五、简答题

1. 为什么评价必须要重在动机？

2. 医德评价的标准有哪些？

3. 如何把握医德评价中的动机与效果、目的与手段的辩证关系？

4. 医德修养的方法有哪些？

5. 行为体系综合评价的内容有哪些？

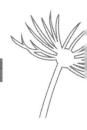

第十章   计划生育中的道德

【学习目标】

➤ 掌握人口问题的影响。
➤ 熟悉人口规律及我国人口的状况。
➤ 了解计划生育是我国的基本国策。
➤ 了解我国计划生育工作中的道德要求。

人口问题，已关系到整个人类的生存和发展。现在每隔 35 年，世界人口会增加一倍。按现在的速度，到 2600 年，地球上的所有陆地平均每平方米就有一人；到 2900 年，地球上所有的陆地加上海洋（海洋布满船只）都是人，会把地球占满。地球就像一只救生艇，当人满为患，"人口爆炸"时，这只"救生艇"就会沉入历史的海底。所以，人类不能无限制地增长。控制人口数量，提高人口质量，少生优生，计划生育，是我国必须长期坚持的一项基本国策。而我国的计划生育工作经历了一个崎岖而漫长的历史过程。有哪些传统观念影响着计划生育工作的开展？应不应该进行计划生育？计划生育工作应该遵守哪些道德呢？这正是本章所要回答的问题。

> 人口问题，已关系到人类的生死和地球的存亡。

第一节   人口观、生育观和人口规律

一、人口观、生育观

人口观是指人们对人类自身生产过程中所形成的人口变动的看法。生育观是指在人口变动过程中所形成的对生育现象的看法。我国在几千年的封建社会里，形成了落后的人口观和生育观。

（一）多子多福

中国孔子的思想对我国社会观念的形成有巨大的影响。他的生育观对我国生育文化的影响也是巨大的。他认为一个国家"地有余而民不足，君子耻之"，意思是一个国家土地有余而人口不足，是统

> 人口观：
> 人们对人类自身生产过程中所形成的人口变动的看法。
> 生育观：
> 在人口变动过程中所形成的对生育现象的看法。

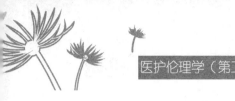

治者的耻辱。他主张："夫《礼》言其极不是过也，男二十而冠，有为父之端。女子十五许嫁，有适人之道。于是而往，则自婚矣。"意思适婚姻的通婚年龄，男子为二十岁，女子为十五岁，体现孔子"早子早福，多子多福"的思想，即人口众多思想。

（二）不育为耻

古时候，与"多子多福"伴行的"不育为耻"观念，后演化成"孤人"（指无后代年以上人）被社会所遗弃的道德观。当事者自认为命苦，低人一等，继后进一步形成"不孝有三，无后为大"，把不能生育列为"三不孝"之首，使不育的男子常被父辈、祖辈抛弃，不育女子常被丈夫、家人赶出家门，不知道造成了多少悲剧。

（三）传宗接代

封建社会的人口观和生育观：
1. 多子多福。
2. 不育为耻。
3. 传宗接代。

由于封建宗法制度和世袭观念的影响，子承父业，父继祖业，在生男生女完全是"上帝的旨意""神赐"观念统治下，封建社会的人们祈祷"送子观音"，信奉"送子娘娘"，认为子贵母荣，只有继承"香火"、传宗接代，才是最大的道德；认为生育就是为了满足私人利益的需要。这是一种落后的生育世俗观念。

总之，多子多福、不育为耻、传宗接代等观念，是战争多、生产力不发达、劳动力需要量大、战胜瘟疫能力弱、人的寿命短、死亡率高的必然产物，由此形成了高出生、高死亡、低增长的人口再生产类型，派生出了男尊女卑、重男轻女的不平等生育观念。

二、人口规律及人口问题

（一）人口规律

人口规律是人口过程内在的、本质的、必然联系及其发展、变化的必然趋势。人口的增长应该同消费资料、生产资料保持合理的比例，如果人口多，消费资料少，就会出现物质供不应求，通货膨胀；如果人口多，生产资料少，就会陷入就业难、失业多的困境。它具有客观性、社会性、和历史性的特点。

人口规律：
是人口过程内在的、本质的、必然联系及其发展、变化的必然趋势。
特点：客观性、社会性、和历史性。

1. 人口规律的客观性

人口规律本质上是社会规律和历史规律的反映。人口规律是不以人们意志为转移的，无论人们对它认识与否都要发生作用。人们一旦认识了人口规律生产的客观条件和客观要求，就可以在

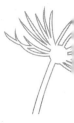

此基础上利用它来自觉调节人口发展的数量、质量、构成。无视人口规律的存在，就必然遭到人口规律的惩罚，造成严重的人口问题。

2. 人口规律的社会性

人口规律的社会性是由人口和人口过程的社会性决定的，人口的发展、变化虽然要受自然、生物学因素的影响和制约，但是，从根本上讲，制约人口发展、变化的主要是经济、文化等社会因素。

3. 人口规律的历史性

人口规律从本质上讲是历史规律，是随历史条件的变化而变化，而不是永恒不变的。马克思说："事实上，每一历史的社会生产方式都有它特有的人口规律，这一规律只适用于它，同它一起存亡，因此只有历史的意义。"

总之，人口规律既包括人口过程内部的各方面运动的规律，也包括人口发展与社会经济、自然物质运动之间相互联系的规律。人口规律存在于有人口存在的地方，存在于全部人口变化过程之中。

（二）人口问题的概念

人口问题是影响人口生存和发展的各种问题的总称，表现在经济、政治、文化、教育、道德、地理分布、生态环境等社会和自然各个方面，如就业问题、群众生活问题、住房问题、青少年教育问题、老年人赡养问题，等等。由于经济在社会生活中具有特别重要的意义，人口问题归根结底是人口发展和经济发展的关系问题。人口问题的性质是由生产方式和社会制度决定的，在不同的生产方式和社会制度下，有不同性质的人口问题存在。

在阶级社会中，人口问题就具有阶级对抗的性质。奴隶制生产方式的人口问题是奴隶的生存和发展问题；封建制度下的人口问题实质上是农民的土地问题；资本主义制度下的人口问题，主要是相对人口过剩问题，即无产阶级失业和贫困化问题，这是资本主义制度的必然产物。社会主义人口问题表现为人口发展与经济发展部相适应，表现在就业、青少年教育、城市交通、住房等问题上，它与资本主义人口问题有本质的差别。它能够通过社会主义国家自身力量进行自觉调节人口增长与经济增长的关系，即一方面发展物质资料生产，另一方面控制人口增长。

> 人口问题的概念：
> 人口问题是影响人口生存和发展的各种问题的总称。

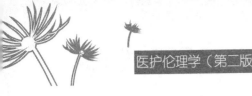

第二节　人口状况及影响

一、人口状况

（一）人口状况的概念

人口状况是指特定的人口群体许多方面的特征，包括人口自然状况和人口社会状况。人口状况所显示的内在必然联系和趋势就是人口规律，它反映特定生产方式下人口发展的根本特征、人口与经济的本质联系、人口数量的发展状况，即反映人口变动趋势。

人口的自然状况，通常是指人口的性别比例状况、人口年龄结构状况、人口数量状况（体力和智力状况），以及人口的出生、死亡、增长状况，等等。

人口的社会状况，通常是指人口的阶级、阶层的划分情况与相互关系，人口的民族构成、宗教构成，人口的职业构成，人口就业状况及人口的部门构成，参与经济活动的人口或自立人口在总人口中的比例关系或负担状况，人口移动（迁入、迁出），人口社会环境状况，人口的福利状况，人口城乡社会分布，人口受教育及文化水平，等等。

人口的任何状况，都与世间一切事物一样，随着时间的推移是不断运动、变化和发展的。人口变动有以下三种形式：一是人口的自然变动，是指由出生到死亡所引起的人口数量的增减和人口年龄、性别构成变化的过程。它要受生物学规律的影响，但是社会的政治、经济、文化、伦理道德等因素对人口自然变动的制约和影响更大。二是人口的机械变动，是指人口空间或地域上的变动，包括定居地点永久性移动和暂时性移动，一般称为人口迁移。如我国因明末清初的长期战乱，使四川 70%～80%以上的人死亡，出现清初到乾隆时期长达近百年的"湖广填四川"现象。又如，三峡库区的移民就属永久性人口移动。改革开放以来，经济开放区带来的"民工潮"就属于人口暂时性移动。三是人口的社会变动，是指人口从一个社会集团转入另一个社会集团的变动。它是随社会经济条件的变化而发生的。社会生产方式的更替必然引起阶级构成的变化，随着生产力的发展，人口部门构成、职业构成等要素发生变化，这种变化也必然伴随着人口的质量发生变动。人口的社会变动，既是社会经济条件变动的结果，又是影响社会经济发展的条件。因此，只有发展生产力，才能从根本上解决社会生产、生活、生育等方面的社会问题。

人口状况：
特定的人口群体有许多方面的特征，包括人口自然状况和人口社会状况。

人口变动的三种形式：
1. 人口的自然变动。
2. 人口的机械变动。
3. 人口的社会变动。

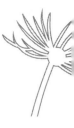

（二）世界人口状况

1. 世界人口基数大，增长速度快

据联合国人口基金会报告，至 1999 年 10 月 12 日，世界人口达到 60 亿，这天就成了向世界人民再次敲响警钟的日子——"世界 60 亿人口日"。2011 年 10 月 31 日，世界人口达到 70 亿，预计本世纪末将突破 100 亿。联合国从 1998 年起，将每年的 7 月 1 日定为"世界人口日"，全面总结人类状况。

联合国人口基金的统计显示，世界人口从 10 亿增长到 20 亿用了一个多世纪，从 20 亿增长到 30 亿用了 32 年。而从 1987 年开始，每 12 年就增长 10 亿。

世界人口的快速增长给地球带来严重的环境、生态、资源、能源开发利用等负担，将要给地球带来粮食、耕地、水资源、住房、教育、医疗、就业、收入等方面的压力巨大和诸多新问题，严重影响人类走向文明的进程。

2. 全世界人口发展不平衡

发达国家只有 12 亿人口，已保持了相对稳定，其中欧洲人口增长率仅 0.03%；发展中国家约有 48 亿人口，持续增长势头居高不下，其中非洲人口增长率高达 2.36%。

3. 世界人口年龄状况令人担忧

据德国联邦人口研究所 2000 年 4 月 14 日报告，由于近年全球气候、经济、婴儿出生比例过大等，1999 年全世界 60 亿人口的人均年龄才 26 岁。

（三）我国人口状况

1. 增长速度快

在漫长的封建社会中，我国人口波动在 1 000 万至 6 000 万之间。到公元 1741 年，人口达到 1.4 亿。到 1839 年，人口达到 4 亿多，成为世界上人口最多的国家。1949 年 9 月，我国人口为 5.4 亿，到 1982 年就已增加到 10 亿多人。33 年增加近 5 亿人。2010 年 11 月 1 日第六次人口普查，我国总人口已达 13.7 亿人。其中，普查登记的 31 个省、自治区、直辖市和现役军人的人口共 1 339 724 852 人。香港特别行政区人口为 7 097 600 人，澳门特别行政区人口为 552 300 人，台湾地区人口为 23 162 123 人。同第五次全国人口普

世界人口状况：

1. 世界人口基数大，增长速度快。

2. 全世界人口发展不平衡。

3. 世界人口年龄状况令人担忧。

中国人口状况：

1. 增长速度快。

2. 人口分布不合理。

3. 人口素质低。

4. 人口性别结构不合理。

5. 人口年龄不合理。

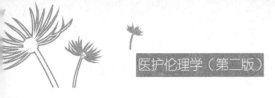

查相比，十年共增加 73 899 804 人，增长 5.84%，年平均增长率为 0.57%。在党和政府的坚强领导下，从 20 世纪 70 年代开始实行了计划生育，全国少生了 2 亿人，使我国"12 亿人口日"的到来推迟了 9 年。

2. 人口分布不合理

我国有 960 多万平方公里的国土，仅次于俄罗斯和加拿大，居世界第三位，占世界陆地面积的 6.5%。全国人口密度为每平方公里 125.5 人，高于全世界每平方公里 40.2 人的人口密度的 3.13 倍。

我国人口分布严重不均。在地域分布上，若从黑龙江爱辉到云南腾冲划一条直线，形成东南和西北两个截然不同的人口密度区，我国东南部 46% 的国土，却居住着全国总人口的 94%，平均每平方公里高达 236.43 人；相反，西北的 54% 大片国土只居住着总人口的 6%，平均每平方公里才 25.11 人，有的地区平均每平方公里不到 3 人。

3. 人口素质低

第四次人口普查，我国有 1.8 亿文盲、半文盲，占总人口的 15.88%，全国具有大专以上文化程度的只有 1 612 万人，占总人口的 1.4%，大学以上（包括相当于大学）文化程度的人口数仅占全国人口总数的 0.060%。到第六次人口普查，我国文盲人口降为 5 400 万人，占总人口的 4.02%；具有大学（指大专以上）文化程度的人口为 1.19 亿人，占总人口的 8.92%；具有高中（含中专）文化程度的人口为 1.88 亿人，占总人口的 14.02%。

改革开放 30 年来，我国各级各类学校入学率和升学率虽然大幅度提高，但是受过高等教育和中等技术教育人口所占比例仍然不高，劳动力素质与国际上相比还有相当大的差距，中国中等及高等教育的毛入学率与中等偏上收入国家平均水平相比落后 15 年左右，与发达国家相比落后 30 年以上，高中及以上学历的人口比例远低于中等发达国家水平。

4. 人口性别结构不合理

由于贫穷，实行劳动力密集型生产，需要大量的男性体力劳动者。又由于愚昧，生育观念落后，重男轻女，所以形成了我国男女性别比例的不均衡。据 1992 年部分省市人口抽样调查和我国第四次人口普查，男性比女性多 3 680 多万，其中 25～49 岁的男性独身人数是女性独身的 15 倍。第六次人口普查结果显示，我国男性仍比女性多 3 398 万。据科学推算，全国人口中，正值婚龄的男性比正值婚龄的女性多 3 902 万人，若把现役军人中的男性计算在内，目前全国男性数要比女性数多出 5 200 万人。这就严重使构成社会的细胞——家庭不能完全成立，进而产生许多不稳定因素。

5. 人口年龄不合理

我国 1999 年 65 岁以上老年人口已达到 8 687 万人，占总人口的 6.9%；到 2000 年突破 7% 的比例，2011 年已达 8.87%，中国已步入老年社会。到目前为止，我国人均寿命 69 岁以上，超过世界人均 65 岁的寿命。其中我国上海 1993 年的统计，男性人均寿命 68.23 岁，女性人均寿命 77.91 岁，超过了美国纽约，仅次于日本人均寿命的指标。人口年龄结构不合理，给我国经济社会的可持续发展带来了很多负担。

中国已步入老年社会。

二、人口状况及影响

（一）环境污染

人是社会物质资料的生产者，又是物质资料的消耗者。一个人来到世间，就要消耗社会的物质财富，还会造成环境污染，而他为社会创造财富的年龄比消耗社会财富和污染环境的年龄要短得多。

环境污染，包括水污染、大气污染、音响污染、电磁污染等多方面。随着科技的进步，污物种类不断增多。1997 年我国废水排出 416 亿吨，其中生活废水 189 亿吨，超过 45%；二氧化硫排放量为 2 346 万吨，其中来源于生活的排放量 494 万吨，占 21.1%。同时，工业和生活固体废物对社会的污染更厉害，其中工业废物 10.6 亿吨，平均每人近 1 吨。这其中有 1 077 万吨，占 1% 是危险废物。

城市人口特别集中，环境污染更为严重。二氧化硫年均值浓度，全国为 66 微克/立方米，城市就达 248 微克/立方米，并且我国南北城市均已超过国家二级（60 微克/立方米）的标准。氯化物年均值浓度 4 ~ 140 微克/立方米，总悬浮颗粒物年均值浓度在 32 ~ 741 微克/立方米，全国降尘量年均值 15.30 吨（每平方公里/月）。我国在经监测的 42 条城市河流中，污染型缺水量呈上升趋势。城市地下水质受到严重威胁。由于城市人口增加，垃圾逐年增多，到 1997 年，城市垃圾中粪便处理就达 1.4 亿吨。近年来塑料包装物用量迅速增加，"白色污染"严重突出，"垃圾围城"的不道德现象严重。全国有 1 000 万公顷耕地受到不同程度的污染，有 61% 的耕地无水源保证。这使我国仅占全世界不足 1/3 的耕地面积逐年下降，并且污染加剧。

人口状况及影响：
1. 环境污染。
2. 耕地减少。
3. 水源缺乏。
4. 住房紧张。
5. 就业、升学困难。
6. 人均产值少。

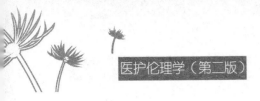

（二）耕地减少

民以食为天，而食源于耕地。世界人均耕地面积 5.1 亩，而我国耕地总面积只有国土的 1/3，人均耕地面积仅为 1.5 亩，并且在逐年减少。其中处于干旱、半干旱的土地占 40%，处于退化状态的耕地比例在扩大。截至 1997 年，全国 4 210 个各类开发区就占耕地 23.22 万公顷。人口猛增只会加重耕地的社会性负荷，因而必须有效地控制人口增长。

（三）水源缺乏

由于人口增长过快，社会和自然供应人需物质资料的负担加重。其中水资源供应负担首当其冲，我国 1997 年耗费水资源 416 亿吨，人均耗水达 33 吨，其中生活耗水人均达 15 吨。这使我国七大水系负担加重、水质下降，湖泊和近海海域水况问题加剧。

（四）住房紧张

人口不断增加，引起住房需求猛增。改革开放以来，城市居民人均住房由 1987 年的 3.5 平方米，扩大到 1997 年的 8.8 平方米，农村居民人均住房面积由同时期的 8.1 平方米扩大到 22.5 平方米。虽然城乡居民住房紧张的局面有所缓解，住房比以前宽敞得多，但人口较多而经济紧张的家庭，无力建房或购房，仍有祖孙几代人挤在一间小屋内生活的现象。特别是经济欠发达地区的居民，住房紧张问题还未得到解决。

（五）就业、升学困难

由于人口数量增长过快，人口与物质资料不相适应的矛盾仍然存在，这给青年就业、寻找谋生之路造成了很大困难。1999 年，全国就业人员 7.058 6 亿，形成较大数量的剩余劳动力，失业率为 3.1%。改革开放 30 多年来，农村有 1 亿多剩余劳动力涌向城市和沿海地区，给我国劳动力和人才市场带来了新的活力。但是，人口职业构成和人口的部门构成远与现代化建设的要求不相适应。

人口数量的过快增长，给人类教育的发展、人口素质的提高以及安置就业带来了重重困难。因我国国力有限，目前只能解决九年制义务教育，无法普及高等教育，因此必然形成我国较长时期内一大批初中学生进不了高中，一大批高中毕业生进不了大学，使科教兴国的发展战略不能在短期内完全实现。

（六）人均产值少

1982 年我国社会总产值达到 8 315 亿元，相当于 1952 年的 8 倍，占世界前八位。若按人口计算，我国人均产值在世界 150 个国家或地区中排名 130 位。1999 年全国国民总产值 82 054 亿元，人均 6 517.39 元，在前年基础上增加了 7.1%，是 1978 年的 22.64 倍，经济总量居世界第七位，增长速度为世界首位。但人均产值仍然不高。

第三节　解决的办法及道德要求

一、解决的办法

（一）近现代控制人口的理论

清朝诗人、史学家赵翼，他在《米贵三首》中写道："只为人多觉地偏，一人一亩尚难全。孟夫子若生今世，敢复高谈古井田。""景德祥福脱乱离，小儿鼓腹老含贻。始知斗米三钱价，总在人稀地广时。""勾践当年急生聚，令民早嫁早成婚。如今直欲禁婚嫁，始减年年孕育蕃。"这组人口诗，鲜明地揭示了人多地少的矛盾，提出了控制人口的主张，其超前思想令今人叹服。

清朝进士、翰林院编修、继任贵州省学政的洪亮吉，他对当时社会问题研究较深，于 1793 年所著的《亮言》二十篇，其中"活导""生计"两篇简述他卓越的人口思想，提出了解决"人多地少""食众田寡"问题的办法和实行计划生育的理论。

英国的马尔萨斯，在 1796 年出版的《人口原理》中提到："人类的生存与发展，就得吃饭和生儿育女，繁衍后代。"他还认为："人口的增殖力无限大于土地为人类提供生产和生活资料的能力。人口若不受抑制，便会以几何比率增加，而生活资料却仅仅以算术比率增加。"那么，人口增长必将永远超过生活资料的增长，而且差距越来越大。他认为人口的增长或减少要受人类生活资料的增长或减少的制约，由于人口的增长，加之现代交通和通信不断打破地域性界限，全球必然会出现掠夺性地开发资源的现象，使人类与大自然的关系遭到破坏。因此，他提出要控制人口增长，就要采取道德、罪恶（战争、瘟疫）、贫困（饥饿）等手段。马尔萨斯看到了人口增长的危害，但是他控制人口增长的手段是违背人口规律的。

马克思在他的辩证唯物主义和历史唯物主义理论体系中，创立了"物质资料生产和人类自身生产——两种生产原理"。恩格斯在《政治经济学批判大纲》中批判了马尔萨斯人口论。在 19 世纪 50 年代，

清朝的洪亮吉，1793 年提出应控制人口理论。

英国马尔萨斯《人口原理》提到了人口增长的危害。

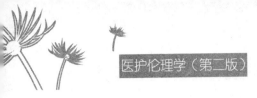

马克思提出了"人口压迫生产力"和"生产力压迫人口"的著名论断，为实行计划生育、控制人口提供了重要的理论和道德依据。

我国的马寅初，针对 1953 年全国人口普查 5.83 亿人口的实际，认为我国人多地少，若人口增加到 9 亿、10 亿，"岂不是拖住我们奔向共产主义社会的大门的后腿吗？"1957 年，马教授在全国人民代表大会上提出他的"新人口论"，认为要为子孙后代着想，必须控制人口过快增长等。

（二）我国计划生育的发展进程和成就

随着古今中外人口学观点和理论逐步获得党和政府的重视，也随着人口负担不断加重的现实问题的突出，计划生育从 20 世纪 50 年代倡导、60 年代推广、70 年代中期开始实施。我国制定了一系列的计划生育政策，其基本内容是：晚婚、晚育，少生、优生，提倡一对夫妇只生一个孩子。各级政府都设立计划生育委员会和技术指导机构。但是，由于人们生育观念落后，计划教育国策在执行中打折扣的现象仍然存在。

改革开放以来，我国计划生育工作在各级党委和政府的领导下，经过广大计划生育工作者和医务人员的辛勤努力，克服各种困难，排除种种阻力，耐心宣传教育，采取各种有效措施，使党的计划生育方针和政策，家喻户晓，深入人心。计划生育工作取得的显著成就主要表现在：一是生育水平显著下降，缓解了人口过快增长的压力。1997 年与 1970 年相比人口出生率由 33.43‰下降到 16.57‰，人口自然增长率由 25.83‰下降到 10.6‰，妇女生育率由 5.81‰下降到 2‰左右。二是人民生活质量得到改善。由于实行了计划生育，节省了大量资源和资金，缓解了人口过快增长给人民的衣食住行、教育、就业、医疗等带来的压力，改善了人们的生活质量。三是妇女通过实行计划生育，摆脱了因频繁生育带来的各种负担，有精力参与国家和社会事务的管理和经济活动，地位得到了提高。

为了实现我国社会主义现代化建设宏伟目标和可持续发展战略决策，中共中央和国务院于 2000 年 3 月作出了《关于加强人口计划生育工作稳定低生育水平的决定》。提出到 2010 年末，全国总人控制在 14 亿以内，年均人口出生率不超过 15‰，出生人口素质明显提高；出生婴儿性别比例趋于正常；育龄群众享有基本的生殖保健服务，普遍开展避孕节育措施"知情选择"；初步形成新的婚育观念和生育文化；逐步建立调控有力、管理有效、政策法规完备的计划生育保障体系和工作机构等任务。同时，确立了六个方面的方针，即人口与发展综合决策，稳定现行生育政策，综合治理人口

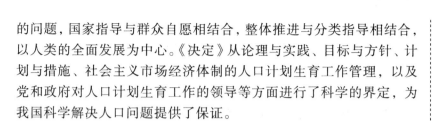

的问题，国家指导与群众自愿相结合，整体推进与分类指导相结合，以人类的全面发展为中心。《决定》从论理与实践、目标与方针、计划与措施、社会主义市场经济体制的人口计划生育工作管理，以及党和政府对人口计划生育工作的领导等方面进行了科学的界定，为我国科学解决人口问题提供了保证。

（三）我国计划生育新政策

我国计划生育开始实施后，人口出生率快速下降。国家统计局《2012年国民经济和社会发展统计公报》显示，2012年，我国出生率仅为1.21%，已成为世界上生育率最低的国家之一。根据联合国于2011年5月3日公布的2010版的《世界人口前景》，中国的2000—2005年和2005—2010年的生育率分别为1.70%和1.64%。计划生育不仅使得新出生的人口减少，也导致二三十年后劳动力人口减少。国家统计局数据也显示，2012年末，我国15至59岁劳动年龄人口比上年末减少345万人，这也是改革开放以来我国劳动力人口首次下降。

> 2013年，党的十八届三中全会《决定》提出，启动实施一方为独生子女的夫妇可生育两个孩子的政策。

此外，通过外力强行减少出生人口来控制人口的增长，导致老年人口比重增加。按照联合国的标准，60岁以上老年人口在人口中的比例达到10%，或者65岁及以上的老年人口占总人口的比例达到7%，一个国家或地区就成为老龄化社会。中国老龄工作委员会数据显示，截至2011年底，中国60岁及以上老年人口已达1.85亿人，占总人口的13.7%，人口老龄化形势严峻。如果继续坚持严格的计划生育政策，那么按照联合国的预测，本世纪中叶以后中国人口抚养比会持续上升，2070年将达到0.8的超高水平，即4个劳动力至少需要供养2个老人和1个小孩。

人口结构性问题日益成为影响我国经济社会发展的重要因素。2013年，党的十八届三中全会《决定》提出，启动实施一方为独生子女的夫妇可生育两个孩子的政策。

> 计划生育仍是我国的基本国策，调整完善生育政策不等于放松计划生育工作。

据预测，政策调整后，全国每年出生人口不会有大的增加，到2020年总人口将明显低于14.3亿，峰值总人口也将大大低于15亿。另外，实施"单独"两孩政策后，近几年出生人口会有所增加，但仅相当于2000年前后的出生人口规模。我国粮食安全以及基本公共服务资源配置规划，均是以2020年总人口14.3亿人、2033年前后总人口峰值15亿左右作为基数制定的。所以，启动实施"单独"两孩政策不会给粮食安全以及卫生、教育、就业等基本公共服务带来大的压力。

调整完善生育政策不等于放松计划生育工作。当前，计划生育仍是我国的基本国策。我国人口众多的基本国情没有根本改变，人

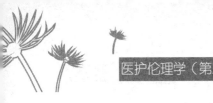

口对经济、社会、资源、环境的压力将长期存在，计划生育工作必须长抓不懈。对自觉实行计划生育的，要继续给予奖励扶助；对违法生育的，要依法依纪予以处理。

二、计划生育中的道德要求

（一）避孕工作中的道德要求

实行计划生育，推广节育措施，应提倡以避孕为主的方法。避孕是一种既不影响正常的性生活，又能根据夫妻意愿暂时剥夺人的生育能力的一种科学方法，其道德要求如下：实现国家利益和个人利益、长远利益和近期利益、整体利益和局部利益相结合，提高群众实行以避孕为主的自觉性。尊重人民群众计划生育的主人翁地位，维护合法权益，依靠科学和技术，提供优质的服务。为育龄群众提供生殖保健服务，尊重其对避孕措施的"知情选择"权，如工具避孕、药物避孕、手术避孕等措施，任其选择。尽可能动员当事人接受以长效避孕为主的安全、有效、适宜的避孕方法。要严肃对待避孕当事人人格，不能把避孕事宜对外宣扬。

要向育龄避孕群众普及生殖知识和避孕知识，实施科学避孕，防止当事人身体受到伤害。提供科学的避孕方法，使其成为自主避孕的主要方法。

（二）人工流产中的道德要求

人类已进入计划生育时代，人工流产（又称"堕胎"）是杀人的旧观念已基本得到消除。人工流产是因避孕失败而采取的补救措施，它包括刮宫、引产两种措施。这两种措施都是在母体内结束胎儿生命。因未出世的生命不属于道德生命观之列，因此人工流产是符合道德的。它的道德要求是：对待婚外怀孕人流与合法婚姻人流，应一视同仁，特别要为非婚怀孕行人流术者保密。绝对不允许用不道德的方式谴责不道德行为。一定要选择最有利于孕妇健康的措施，对社会和当事人负责。实施人工流产，绝对不能迎合当事人生男生女的意愿需要。

（三）绝育中的道德要求

要搞清绝育当事人的意愿是否符合计划生育的要求，要保护其当父亲或母亲的权利，对当事人负责。

要认真检查当事人有无绝育禁忌症，术后有无影响生活和劳动

计划生育中的道德要求包括：

1. 避孕工作中的道德要求。
2. 人工流产中的道德要求。
3. 绝育中的道德要求。

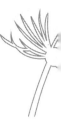

的后遗症。同时，要宣传因男性绝育术简单、损伤小、恢复快等知识，鼓励男性绝育，使男性摒弃大男子主义旧观念。将绝育的科学原理、术前准备、术中配合、术后保养等知识全面告诉当事人，使其做到自觉保健。

总之，计划生育应在科学务实的道德原则基础上进行。要通过科学实践，谋求实效，以优质技术服务取信于民，努力建设社会主义新型的生育文化，树立科学、文明、进步的生育观，使中国人民在计划生育上的自由在者转为自为者，自觉主动地实施计划生育。同时，政府和社会应对实行计划生育的贫困户给予手术保障补助。学习和借鉴各地计划生育的有益经验和科学方法，为控制人口过快增长、促进社会全面进步作出贡献。

【案例分析】

患者陈某，男，19岁，大二学生。他到医院泌尿科就诊，请求为他进行输精管结扎术，并说这是经仔细考虑后决定的，而且还在当地的精子库留下了精子，因此愿意承担以后万一后悔想改变初衷的风险。医生听后非常震惊，拒绝为其进行手术，并解释：你年纪很轻又没有结婚，以后可能要后悔的。患者对医生的拒绝极为不满。

【分析讨论】

医生未能满足患者的要求是否道德？为什么？

达标检测题

一、填空题

1. 人口状况是特定的人口群体许多方面的特征。包括人口＿＿＿＿＿＿＿和＿＿＿＿＿＿＿。

2. 调整完善生育政策不等于放松计划生育工作。当前，计划生育仍是＿＿＿＿＿＿＿。

二、单项选择题

1. 中国现实人口的主要问题是（　　　）。

　　A. 人口基数大、增长速度快　　B. 人口素质低

　　C. 分布不合理　　　　　　　　D. 性别结构不合理

2、解决人口问题的办法是（　　　）。

　　A. 掌握控制人口的理论　　　　B. 实行计划生育

　　C. 实行优生　　　　　　　　　D. 实行优育

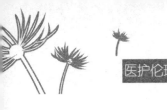

3. 我国实行计划生育，使"12 亿人口日"推迟了多少年？（　　）。

　　A. 8 年　　　　　　　　　　　　B. 9 年

　　C. 10 年　　　　　　　　　　　 D. 11 年

4. 1793 年我国提出应控制人口理论的人是（　　）。

　　A. 洪亮吉　　　　　　　　　　　B. 马尔萨斯

　　C. 赵翼　　　　　　　　　　　　D. 马寅初

5. 《新人口论》的作者是（　　）。

　　A. 洪亮圭　　　　　　　　　　　B. 马尔萨斯

　　C. 赵翼　　　　　　　　　　　　D. 马寅初

6. 《人口原理》的作者是（　　）。

　　A. 洪亮吉　　　　　　　　　　　B. 马尔萨斯

　　C. 赵翼　　　　　　　　　　　　D. 马寅初

7. 实行计划生育，推广节育措施，应提倡（　　）为主。

　　A. 人工流产　　　　　　　　　　B. 男性绝育

　　C. 避孕　　　　　　　　　　　　D. 女性绝育

三、多项选择题

1. 我国封建社会人口观、生育观的内容有（　　）。

　　A. 多子多福　　　　　　　　　　B. 男尊女卑

　　C. 传宗接代　　　　　　　　　　D. 不育为耻

2. 人口规律的特点有（　　）。

　　A. 客观性　　　　　　　　　　　B. 社会性

　　C. 历史性　　　　　　　　　　　D. 自然性

3. 人口的自然状况通常是指人口（　　）。

　　A. 性别比例　　　　　　　　　　B. 年龄结构

　　C. 人口数量　　　　　　　　　　D. 人口质量

4. 我国人口现状有（　　）。

　　A. 增长快　　　　　　　　　　　B. 分布不合理

　　C. 素质差　　　　　　　　　　　D. 性别结构不合理

5. 古今中外提出要控制人口的人有（　　）。

　　A. 洪亮吉　　　　　　　　　　　B. 赵翼

　　C. 马寅初　　　　　　　　　　　D. 马尔萨斯

6. 我国目前常用的计划生育措施有（　　）。

　　A. 避孕　　　　　　　　　　　　B. 绝育

　　C. 人工流产　　　　　　　　　　D. 剖宫产

7. 人类对生育能够进行自我控制，这是因为（　　　）。

    A. 生育受到社会生产方式的制约

    B. 人们能够正确地认识生育现象

    C. 生育是客观的自然现象

    D. 人们利用科学手段能够控制生育

四、名词解释

1. 人口问题　　2. 人口规律　　3. 人口观

五、简答题

1. 我国人口的现状如何？

2. 计划生育工作中的道德要求有哪些？

3. 为什么说计划生育是我国的基本国策？

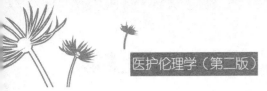

第十一章　优生中的道德

【学习目标】

➢ 掌握优生、消极优生、积极优生的概念。

➢ 熟悉积极优生的道德价值。

➢ 了解优生的伦理问题。

➢ 了解优生的伦理原则。

优生亦即生优，是指生育身心健康的婴儿，以促进人类在体力和智力上优秀个体的繁殖。优生，是提高人口素质的先决条件，也是我国计划生育立法的基本内容之一，包括消极优生和积极优生两个方面。1932 年，阿道司·赫胥黎的一本科学幻想小说《美妙的新世界》出版，这部小说描写了这样一个社会：人类的生殖完全在试管、器皿中进行，由人对卵子和精子进行操纵，按照社会的需要生产出不同类型的人。但在 20 世纪以前，人类对自身的生产控制仅仅是一种美好的愿望和幻想。然而，随着科学技术和医学水平的迅速发展，这一愿望已逐渐变为现实。人类除了掌握避孕、绝育、人工流产、性别鉴定技术之外，还掌握了人工授精、体外授精和胚胎移植、无性繁殖（指动植物）、重组 DNA 等一系列科学的方法，并取得了巨大的成就。这些成就对人类社会的进步和繁荣产生了极大的影响，但同时也带来了许多社会道德、伦理问题。

第一节　消极优生

一、消极优生概述

（一）消极优生简史

1. 消极优生的概念

消极优生又称负优生，也叫预防性优生，是指防止和消除人类不良的遗传素质，防止和减少有遗传性疾病的个体出生。对那些近亲婚配者、高龄父母、有严重遗传性疾病和精神病患者，采取特殊手段禁止其生育，如限制生育、实行绝育手术。

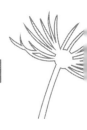

2. 消极优生的发展过程

（1）形成于古代。

消极优生并不是现代人创立的，早期的人类就萌生出一些优生的意识，如柏拉图在他的《理想国》中不仅主张破坏有缺陷的新生儿，而且主张破坏低等父母或已过理想生育年龄的人的子女；亚里士多德在《政治学》中主张不应让畸形婴儿活着；在古罗马，杀一个弱的畸形的婴儿不仅被认可，而且为习惯和法律所要求。这些行为虽然不科学，但也可认为是一种不得已的优生措施。我国庄子在《天地篇》中也有有关优生的思想。民间早就流传着"男女同姓，其生不蕃""母强儿壮"的一些说法。

（2）发展于近代。

1）兴起阶段。1859 年，英国伟大的生物学家达尔文发表了不朽的著作《物种起源》，提出了以"自然选择"为基础的生物进化理论。在《物种起源》的启发下，达尔文的表弟——生物学家高尔顿于 1883 年创立了这门新兴学科——优生学。1900 年，伦敦大学成立了第一个优生学研究所；1905 年，德国的勃洛志主持建立了"国际民族卫生学会"，即第一个国际性优生学组织；1907 年，美国 9 个州颁布优生法，使优生优育法律化；1910 年，美国纽约优生学纪念馆成立，并成为全世界优生学研究中心；1912 年，第一届国际优生学大会在伦敦召开，成立了"国际永久性优生委员会"。

2）萧条阶段。随着优生运动在全世界兴起，限制移民和绝育立法等"血统论"的观点出现了。1924 年，美国通过了移民限制法，限制南欧、东欧人进入美国，理由是他们"在生物学上是低等人"。1931 年，美国 31 个州通过了强制绝育措施，对象包括"身心有缺陷者""性反常者""瘾君子""酒鬼"等。1920 年，在德国的优生运动中，开始出现了种族主义。随着希特勒的上台，德国的"优生运动"与纳粹统治结合起来，达到了顶峰。1937 年 7 月 14 日，希特勒颁布了《优生绝育法》或叫《遗传卫生法》，1939 年进行了安乐死实验。在第二次世界大战（二战）期间，德国法西斯主义者以优生为幌子，推行种族歧视和种族灭绝的政策，用安乐死的方法屠杀了数百万无辜的人（以犹太人为主），对几十万非日耳曼人实行强行绝育。"二战"结束后，德国的"优生学"一落千丈，一蹶不振。

3）复苏阶段。从 1950 年起，随着各种遗传性疾病的增多，人类的遗传素质在迅速下降，优生运动再一次兴起。直到今天，优生仍然是人们讨论的热门话题。

消极优生：
1. 形成于古代。
2. 发展于近代。

优生学是由高尔顿创立的。

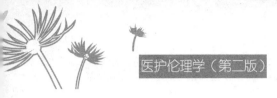

（二）消极优生的现状

随着现代医学的发展，被人们认识到的遗传病已多达四千多种。已经认识到的遗传病有三类：一类是单基因遗传病，有 3 000 多种，人口中约 10% 的人受累；第二类叫多基因遗传病，只有几十种，但发病率高，人口中约有 20% 的人受累；第三类是染色体病，有 300 多种，人口中有 20% 的人受累，有三分之一的人有遗传缺陷。哈尔滨市对 14 岁以下的 4 万多名儿童调查发现，因遗传因素导致的残疾占 11.07%。卫生部组织的全国出生缺陷监测部门最近指出，我国出生缺陷总的发病率约为 5.6%，即每年生下的 1 600 多万婴儿中，有 90 万人是有各种生理缺陷的。全国 3 亿儿童中至少有 4 400 万是有缺陷的，智力低下者就有 900 万之多。目前，全国各类残疾人已达 8 500 万人。

另外，到 2004 年，全世界共有 3 900 万艾滋病的病人和 4 000 多万艾滋病病毒的携带者，形成了 21 世纪的现代癌症和现代瘟疫。同时，梅毒、淋病等疾病大有扩散之势。因此，如果不采取措施，坏的基因一旦突变，人类的遗传能力就会遭到削弱，人类就将面临极大的灾难。

二、消极优生的内容

1. 开展遗传咨询

遗传咨询是指由从事医学遗传的专业人员或咨询医师，对咨询者提出的关于婚配、优生、预防先天性畸形和遗传病，保证顺利分娩等问题给予科学解答、合理建议以及具体指导。要实现优生，就必须广泛地开展遗传咨询和有关遗传知识的宣传教育，让人人都了解遗传的有关知识。

遗传咨询早在 20 世纪 20 年代末 30 年代初就发展起来了。1934 年，美国举行了第一次关于遗传咨询的学术讨论会；1941 年，美国明尼苏达大学艾特学院成立了第一个提供遗传咨询的机构，现在美国已有遗传咨询中心 600 个。我国一些大城市的医学院或医院已开设了遗传咨询的门诊，已有 260 多个遗传咨询机构，但遗传知识的普及程度仍远远不够。

2. 开展婚前检查

开展婚前检查的目的有两个：一是禁止近亲结婚。防止近亲结婚是人类最古老的优生措施，如日本的《民法》、罗马的《家庭法》

遗传病有三类：
1. 单基因遗传病；
2. 多基因遗传病；
3. 染色体病。

我国《婚姻法》中明确规定："直系亲属和旁系亲属三代以内禁止结婚。"

以及我国的《婚姻法》都有禁止近亲结婚的明文规定。我国《婚姻法》中明确规定："直系亲属和旁系亲属三代以内禁止结婚。"为什么要禁止近亲结婚呢？因为近亲结婚不但会导致多种遗传病，而且新生儿的发病率非常高。一种叫肝豆核变性的遗传病，在一般非近亲结婚的夫妇中，后代的患病率仅为 1：4 000 000，而在表兄妹结婚的后代中，竟高达 1：64。在亲兄妹之间致病基因有 1/2 是相同的，表兄妹之间则有 1/8 是相同的。而在自然人群中，致病基因携带者出现率只有 1‰～1%。虽然千百年来人们为贾宝玉和林黛玉的爱情悲剧而感到惋惜，为陆游和唐婉的爱情悲剧而感到遗憾，但谁能保证他们繁衍的后代不是苦果？二是禁止有严重的遗传病患者、严重的精神病患者、麻风病患者以及其他医学上认为不能通婚的人结婚（如艾滋病人及病毒携带者）。因此，对于各种严重影响后代健康、生存和生活的病人，必须通过严格的婚前检查，禁止他们结婚生育后代。因为这样的人结婚生育，一害家庭，二害后代，三害社会，只能给自己、别人和社会增加负担。由于我国部分地区科学技术比较落后，达不到婚检要求，因此，我国新的《婚姻法》规定，不再施行强制婚检，婚检以自愿为主。

3. 开展围产期保健

围产期是妊娠满七个月到产后第七天，这一围绕分娩前后的重要时期叫围产期。在这一时期，孕妇的工作、生活都在医务人员的指导下进行。孕妇要定期到医院进行体检，与产科有关的并发症大多数都发生在这个时期。因此，在这个时期要特别注意高危妊娠的发生与发展，以便进行预防和重点监护，也要注意妊娠中各种病理因素对孕妇、胎儿和新生儿的危害。从优生的角度出发，应把围产期提前到孕期，以便给优质儿增加保险系数。

围产期保健包括孕妇保健、胎儿保健、分娩保健和新生儿保健。因此，医务人员应作好遗传咨询、产前诊断、定期检查，及时了解胎儿发育状况、活动度及胎位，等等。若诊断确认有严重遗传疾病和先天性畸形胎儿，以及由畸变可能导致严重智力障碍的胎儿，医务人员应主动向孕妇及其丈夫提出中止妊娠的建议，避免给社会和家庭带来不幸。具体包括产前诊断与人工流产：产前诊断，前面已讲了，属于围产期保健之列，是消极优生的措施。随着诊断技术和设备的不断更新，可利用 B 超、羊膜穿刺、化验羊水、胎儿镜等先进设备和检查技术进行检查，提高婴儿的质量，控制有遗传疾病患儿出世。对健康和智力上有重大缺陷的胎儿，确诊后动员夫妻尽早进行人工流产手术，以减轻家庭和社会的负担。

消极优生的内容：
1. 开展遗传咨询。
2. 开展婚前检查。
3. 开展围产期保健。
4. 对新生儿进行检查。

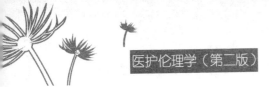

产前诊断技术不能用于满足生育愿望的性别要求，对那些以"重男轻女""要男舍女"为目的的产前检查要果断拒绝。滥用产前诊断和人工流产，就会人为地造成社会性别比例失调。2012年，我国男性与女性的出生比例为117.7∶100，男女比例出现严重失衡；预计到2020年，我国处于婚龄的男性人数将比女性多出3 000万～4 000万，这将给社会造成严重的不良影响。

4. 对新生儿进行检查

虽然新生儿的生命力很强，但他对外界的抵抗力是很弱的，还有一个适应的过程。因此，应对新生儿进行体检，从他的体重、体长、各部分的比例、各器官的功能等方面检测他的质量，以便新生儿的父母在营养方面对其进行补充、调节，用优育来弥补优生的不足。对有缺陷的新生儿应如何处理呢？我们认为，对于那些有轻度缺陷的患儿，即缺陷对智力和体力的发育有轻微的影响（如色盲、色弱、并指）的患儿，应积极地救治；对于中度缺陷的，即缺陷较严重，但通过救治可以保存一定的劳动潜力，脑结构和功能基本正常，对智力发育无影响或有轻度影响（如肢体缺陷、严重唇腭裂、轻度的先天性心脏病）的患儿，应酌情救治；对重度缺陷，对有严重的脑损害，未来智力高度低下，或有严重的畸形，医学目前无法矫正，未来无劳动能力（如小头症，严重脑积水、脑性瘫痪、复杂畸形）的患儿，原则上应放弃。

三、消极优生的道德价值

1. 有利于提高人口素质

实践证明，消极优生对提高一个国家、民族的人口质量具有重要的作用，特别是对提高人的体力、智力和对外界的适应力以及使人类自身向优质方向繁衍，具有举足轻重的作用。消极优生学还可使人均寿命由二三十岁延长到平均75岁，期望达到150岁。我国海南澄迈县盈滨村，有着"长寿村"的美誉，其中吴麟生兄弟姐妹6人包括相应的5位配偶，一家11人均为长寿老人。吴老家的五兄弟个个高龄长寿，夫妻双全，是当地颇令人羡慕的"五老"。五老中，长兄吴麟生今年已92岁，最小的弟弟吴秀生73岁，五兄弟平均年龄为83.6岁，五妯娌的平均年龄81.2岁，还有一位姊妹叫吴花菊，嫁在本村，今年79岁。后人已繁衍至四世，共有儿孙138人，是我国有名的"长寿之家"；又如四川省彭山县，总人口只有

对有缺陷的新生儿应如何处理？
1. 对有轻度缺陷的患儿，应积极地救治；
2. 对中度缺陷的，应酌情救治；
3. 对重度缺陷的，原则上应放弃。

消极优生的道德价值：
1. 有利于提高人口素质；
2. 有利于减轻家庭负担；
3. 有利于减轻社会负担。

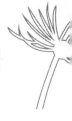

32 万多，可 90 岁以上的就高达 500 余人，其中百岁寿星有 18 人，成了我国有名的长寿乡；再如广西凤山县，百岁以上的老人约有 90 人，占该县总人口的 5%。

2. 有利于减轻家庭负担

一个正常的孩子从孕育到成人就业，大概要耗费父母 60% 以上的劳动收入。若生出的是有生理缺陷或严重遗传性疾病的子女，其父母所耗费的劳动收入的持续时间就更长，甚至到父母临终时都还未完成抚育后代的任务。

3. 有利于减轻社会负担

优生不仅是关系个人及家庭的重要事情，而且是一个国家和民族的大事。因为国家的事业要靠当代人努力，更重要的是要靠后代人的继续努力，而后代人素质的好坏直接关系到国家未来的兴衰和本民族在国际上的地位。

劣等后代，他们不仅不能为未来事业作贡献，而且同样要参与社会物质财富的消耗，形成实质性的浪费。一个国家或地区的先天残疾人多到一定程度时，将会直接影响到劳动力的再生产、再恢复，从而制约社会的发展速度。

【知识链接】

达尔文的烦恼

达尔文是 19 世纪伟大的生物学家，也是进化论的奠基人。然而在他还没有掌握大自然中生物界的奥秘之前，自己却先受到了自然规律的无情惩罚。

1839 年 1 月，30 岁的达尔文与他的表姐爱玛结婚。爱玛是他舅舅的女儿。他们俩青梅竹马，感情深厚，由暗恋发展到结为伉俪。

但是，他们谁也没有料到，先后生下 10 名子女，有 3 人夭折，3 人不育，其余的都被病魔缠身，智力低下。这件事情让达尔文百思不得其解，因为他与爱玛都很健康，生理上没有什么缺陷，精神也非常正常，为什么生下的孩子却如此呢？

达尔文对此百思不得其解，直到晚年研究植物进化过程中发现，异花授粉的个体比自花授粉的个体，结出的果实又大又多，而且自花授粉的个体非常容易被大自然淘汰。这时他才恍然大悟：大自然讨厌近亲婚姻。他从这一发现中受到了启示：他和爱玛所生子女体弱多病，正是近亲婚配造成的恶果。

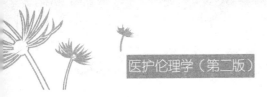

第二节　积极优生

一、积极优生概述

（一）积极优生的概念

积极优生又叫正优生，就是用现代科学技术（人工授精、体外授精和胚胎移植、无性繁殖、重组 DNA 等）消除人类中不良的遗传基因，改变、操纵和提高人类的遗传素质，繁衍出在智力上和体力上优秀的后代。人类在过去、现在和将来都在不断地追求一个目标，即能够有目的地控制人类传统的优生（预防性的）和生殖方法，用现代的生殖技术把过去的许多梦想变为现实，如把受精卵或胚胎提供给想要怀孕的妇女；使不能怀孕或不能生育（指有遗传疾病等）的夫妇都可以怀孕和生育，而且保证他们的后代健康、正常。

（二）积极优生的内容

1. 人工授精

人工授精，是指用人工方法将男性的精子注入女性的体内，以达到受孕目的的一种辅助生殖技术。自美国的杜莱姆逊于 1890 年将人工授精试用于临床，1954 年谢尔曼教授首次用冷冻精液进行人工授精以来，世界已有近 30 万个人工授精婴儿降生。根据人工授精的精液来源不同，人工授精分为两类：同源人工授精，即用丈夫的精液通过人工的方法来授精（AIH）；异源人工授精，即从第三者或者"精子库"中获得的精液来人工授精（AID）。后者争议较大。

美国加利福尼亚州的埃斯孔迪多开设了一个"诺贝尔精子库"。据称，他能够向人们提供诺贝尔奖金获得者所供给的精子。目前已有三位获奖者提供了自己的精子，并通过授精已出生了 15 个婴儿。法国的精子库共有 20 个，其中的"精子保存研究中心"就已用人工授精产生了 1 万个婴儿。我国上海第二医学院和湖南医学院先后自 1983 年、1984 年以来对妇女施行人工授精，获得了成功。1986 年，在青岛医学院建立了我国第一个人类精子库，目前我国有 16 个卫生部批准设立的人类精子库。不过，该项技术不能滥用，目前人工授精应当主要用于男性不育症和优生，其他目的的人工授精在我国目前不宜开展，我国禁止精子商品化，并且医务人员不得对单身妇女实施人工授精技术。

积极优生的概念：积极优生又叫正优生，就是用现代科学技术（人工授精、体外授精和胚胎移植、无性繁殖、重组 DNA 等）消除人类中不良的遗传基因，改变、操纵和提高人类的遗传素质，繁衍出在智力上和体力上优秀的后代。

积极优生的内容：
1. 人工授精。
2. 体外授精与胚胎移植。
3. 重组 DNA 和克隆生殖技术。

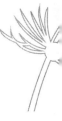

2. 体外授精与胚胎移植

体外授精与胚胎移植技术，是指从女性体内取出卵子，在体外培养一阶段与精子受精，再将发育到一定时期的胚胎移植到女性子宫内，使其着床发育成胎儿的全过程。由此产生的婴儿通常被称为"试管婴儿"。这个过程是人工授精的进一步发展。

20 世纪 50 年代，美籍华裔科学家张民觉首先开始了体外授精的研究工作，并取得了开创性的成果。1959 年，张民觉成功培育出世界上第一只体外受精的"试管兔子"。

世界上第一个"试管婴儿"于 1978 年 7 月 25 日在英国诞生，至此人类体外授精和胚胎移植技术正式建立。1985 年 4 月和 1986 年 12 月，我国台湾、香港地区先后诞生了试管婴儿。1988 年 3 月 10 日，内地首例试管婴儿也在北京医科大学第三医院张丽珠教授领导的生殖中心诞生。如今，张丽珠教授说，要等她做试管婴儿的病人已排到两年之后。1998 年 2 月 6 日，我国首例冻融（将胚胎放在 −196 ℃ 液氮里冷冻储存，需要时再以特殊配制的溶解剂使胚胎解冻、清洗、移植到患者的子宫内）胚胎在北京医科大学第三医院诞生，标志着我国试管婴儿技术取得了新的突破，达到了世界先进水平，张丽珠教授也被称为我国"试管婴儿之母"。1999 年 12 月 10 日，在重庆医科大学附一医院诞生了三胞胎的试管婴儿(均为男婴)，而且母子都非常健康。2009 年，60 岁失独老太太盛海琳进行了试管婴儿手术，2010 年 5 月 25 日，成功生下一对双胞胎女儿。

> 世界上第一个"试管婴儿"于 1978 年 7 月 25 日在英国诞生。

3. 重组 DNA 和克隆生殖技术

重组 DNA 又叫基因工程，就是将两种不同来源的 DNA（又叫脱氧核糖核酸，它存在于细胞之中，是遗传信息的载体）即遗传物质，重新组合成（去掉劣性基因）一个新动能的 DNA，并将新的DNA 引入受体细胞，形成新的 DNA 分子，创造出新的遗传特性即生物体。2000 年 6 月 21 日，美、日、英、德、法、中等六国共同绘制出了人类基因的草图。

克隆技术即无性生殖。其实质就是用细胞融接技术，把一个供体细胞核移植到去核的新的受精卵中，从而创造出有特定遗传组合的胚胎，培养出有相同遗传特性的后代。所以，此技术又叫动物复制技术。1996 年，英国爱丁堡罗斯林研究所的一个科研小组成功地复制出了世界上第一只只有母亲没有父亲的绵羊，取名叫"多利"。1998 年 12 月，美国著名华人科学家杨向中教授克隆牛获得成功。在 1999 年 2 月初，他用一头名叫"神高福"的优质公牛精子进行人工繁殖，已产生出近 16 万头后代。1993 年，日本全国农业协同组

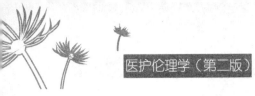

联合会（全农）的饲料畜产中央研究所，培养出第二代克隆牛，即克隆牛中的"再克隆牛"。

二、积极优生的道德价值

1. 有利于生育保险

目前我国计划生育中的一个难题，就是人们不愿做绝育手术（尤其是男扎手术）。他们的潜意识中有一种后怕，俗话说："天有不测风云，人有旦夕祸福。"万一后代出现意外，那么他们将面临"断子绝孙"的"不孝"境地。现在有了人类精子库，他们在做绝育手术之前可以把精子或卵子存放在精子库中，就可以解决他们的后顾之忧。同样，军人在出征之前，探险家在探险之前，也可以把精子或卵子存放在精子库中。

2. 有利于优生

消极优生学主张，有各种严重遗传性疾病的男女都不准结婚，因为他们可能会繁衍出有遗传性疾病的个体。但结婚、生育、繁衍后代是人类的本能之一，现在实行积极优生，就可以解决消极优生不能解决的困难，使一对有严重遗传性疾病的夫妻都可能获得正常的、健康的后代。比如，一个男性是显性遗传病患者，女方正常，那么他们的后代中有患儿的概率为 1/2，这时可以用 AID 来帮助；如果一对夫妇都是隐性遗传病同一致病基因的携带者（杂合子），那么他们生出的患儿（纯合子）的概率为 1/4；如果一对夫妇都是显性遗传病的患者，那么他们生出的后代全部是遗传病的患儿。如果夫妇不愿领养别人的孩子，又想亲生一个孩子，就可以到精子库中去申请正常的精子或卵子，在体外授精，然后植入妻子的子宫内，这样就可得到一个健康的有一定血缘（提供场所的生育母亲）关系的孩子。

3. 为生育无望的夫妻带来福音

（1）为患不育症的夫妻带来福音。不育症一般是由于男性方面的问题所致。全世界育龄夫妻在自然授精的情况下，有 5%～15% 的不育症患者。男性不育症可能有两种情况：一是精液正常，但由于性功能障碍或器质性病变，使精子不能进入宫腔；二是精液异常，即精子量在 3 000 万/ml 以下，活动能力低下或精液液化不全。第一种情况可采用同源人工授精（AIH），第二种情况可采用异源人工授精（AID）。

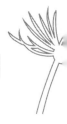

（2）为患不孕症的夫妻带来福音。不孕症一般是指女性方面的问题。据美国国家卫生统计中心估计，目前已婚的 15 ~ 44 岁的妇女中大约有一半患者有不同程度的不孕症。英国一位叫莱利斯的女性，同丈夫结婚 12 年，仍没有怀孕。经医院检查，发现是双侧输卵管阻塞而导致不孕。这种情况靠人工授精是无法解决的，于是在 1977 年 11 月，在英国的奥德格姆医院，医生为她做了一次特殊的手术。在她右侧的卵巢上排选一个大的卵包作穿刺，取出了排卵前成熟的卵子。然后，在实验室用她丈夫的精子与取得的卵子授精，成为受精卵。三天后，受精卵在实验室的"试管"内已发育成为 8 个细胞的胚胎，医生用器械小心仔细地将胚胎送入莱利斯的子宫，随之莱利斯神奇地怀上了孕。第二年 7 月，她作了剖宫产手术，生下了世界上第一个试管婴儿——露易丝·布朗。

4. 其他方面

（1）重组 DNA 和克隆技术能提高社会生产力。通过重组 DNA 和克隆技术，可以培养出一批优质的牛、羊、猪品种，使其奶、肉含多种蛋白，并能实现规模化生产，以满足人的需要；可以拯救珍稀动物，使其种类优质化，并保持生态平衡；还可以改变植物生存的必要条件，大大提高社会生产力和人们的生活水平。

（2）重组 DNA 和克隆技术可以延长人的寿命。通过重组 DNA 可以得知某种病毒的构成，揭示肿瘤和癌症的发病机理；可通过克隆技术克隆出许多有用的药物，克隆出人们所需的人体器官。人类基因谱的破译，将大大地延长人的寿命。

（3）可以改变人类的进化过程，更有利于优生。重组 DNA 技术使人类有可能按照自己的意愿改变生物进化的遗传特性和过程，创造出新的人种。有的学者认为，"21 世纪是生命科学的世纪"，"人类将进入克隆时代"。

> 重组 DNA 和克隆技术：
> 1. 能提高社会生产力；
> 2. 可以延长人的寿命；
> 3. 可以改变人类的进化过程，更有利于优生。

三、积极优生的伦理问题

1. 传统的亲子观和贞操观的冲击

人工授精（主要是指 AID）和体外授精，由于精子来源于第三者，所以必然要受到"亲子观念"的冲击。AID 的精子来源于第三者，有人把它与通奸相提并论，这就是所谓的"贞操观"。由于这些技术都采取了"互盲"的政策，因此也可能出现血缘通婚的现象。

2. 谁是父母

人工授精和体外授精，加上代理母亲，可以出现四种不同的母

> 积极优生的伦理问题：
> 1. 传统的亲子观和贞操观的冲击。
> 2. 谁是父母。
> 3. 家庭结构的解体。
> 4. 人类生育动机的变化。
> 5. 可能给人类带来灾难。

亲，即"遗传母亲"（Xg）、"孕育母亲"（Xe）、"养育母亲"（Xn）、"完全母亲"（Xg + Xe + Xn）；还可能出现"遗传父亲"（Yg）、"养育父亲"（Yn）、二合一的"完全父亲"（Yg + Yn）。这样共有 16 种不同的组合。大部分都有三到五个不同的父母，因而就会产生谁是真正的父母的争议。

3. 家庭结构的解体

家庭是社会的细胞，是社会安定、和谐的基础。AID 技术可以帮助未婚妇女得到后代，建立一个"只知其母，不知其父"的家庭；体外授精和胚胎移植技术，再加上代理母亲，可以帮助未婚男子得到后代，建立"只知其父，不知其母"的家庭。这两种畸形家庭可能导致一夫一妻制的家庭解体。

4. 人类生育动机的变化

卖孩子和生孩子卖钱是两种完全不同的事。几千年来，还没有出现过那些妇女生孩子的动机、目的是为了卖钱的现象。确实有人卖过孩子，但他们生孩子的动机、目的决不是为了钱。卖孩子是违心的、迫不得已的事。现在，西方出现了专门供应当代孕母亲的机构。美国 1970 年在马里兰、亚利桑那等州成立了代孕母亲中心，还出版了一份代孕母亲的通讯录，组织了一个叫"白鹳"的代孕母亲协会。大部分当代孕母亲的目的、动机是为了钱，她们并不是"迫不得已"，而是"求之不得"把婴儿变成商品，使人类的生殖器官变成了制造和加工婴儿这件特殊商品的机器，从而使人类神圣的生育动机发生了质的改变。现在，大多数国家反对代孕母亲，更禁止商业性代孕母亲。例如，法国禁止代孕母亲，英国还禁止代孕母亲的广告，德国发现了代孕母亲要罚款。1986 年，欧洲会议的"生命科学发展专家委员会"提出禁止使用代孕母亲，中国从 2001 年 8月 1 日起也禁止实施任何形式的代孕技术，中国香港虽允许代孕但不允许商业化。

5. 可能给人类带来灾难

一些先进发明、先进技术都是"双刃剑"，它们在给人类带来福音的同时也存在诸多弊端。重组 DNA 和克隆技术若运用于人类繁衍，将使人类面临着"生物原子弹""伦理炸弹"的"灭顶之灾"。

如果重组 DNA 和克隆不当，也可能会因"意外"使人类基因突变和产生新型病毒，危害人类的生存和发展，还可能出现人兽杂交的可能。因为重组 DNA 打破了种与种之间的杂交障碍，扩大了物种杂交的范围。比如，用人与动物的基因结合，可能创造出"头

卖孩子和生孩子卖钱是两种完全不同的事。

脑简单，四肢发达"，智力低于人类的"亚种人"，从而造成人类遗传的混乱。

四、积极优生的原则

1. 有利于保护后代的原则

人工授精、体外授精与胚胎移植都必须遵循保护后代的原则。第一，必须对精子和卵子供者进行严格的体检，保证精子和卵子的质量；第二，供者与受者在血型、肤色、发色、身高等方面都要接近；第三，对供者和受者、医生和后代，都应采取"互盲"的政策，严格保密。

2. 有利于优生的原则

人工授精、体外授精与胚胎移植、重组 DNA、克隆技术都应遵循优生的原则，必须防止一精多用，造成"乱伦"现象。其目的只能是为了帮助不能生育者（有生理缺陷）和不应生育（有严重遗传性疾病）的人繁衍出优秀的后代。任何违背这一原则的研究和实践均应严格禁止。

3. 有利于社会进步的原则

通过重组 DNA 和克隆技术，人类最终会消除遗传性疾病和征服恶性肿瘤，延长人类的平均寿命；改变人类的遗传能力，以保持人类最佳的优秀基因，提高人口质量；改良动植物的品种，抢救濒于灭绝的动植物；提高人类的生活水平，促进生产力和社会的发展与进步。

4. 法制化的原则

对于重组 DNA 和克隆技术，我们必须尽快地建立严密的法律体系，对其研究、实验和应用都要在法律的监督下进行，以保证新技术有利于社会进步。德国政府专门成立了伦理委员会，委员会的成员均由总理任命，但独立工作。他们来自伦理学、哲学、社会学、法学、生命科学、医生组织、病友组织、消费者协会、环保组织、生物技术、工业等各个领域，任务是从社会、法学、经济、生态等的角度去评估基因研究给社会和个人产生的影响。

我国对进行克隆人的研究持反对态度，我国绝不允许克隆人。

【案例分析】

产妇李某，26 岁，第一胎足月顺产一女婴，体重 2 960 g，兔唇，经医生体检还有先天性肛门闭锁。于是，医生向家属交代新生儿的

积极优生的原则：

1. 有利于保护后代的原则。
2. 有利于优生的原则。
3. 有利于社会进步的原则。
4. 法制化的原则。

我国对进行克隆人的研究持反对态度，我国绝不允许克隆人。

病情，并说明兔唇不必急于矫治，而先天性肛门闭锁需要马上手术，其手术比较简单。家属与产妇商量后，认为新生儿有先天性缺陷，又是女婴，将来长大不美观，况且产妇年轻且今后仍有生育的机会，故决定将新生儿舍弃，让医院进行处理。医生不同意家属的意见，动员家属尽快同意进行肛门手术，但是家属却不签字，而且声言如果手术，医生将承担一切后果。

【分析讨论】

此时，医务人员应如何决策？

达标检测题

一、填空题

1. 优生的发展经历了漫长的历史，大致可以分为＿＿＿＿＿＿＿、＿＿＿＿＿＿＿、＿＿＿＿＿＿＿三个阶段。

2. 积极优生的内容有：＿＿＿＿＿＿、＿＿＿＿＿＿、＿＿＿＿＿＿。

二、单项选择题

1. 《美妙的新世界》的作者是（　　）。

　　A. 赫胥黎　　　　　　　　B. 达尔文

　　C. 柏拉图　　　　　　　　D. 高尔顿

2. 《理想国》的作者是（　　）。

　　A. 赫胥黎　　　　　　　　B. 达尔文

　　C. 柏拉图　　　　　　　　D. 高尔顿

3. 《物种起源》的作者是（　　）。

　　A. 赫胥黎　　　　　　　　B. 达尔文

　　C. 柏拉图　　　　　　　　D. 高尔顿

4. 优生学的创立人是（　　）。

　　A. 赫胥黎　　　　　　　　B. 达尔文

　　C. 柏拉图　　　　　　　　D. 高尔顿

5. 现代医学发现仅单基因遗传性致病就达（　　）。

　　A. 3 000 多种　　　　　　B. 4 000 多种

　　C. 6 000 多种　　　　　　D. 8 000 多种

6. 1890 年第一次将人工授精方法用于人类的人是（　　）。

　　A. 赫胥黎　　　　　　　　B. 杜莱姆逊

　　C. 高尔顿　　　　　　　　D. 达尔文

7. 人工授精中伦理问题最多的是（　　）。

　　A. AID　　　　　　　　　B. AIH

　　C. AIE　　　　　　　　　D. AIB

三、多项选择题

1. 消极优生的道德价值有（　　　）。
   A. 有利于提高人口素质　　　B. 有利于减轻社会负担
   C. 有利于减轻家庭负担　　　D. 有利于发展生产
   E. 有利于社会进步

2. 禁止近亲结婚的法律有（　　　）。
   A. 罗马的《家庭法》　　　B. 日本的《民法》
   C. 我国的《婚姻法》　　　D. 我国的民法
   E. 以上都不是

3. 对有缺陷的新生儿的处理原则是（　　　）。
   A. 轻度应积极救治　　　B. 中度应酌情处理
   C. 中度应放弃　　　　　D. 中度应救治
   E. 重度应放弃

4. 2000 年 6 月 21 日人类基因草图绘制成功参加的国家有
（　　　）。
   A. 美国　　　　　　　　B. 日本
   C. 中国　　　　　　　　D. 德国
   E. 俄国

5. 人工授精、体外授精与胚胎移植、代理母亲可产生的母亲有
（　　　）。
   A. 生育母亲　　　　　　B. 养育母亲
   C. 遗传母亲　　　　　　D. 代理母亲
   E. 完整的母亲

四、名词解释

1. 优生　　2. 消极优生　　3. 积极优生

五、简答题

1. 消极优生的道德价值有哪些？
2. 积极优生的道德价值有哪些？
3. 积极优生的伦理问题有哪些？
4. 积极优生的伦理原则有哪些？
5. 消极优生的内容有哪些？

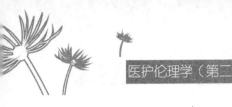

第十二章　器官移植中的道德

【学习目标】

➢ 掌握器官移植的概念。

➢ 熟悉受体选择的标准。

➢ 了解器官移植的简史、现状。

器官移植被誉为"21 世纪医学之巅"，为人类医疗领域带来了革命性的变化。随着现代医学的发展进步，血管吻合技术、低温生物学的发展以及新型高效免疫抑制剂的产生，器官移植为许多脏器功能衰竭的患者提供了新的可供选择的治疗途径。但因器官移植产生的一系列伦理学问题并没有得到完全解决，器官移植的应用和发展在很大程度上受到了影响和制约。

第一节　器官移植的简史与现状

一、器官移植的发展简史

（一）器官移植的概念

器官移植是指摘取机体的某一个器官，并将该器官移植到某一个个体（包括自体移植、同系异体移植、同种异体移植、异体异种移植）的相同（常位）或不同部位（异位），以达到某种治疗的医学目的。器官移植的意义主要表现在：第一，使许多本来难以恢复健康的病人得以康复，使患有不治之症，在过去可能必死无疑的某些心、肝、肾等疾病的患者，有了生存的希望和可能，并能够延长数年甚至数十年的寿命，从而使人类崇高的医学人道主义精神得到更加充分的体现。第二，从一定意义上讲，能使有限的医疗资源发挥更大的效益，如为维持晚期肾功能衰竭病人的生命，其长期用于透析治疗的经费，要比肾移植高得多。

（二）器官移植的发展简史

早在几千年前人类就一直幻想能进行器官移植。在《圣经》

器官移植被誉为"21世纪医学之巅"，为人类医疗领域带来了革命性的变化。

器官移植的概念：指摘取机体的某一个器官，并将该器官移植到某一个个体（包括自体移植、同系异体移植、同种异体移植、异体异种移植）的相同（常位）或不同部位（异位），以达到某种治疗的医学目的。

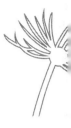

中，"上帝"用亚当的肋骨造就了夏娃，这个故事明显地折射出几千年前存在于人们想象层面的移植程序；古希腊诗人荷马在《伊利亚特》中曾描述过狮头羊身蛇尾的嵌合体，后来成为建筑物上的装饰；埃及的狮身人面相和我国神话中的人物均属于人与动物的嵌合体。

我国被认为是最早提出"器官移植"这一设想的国家。在晋人所作的《列子》中有这样的记载：公扈和齐婴两个人同时患病，求治于扁鹊。扁鹊用药酒将二人麻醉，然后打开其胸腔，把心脏取出，互换后再分别植入各人的胸腔。这种"换心术"在当时是不可能的，但从今天的器官移植手术来看，古人的丰富想象是很有意义的。更为难能可贵的是，该书看到了器官移植将给人类带来一系列的伦理道德问题，因为在古代，人们把心脏看成是思维的器官，相当于现代人的大脑。虽然这篇文献所载的事例未免过于离奇失真，可它毕竟是医学史上第一次关于异体器官移植的描写，扁鹊也毕竟是生活在公元 300 年前的名医，因此，国际器官移植学会把扁鹊作为器官移植的鼻祖。

真正进行器官移植的尝试是在 20 世纪初期。1905 年，美国两名医学家卡雷尔（A.Carrcll）和古斯里（C.Cushrie）发展了血管缝合技术，使一切临床器官移植在技术上成为可能。他们又做了一次动物实验，于 1905 年把一只小狗的心脏移植到大狗的颈部。结果小狗的心脏跳动了两个小时，后由于血栓栓塞而停止跳动。1950 年，休姆（D.Hume）在美国做了一系列的人体肾移植手术。由于无法抑制身体免疫系统的问题，所有移植的肾均遭排斥反应而告失败。1954 年，美国另一名医学家麦瑞尔（Merrill）在一对孪生子之间进行肾移植并获得成功，而且病人长期存活了下来，从此开辟了器官移植的新纪元，也为其他器官（如肝、胰和心脏等）的移植铺平了道路。1955 年，休姆（D.Hume）在肾移植中使用了类固醇激素，使同种移植有了新的进展。1963 年的肝移植、肺移植，1966 年的胰腺移植先后获得成功。1967 年，南非外科医生巴纳德成功进行了首例心脏移植。1956 年，美国的唐纳尔·托马斯（Donnar Thomas）做了第一例骨髓移植，喜获成功；1974 年，他又成功地进行了个体之间的骨髓细胞移植，从而为白血病、再生障碍性贫血、地中海贫血等遗传性疾病和免疫系统疾病的治疗开辟了广阔的前景。1990 年，唐纳尔·托马斯（Donnar Thomas）与默里分享了该年度的诺贝尔奖。从 20 世纪 80 年代以来，世界范围内掀起了器官移植热潮，并由单器官向多器官联合方向发展。

我国被认为是最早提出"器官移植"这一设想的国家。

1905 年，美国两名医学家卡雷尔（A.Carrcll）和古斯里（C.Cushrie）发展了血管缝合技术。

1954 年，美国医学家麦瑞尔在一对孪生子之间进行肾移植并获得成功。

1967 年，南非外科医生巴纳德成功进行了首例心脏移植。

二、器官移植的发展现状

（一）国外的现状

随着科学技术和医学水平的不断发展和提高，新的免疫抑制药的研制成功和应用，组织配型能力的提高以及外科手术的改进，移植外科打破了肾移植"一花独放"的局面，心脏、肝、肺、骨髓、胰腺等器官移植取得了很大的成就。

从 1954 年麦瑞尔取得肾移植成功到 1998 年为止，全世界已施行同种肾移植 447 182 例；胰肾联合移植已近万例。美国每年实施胰肾联合移植千例以上，一年存活率 >80%；单肺移植 5 347 例，双肺移植 3 571 例，心肺移植 2 510 例。

从 1967 年 12 月 3 日南非医生成功实施第一例心脏移植到 1998 年为止，全球心脏移植已达 48 511 例。

从 1963 年斯塔茨尔成功实施第一例肝移植到 1998 年为止，215 个肝移植中心开展了 62 502 例肝移植，在大器官移植中仅次于肾移植，且术后一年存活率达 90%，五年存活率 >70%，最长存活者已达 28 年。

（二）我国的现状

我国第一例获得成功的肾移植是广州中山医学院于 1972 年 12 月 6 日进行的一例亲属肾移植。现在，全国各大城市几乎都开展了肾移植手术，其他器官移植也相继获得成功。

我国第一例心脏移植手术是 1978 年 4 月在上海瑞金医院进行的，病人存活了 109 天，死于排异反应引起的肺部感染。1992 年 4 月 26 日，由当时的哈尔滨医科大学附属第二医院夏求明教授主刀，为农民杨玉民成功实施了同种异体原位心脏移植手术，供体心脏来自一名 23 岁的脑死亡患者。手术进行了 4 个小时，全院动用上百名医护人员，仅手术缝合就达 1 000 余针。2008 年 4 月 26 日，这位普通农民迎来了自己"16 岁生日"，缔造了一项生命奇迹——中国乃至亚洲心脏移植最长的存活记录。为他主刀的夏求明教授获得了中国医师协会颁发的"金刀奖"终身成就奖。

我国在肾、肝、心脏、肺、脾、胰岛、睾丸、骨髓等临床组织、器官移植方面，在种类和数量及移植的疗效方面，都达到或接近国际先进水平。至 2001 年底，我国共施行各种实质大器官移植 41 590 例，其中肾移植 40 393 例，最长存活 26 年；肝移植 996 例，最长存活 8 年；心移植 82 例，最长存活超过 10 年；胰肾联合移植 93 例次，最长存活 8 年；肺移植 13 例次，最长存活 7 年。

在全球范围内，除大脑以外，所有的器官都能移植，并且成功率也越来越高。1999 年 10 月 4 日，意大利一位年仅 16 个月的小女孩同时接受了 7 个器官移植（肝、胰、胃、小肠、大肠和双肾），并获得了成功，术后康复情况良好，并已开始学步。这说明现阶段器官移植的难题已不再是技术问题，而是供体的来源问题，即从哪里获得移植所需要的各种器官。器官移植除技术外，所涉及的伦理问题主要包括三个方面：供体的选择、获得器官的途径以及受体选择的道德标准。

> 在全球范围内，除大脑以外，所有的器官都能移植。

第二节　供体选择的伦理问题

一、活体器官选择中的道德

（一）活体器官利用的原因

之所以要用活体器官，是因为器官移植（尤其是早期），能否成功的关键是如何解决术后的"排异反应"问题。解决"排异反应"问题的办法有两条：一种途径是抑制受体的免疫反应，使之对移植物不产生排异。但迄今为止，临床所采用的各种免疫抑制剂和免疫抑制措施（如放射线照射、胸导管引流等）都是非特异性的。目前常用的比较有效的药物是环孢霉素，但长期使用也会抑制免疫系统。它们在抑制受体对移植物排异的同时，也抑制了机体对细菌、病毒和寄生虫等的防御能力以及对肿瘤的免疫监督作用，结果会导致免疫功能降低，引起感染、肿瘤等严重的并发症。另一种途径是选择与受体遗传基因完全相同或基本接近的供体，以避免或减轻排斥反应。一般来讲，最佳供体是同卵孪生同胞（1954 年麦瑞尔就是在一对同卵孪生子之间进行肾移植而获得突破性成功的），然后依次为异卵孪生同胞、兄弟姐妹、父母子女、血缘相同的亲属，最差的是无血缘关系的供体。这种技术也叫组织配型，同时还要注意血液配型。O 型血的受体仅能从 O 型血的供体获得移植器官，AB 型的受体可以从任何血型供体得到器官，A 型血者则可从 A 型或 O 型血者获得器官，B 型血者可从 B 型或 O 型血者获得器官。组织配型和血液配型最好的来源就是亲属之间，而且主要来自于活体。据统计，非亲属供肾的肾脏 1 年成活率为 89%，5 年成活率为 60% ~ 70%；而亲属供肾的移植肾脏 1 年成活率可达 97%，5 年成活率可达 80%。而且，使用亲属之间的活体器官移植在伦理上可以勉强说得过去。

> 器官移植涉及的伦理问题：供体的选择，获得器官的途径以及受体选择的道德标准。

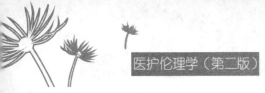

（二）伦理问题

1. 维护供体利益的问题

活体供体是从活的供体身上摘取某一成双器官中的一个，或某一器官的一部分。除血液和骨髓移植供者可通过机体的代偿得到补充恢复外，供体器官被摘除以后是不能再生的，自身的健康会在一定程度上受损。迄今为止，已有20%的供肾者死于单肾切除，还有大量的活体供肾者切除一个肾后出现了严重的并发症。健康人提供器官，要作出自我牺牲，要冒出现并发症和危及预期寿命的风险。供体"舍己救人"的精神值得提倡，但必须同时考虑其基本的健康利益不受侵犯。因此，医生在选择活体供体时，应该考虑如何维护供者的利益。

2. 器官商业化的问题

从全球看，移植技术的发展，使器官愈加供不应求，供体器官选择就成为器官移植的关键性问题。采用何种方式进行器官采集？哪一种收集方式更符合伦理道德和法律呢？是自愿捐献，是推定同意，还是商业化交易？这些问题一直困扰着医学界，已经成为人们争论的焦点。过去个别国家有器官贸易中心或肾脏贸易市场，有钱人可以买到活体器官，甚至个别国家有专门绑架人口、取出脏器贩卖的匪帮，以及有个别医生通过非法途径获得器官等。从伦理上讲，有钱人获得活器官供体，穷人为生存出卖器官，这是不公平的。印度、新加坡、巴西及欧洲许多国家都立法禁止买卖器官。我国于2007年5月1日起施行的《人体器官移植条例》第三条规定："任何组织或者个人不得以任何形式买卖人体器官，不得从事与买卖人体器官有关的活动。"第二十六条规定："违反本条例规定，买卖人体器官或者从事与买卖人体器官有关活动的，由设区的市级以上地方人民政府卫生主管部门依照职责分工没收违法所得，并处交易额8倍以上10倍以下的罚款；医疗机构参与上述活动的，还应当对负有责任的主管人员和其他直接责任人员依法给予处分，并由原登记部门撤销该医疗机构人体器官移植诊疗科目登记，该医疗机构3年内不得再申请人体器官移植诊疗科目登记；医务人员参与上述活动的，由原发证部门吊销其执业证书；国家工作人员参与买卖人体器官或者从事与买卖人体器官有关活动的，由有关国家机关依据职权依法给予撤职、开除的处分。"同时，该条例的第十条规定："活体器官的接受人限于活体器官捐献人的配偶、直系血亲或者三代以内旁系血亲，或者有证据证明与活体器官捐献人存在因帮扶等形成亲情关系的人员。"可见，这些规定都是为了避免活体器官的商业化。

3. 效用与公平问题

据医学专家介绍，在我国，肾移植约需 6 万元，肝移植约 15 万元，心脏移植约 20 万元。而且，术后还需追加护理和监测费用，排异时需重新住院，等等。这样的高额费用，一般人是承受不起的。那么，这是否做到了公正地分配卫生资源？如果不能降低费用，后续发展是不是医学的误区？还有，器官移植的成功率远不像媒体报道的那么乐观，实际上有很多器官接受者没能活到下手术台，有的则死于术后的排斥期，还有的死于不能克服的并发症。当然，从另外一方面看，器官移植也给人类的生命带来了福音。据全球移植中心统计，迄今已有 70 余万名身患不治之症者，通过器官移植获得了第二次生命。

（三）伦理原则

（1）活体器官移植供者的器官必须是成双成对的（如肾移植），或者是移植后可以补充的（如血液、脊髓等）。

（2）供者必须出于真诚的、无条件的自愿。在器官被摘除前，供者有权随时撤回其意愿，且无须说明理由。比如有这样一个案例：某尿毒症患儿张某某，男，15 岁，靠肾透析维持生命，需要进行肾移植，孩子的父母都愿意为其孩子捐献自己的肾脏，双方进行组织适合性和淋巴球交叉配合试验，结果孩子的父亲适合移植。此时，这位父亲突然改变主意，不愿承担摘除一个肾脏的风险，而且自己的工资是这个家庭的唯一经济来源。但他又担心让孩子及其母亲知道，会影响家庭关系，故要求医生保密。这个父亲的做法从供者伦理原则和法律来讲是说得过去的，因为体现了供者必须完全自愿的原则。也就是说，即使是亲属之间的活体移植，也要建立在自愿的基础上，而不能因为是亲属，就把这种理想的道德变成义务的道德，那样就会违背器官捐献自愿的原则。

（3）供者应被告知器官摘除可能带来的后果和危险。

（4）对供者进行全面体格检查，并能预料其捐献器官后健康仍有保障。

（5）对器官的分配坚持医学标准和社会标准，做到公正、公平地分配，使器官得到最佳利用。

（6）供者必须是完全民事行为能力人。我国 2007 年 5 月 1 日实施的《人体器官移植条例》第九条规定："任何组织或者个人不得

活体器官选择中应遵循的伦理原则：
1. 活体器官移植供者的器官必须是成双成对的（如肾移植），或者是移植后可以补充的（如血液、脊髓等）；
2. 供者必须出于真诚的、无条件的自愿；
3. 供者应被告知器官摘除可能带来的后果和危险；
4. 对供者进行全面体格检查，并能预料其捐献器官后健康仍有保障；
5. 对器官的分配坚持医学标准和社会标准，做到公正、公平地分配，使器官得到最佳利用；
6. 供者必须是完全民事行为能力人。

我国 2007 年 5 月 1 日实施的《人体器官移植条例》第九条规定："任何组织或者个人不得摘取未满 18 周岁公民的活体器官用于移植。"

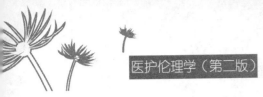

摘取未满 18 周岁公民的活体器官用于移植。"此条款是保证未成年人的利益，同时还要求供者能自主决定是否捐献器官。

二、尸体器官选择中的道德

（一）尸体器官利用的原因

由于活体器官移植存在着严重的伦理问题，为了一个病人去损坏一个健康人的健康，似乎是不道德的。而且，随着器官移植技术的进步，组织配型和血液配型的能力不断提高，新药不断产生，尸体器官移植的成活率已接近活体亲属间的器官。因此，用尸体器官更容易让人理解和接受，但利用尸体器官同样存在复杂的伦理问题。

（二）伦理问题

尸体供体的伦理问题主要是受旧的习俗、传统伦理观念的影响，存在对死亡的判断问题。

1. 观念上的障碍

在我国，由于受封建传统观念影响，人们认为"身体发肤，受之父母，不敢毁伤，孝之始也"，人"生要完肤，死要厚葬，全尸去见列祖列宗"。在很多地方，尤其是在农村地区，谈论身后之事均被认为是不吉利的，捐献死者的器官是不孝不义之举。因此，死后愿意捐献遗体（或器官）的人和同意捐献亲人遗体（或器官）的人还是很少的。

2. 确定供体死亡时间的问题

供体器官必须是活器官，这是器官移植的前提。要提高器官移植后的成活率，供给的器官越新鲜越好。那么什么时候可以从"尸体"中拿出器官，便成为器官移植的首要问题。随着技术的发展和器械的发明及使用，传统的死亡标准——心肺功能的停止受到了冲击。1968 年，美国哈佛大学医学院死亡定义审查特别委员会的一份报告，首先提出了脑死亡这一概念。而作为器官移植的供体，脑死亡者比心肺死亡者有着无法比拟的优越性。近年来，一些发达国家已接受脑死亡这一新的概念，从而极大地促进了器官移植的发展；而我国等一些亚洲国家仍在沿用传统的标准，脑死亡标准尚未确定。在死亡的判定上，究竟按什么标准，在临床上至今未能有一个明确的规定，以致医生无法确定摘取器官的确切时间。如果大脑死

尸体器官选择中的伦理问题：
1. 观念上的障碍；
2. 确定供体死亡时间的问题。

亡了，但仍有心跳呼吸，此时摘取器官可能会遭到家属的反对，认为医生没有尽到责任，是见死不救；如果心跳呼吸停止，大脑尚没有死亡，医生为摘取新鲜器官而忽视对病人生命的抢救，这是医学道德以及社会主义法律所不容的；而如果病人确已死亡却还认为他活着，迟迟不作死亡诊断，那么最后摘取的器官又很难成功移植。

1967 年 12 月 3 日，在南非的首都开普敦，世界著名的胸外科专家巴纳德医生做了第一例心脏移植手术并获得了成功。全世界为这一新的医学成就欢欣鼓舞，因为他给无数心脏病患者带来了新生的希望。但当时就有人提出了一个问题："供体在被摘取心脏时，是否真正死亡了？"如果说供者在被摘取心脏之前是真正死亡了，那么心脏就应停止了跳动，手术就不能成功。现在你的手术已成功了，说明供者的心脏一直在跳动，心脏在跳动的人应该是活人，你把活人心脏摘取了就等于是杀人。而对以心脏作为判断生死的公众而言，这个问题确实很难说清楚。这一问题导致开普敦此后 10 年之久没有再做心脏移植手术。

1969 年，日本北海道札幌医科大学摘取尸体心脏器官进行心脏移植手术。结果，做手术的外科医生以杀人罪被告上法庭。

可见，确定新的死亡标准，已成为心脏移植的前提（详见第十三章）。如果没有新的死亡标准，谁也不敢冒杀人的风险去摘取供体的心脏。尽管脑死亡标准使医生从心脏在跳动的尸体上摘取器官成为可能，但传统的死亡标准根深蒂固，在许多国家尤其是东方国家，多数人是难以接受的。

（三）伦理原则

供体必须是已经死亡的尸体，而心脏是人体极为重要的单一器官，从活体上摘取心脏，必然导致供体的死亡。所以，心脏移植与肾脏移植不同，心脏移植只能是尸体而不能是活体。我国《人体器官移植条例》第二十条也规定："摘取尸体器官，应当在依法判定尸体器官捐献人死亡后进行。从事人体器官移植的医务人员不得参与捐献人的死亡判定。从事人体器官移植的医疗机构及其医务人员应当尊重死者的尊严；对摘取器官完毕的尸体，应当进行符合伦理原则的医学处理，除用于移植的器官以外，应当恢复尸体原貌。"

三、胎儿器官选择中的道德

（一）胎儿器官利用的原因

胎儿器官作为供体用于移植，不仅已成为事实，而且有逐渐发

我国《人体器官移植条例》第二十条规定："摘取尸体器官，应当在依法判定尸体器官捐献人死亡后进行。从事人体器官移植的医务人员不得参与捐献人的死亡判定。从事人体器官移植的医疗机构及其医务人员应当尊重死者的尊严；对摘取器官完毕的尸体，应当进行符合伦理原则的医学处理，除用于移植的器官以外，应当恢复尸体原貌。"

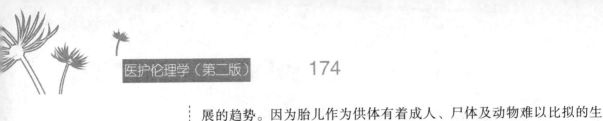
展的趋势。因为胎儿作为供体有着成人、尸体及动物难以比拟的生物学优势：伦理问题小，来源多，数量大，用途非常广泛，可以缓解器官移植中供不应求的矛盾。

胎儿器官选择中的伦理问题：

1. 胎儿的道德地位；
2. 胎儿器官商品化；
3. 人类怀孕的动机变化。

（二）伦理问题

胎儿作为器官移植的供体也存在着伦理问题。

1. 胎儿的道德地位

胎儿器官移植的伦理难题在于胎儿的本体论地位和道德地位。如果认为胎儿是人，那么一个"必死无疑"的人在未死之前，甚至死后都有保持自身完整的权利。因此，以胎儿为供体是不道德的。如果认为胎儿不是人，而只是一个具有成为人的潜能的生物实体，那么，牺牲一个"潜在"的人，挽救一个"实体"的人，在伦理上是可以接受的。

2. 胎儿器官商品化

据 1993 年 6 月 26 日《光明日报》登载，一名叫米歇尔·莫尔纳的美国好莱坞的著名外科医生，在莫斯科投资 30 万美元，兴建了一家生物医学研究所，即妇产科引流医院。其主要目的是试图科学利用人工流产出的活性胚胎治疗世上的各种疑难杂症，以牟取暴利。在他的医院做人工流产一律免费，而且还要免费服用一些高级的西方补药，但科学的背后还隐藏着直接的金钱目的。引产出来的幼胎立即被送到实验室进行加工处理，分割成 27 种有价值的组织并放入容器里，用零下 196 摄氏度的低温冷冻起来等待出售：如移植一次幼胎组织（缓解一些不治之症的疼痛），本地人要支付 5 000 美元，外国人要付 8 000 美元。

3. 人类怀孕的动机变化

有人怀孕的目的是为了把腹中的胎儿作为供体。

（三）伦理原则

胎儿器官选择中应遵循的伦理原则：

1. 从来源上讲，胎儿作为器官移植的供体，必须是出于优生的目的，不能出生或生存下来有严重遗传性疾病的胎儿；或者是出于计划生育的目的，不应该出生的胎儿；
2. 从人道主义上讲，在器官移植的过程中，对胎儿应保持应有的尊重。

从来源上讲，胎儿作为器官移植的供体，必须是出于优生的目的，不能出生或生存下来有严重遗传性疾病；或者是出于计划生育的目的，不应该出生的胎儿。也就是讲，胎儿是必死无疑的，与器官移植的供体没有必然的联系。

从人道主义上讲，在器官移植的过程中，对胎儿应保持应有的

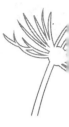

尊重。必死的胎儿可以利用，但绝不是"废物利用"。人类实体已经失去生命的意义，但绝不能当作废物任意处理，更何况是一个有生命的胎儿。

四、死囚器官选择中的道德

器官移植的供体器官可以从死囚身上获取，这也是一个极易引起伦理之争的问题。供体器官的供不应求使得人们把眼光转向了器官的另一来源——死囚。我国对能否利用死囚的器官进行移植的问题进行了一些讨论。赞同者认为，利用死囚的器官不仅可以解决供体器官不足的问题，而且这是给予死囚一个机会，让他们死后为社会奉献一份爱心，以赎回他们的罪行。反对者则认为，一方面死囚处于弱势地位，很难知情同意表示愿意死后捐献器官，还可能造成"道德滑坡"；另一方面，对于受者来说，有些人使用囚犯的器官会产生一种心理负担，即担心自己会变得像犯人那样易冲动和容易犯罪。因为有过这样的先例，某些人移植了他人的器官尤其是心脏后，性格发生了明显的变化，过去内向的变得外向了，而过去外向的则变得内向了。虽然利用囚犯的器官移植有伦理之争，但仍有一些国家和地区在利用囚犯的器官进行移植。如果今后要大量利用死囚的器官进行移植，那么有关的伦理和法律问题必须解决，否则就会引起社会问题。

第三节　获得器官的途径

一、自愿捐献

（一）自愿捐献的概念

自愿捐献是指供体在捐献器官时，必须是在没有任何外界压力和诱导的情况下，真正的、出自内心的自愿。也就是任何人在任何情况下，不得以任何手段骗取任何人的任何器官，否则就是不道德的。自愿捐献必须要真正地做到知情（供者具有正常的认知和行为能力，对提取器官的风险及后果有清楚的认识）、同意（完全出自内心、自愿）。

（二）自愿捐献简评

自愿捐献是目前所有获得器官的途径中最没有伦理问题、最道

获得器官的途径：
1. 自愿捐献。
2. 推定同意。
3. 器官商品化。

自愿捐献：
供体在捐献器官时，必须是在没有任何外界压力和诱导的情况下，真正的、出自内心的自愿。

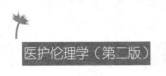

德的，因而应该提倡和鼓励人们自愿捐献。比如，美国在 1968 年制定了《统一组织捐献法》，体现了"自愿捐献"的伦理原则。该法的基本条款是：任何超过 18 岁的个人可以捐献他身体的全部或一部分用于教学、研究、治疗或移植的目的；如果个人在死前未作捐献表示，他的亲属可以如此做，除非已知死者生前反对；如果死者生前已经作了捐献的表示，死后他的亲属也无权取消。该法明显地体现了美国政府支持和鼓励人们自愿捐献。在美国，健康与人类服务部还建立了相应的保障系统，主要分为国家器官获取和移植网络（OPTN）、器官资源共享网络（UNOS）和器官获取组织（OPO）三个机构。其中 OPTN 负责制定政策和协调管理，UNOS 负责等待器官捐献患者的登记和分配，OPO 主管遗体器官捐献。

我国有一个器官捐献协调机构——深圳器官捐献办公室，它是以深圳为基地，面向全国的器官捐献宣传、服务性机构，主要是在捐献者与医院等各部门间起协调作用。

但从总体来看，由于受各国的习俗、文化、伦理、价值观等的影响，自愿捐献器官的人还很少，器官出现了严重的供不应求现象，这极大地阻碍了器官移植的发展和推广。据统计，我国约有 100 万尿毒症患者，每年新增 12 万人，每年约有 50 万患者需要肾移植。而每年全国可供移植的肾源仅有 5 000 个，即只有 1%的人能得到器官移植。他们中的多数人，或过早地离开了人世，或依然只能依靠透析来维持生命，每月的治疗费用高达 7 000～8 000 元。在我国患角膜病的 500 万人中，有 400 万可经角膜移植重见光明，但每年只有 700 个角膜供体。角膜数量远远不能满足实际的需要，只有 2‰的人能进行角膜移植，这和发达国家相距甚远。美国有 98 个眼库，每年可做 4 万个角膜移植。我国每年有 4 万多名白血病患者挣扎在死亡线上，对于他们中的大多数来说，骨髓移植是有效的治疗方法。然而，由于非血缘关系造血干细胞移植配型相合的概率是 10 万分之一，所以需要一个相当规模的骨髓库，才能使更多的患者找到相匹配的供者，而我国目前唯一的中华骨髓库所能提供的还远远不够。在全球范围内，器官移植做得最好的是奥地利，每百万人口有 94 个人做了器官移植；器官捐献做得最好的是西班牙，每百万人口有 34 个人捐献器官，大约每百个需要移植器官的病人里面就有一个可做移植手术；而我国每年只有大约 5 000 人能做器官移植，如果除以 13 亿这个巨大的基数，其比例真是小得可怜。

当然，我们也看到了一些可喜的进步。1990 年 8 月 12 日，《健康报》登载了浙江省省长许行贯等党政领导带头签署了死后捐献角膜的许诺书；1990 年 9 月 14 日，国际著名眼科专家张教授与世长辞。他做出的最后奉献是：捐出眼球角膜，使两位盲眼患者重见光明，张教授因此成为我国建立眼库以来第一个完成了捐献眼球遗愿

在全球范围内，器官移植做得最好的是奥地利；器官捐献做得最好的是西班牙。

的志愿者。2000 年 8 月 15 日，山东省中学生王鑫的母亲捐肾给女儿的事迹，震惊了全国（中央电视一台、中央二台、山东电视台、济南电视台做了专题报道）；随后，济南交警队队长带头立下遗书，表示死后愿意捐献肾脏供移植。北京朝阳区有 130 人表示死后愿意捐献肾。2000 年，上海制定了我国第一部《尸体捐献法》。2006 年 5 月 4 日，一名因为脑血管意外脑死亡的 19 岁少女，捐出的两个肾脏及一个肝脏，成功挽救了 3 个人的生命，两个眼球也使两人重见光明，但因当时找不到适合心脏移植的接受者，而未能完成心脏捐献。2009 年 6 月 3 日，在江西红十字会医用组织库项目发表座谈会上，卫生部副部长黄洁夫认为，我国必须尽快改变没有器官组织捐献体的情况，进一步规范器官移植市场，建立我国器官捐献体系。

二、推定同意

（一）推定同意的概念

推定同意，即由政府授权医生，允许医生从尸体身上收集所需的组织和器官。推定同意有两种形式：一是国家授予医生全权收集有用的组织和器官，不考虑死者和亲属的愿望（如奥地利、丹麦、波兰、瑞士、法国）；二是法律推定，当不存在来自死者生前或其亲属的反对时，方可进行器官收集（如芬兰、希腊、意大利、挪威、西班牙、瑞典）。

上述第二种形式，与自愿捐献并不相同。前者问的是"是否反对"，后者问的是"是否同意"，二者收到的效果是不同的。

（二）推定同意简评

对推定同意的政策持支持意见的人认为：由于自愿捐献的器官远远不能满足临床需要，实行推定同意会增加供体器官的来源。比如，我国邱仁宗教授提出，在加强宣传教育的基础上，可实行推定同意的政策。在公费医疗范围内采取第一种形式的推定同意，在自费医疗范围内采取第二种形式的推定同意。第二种形式的推定同意不应该在病人将死或刚死时询问家属是否反对，而应该提前在另外的场合下进行。例如，可以在填写户口登记时征求意见，并且要经过核准，但这种方法还在讨论中。

但对推定同意政策持反对意见的人认为：第一，推定同意不能真正体现知情同意原则。器官是人体一个重要组成部分，人对其有自主决定权。自主决定权意味着他可以在任何时候表示愿意捐献器官，也包括在任何时候重新考虑这个决定，包括撤销捐献的意愿。因此，不能推定公民都会同意在死后捐献器官。可见，自愿捐献比

推定同意：

由政府授权医生，允许医生从尸体身上收集所需的组织和器官。

推定同意有两种形式：
1. 国家授予医生全权收集有用的组织和器官，不考虑死者和亲属的愿望（如奥地利、丹麦、波兰、瑞士、法国）；
2. 法律推定，当不存在来自死者生前或其亲属的反对时，方可进行器官收集（如芬兰、希腊、意大利、挪威、西班牙、瑞典）。

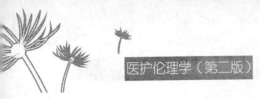

推定同意更为理想。但如果病人及其家属还有机会说"不"，那他们就仍然握有最后的自主决定权，并没有违反知情同意原则。第二，欧洲某些国家的实践证明，推定同意并没有缓解移植器官的匮乏。虽然法律授权医生摘取去世病人的器官，无需家属允许，但医务人员仍然不愿意这样做。而且，如果要给家属有机会表示拒绝，就必须通知他们病人已死亡，并询问他们是否拒绝捐献，这不仅在实际安排上会存在困难，而且会花费许多时间，使器官不能得到及时保存和利用。

三、器官商品化

（一）器官商品化的概念

器官商品化是指通过信贷方式，相互交换器官或在保障供者生命不受影响的条件下，出售适用的成对器官中的一个。

人体器官商品化形式：一是买卖器官。日本有的商人靠买卖器官发大财。他们先收取患者的巨款，然后将患者带到菲律宾，商人在菲律宾用较低的价钱买到穷人的器官，供患者移植。二是交换器官。供者用自身器官换取一些好处。例如，意大利一名 48 岁的妇女叫玛利亚，她有三个儿女，丈夫无工作，生活艰苦，她决定捐出自己的一个肾作为丈夫获得一份工作的交换条件，其工资能维持全家人的生活。

（二）器官商品化简评

器官商品化可以大大增加器官移植的来源。在一个高度发达的商品社会中，凡是奇缺稀有的东西，非常容易用商品化解决供求上的不平衡，即使是人体器官那样神圣的东西。这样有利于患者及时得到治疗，这是器官商品化唯一可取的好处。

但器官商品化同样存在着许多问题。一是出现穷人卖、富人买的现象。由于实行商品化以后，前两条途径没有了，一切都靠金钱交易。富人有钱，他们不可能出卖自己的器官。穷人没钱，不可能买得起器官。如 1983 年美国医生雅各布斯建议成立"国际肾脏交易所"经销肾脏，购买第三世界贫民的肾脏，然后销往美国。这样，器官移植技术就势必由健康女神变成专供富人享用的奴仆。二是穷人被迫"自愿"。穷人总是在走投无路、饥寒交迫、不能生存下去的情况下，才出售自己的器官。这并不是真正的"自愿出售"，而是变相的"强迫出售"。因此，这是违背"自愿"原则的。三是在金钱的作用下，各种与器官移植相关的犯罪上升，直接或间

人体器官商品化形式：

1. 买卖器官。
2. 交换器官。

器官商品化存在许多问题：

1. 出现穷人卖、富人买的现象；
2. 穷人被迫"自愿"；
3. 在金钱的作用下，各种与器官移植相关的犯罪上升，直接或间接地掠夺别人的器官的罪恶现象时有发生。

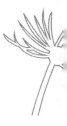

接地掠夺别人的器官的罪恶现象时有发生。因此，器官商品化受到了绝大多数人的反对，美国已于 1984 年 9 月立法，禁止买卖人体器官，但地下黑市交易器官的现象仍然存在。我国也立法禁止器官买卖行为。

第四节　受体选择的道德标准

一、制定道德标准的必要性

移植器官存在着严重的"供不应求"的现象。假如只有一颗可供移植的心脏，而同时至少有 6 人都必须在 48 小时内得到正常的心脏，否则必然死亡，这就存在着一个如何分配器官的问题，也就是医学资源的微观分配问题。可供移植的器官、能够胜任的外科医生和护士、医院的设备等总是有限的，那么应当选择哪一个，或者哪一些人呢？因此，必须制定一个受体选择的道德标准，把有限的医学资源分配给应该分配的人。

二、受体选择的标准

（一）医学标准

医学标准是指根据病人的病情和当时的医疗技术筛选受体，主要从移植的必要性、迫切性、成功的可能性来考虑。它取决于医学科学和医务人员技术所能达到的水平。同济医科大学制定的《器官移植的伦理原则》里对医学标准作了 3 条界定：

（1）在生命器官功能衰竭而又无其他疗法可以治愈，短期内不进行器官移植将死亡者。

（2）受者健康状况相对较好，有器官移植手术适应症，机体心理状态和整体功能好，对移植手术耐受性强，且无禁忌症。

（3）免疫相容性相对较好，移植手术后有良好的存活前景。

（二）非医学标准

1. 预期寿命

预期寿命即患者术后可能存活的时间。在一般情况下，手术后年轻人要比老年人存活时间长一些。所以，一般来讲，年轻人患者应先得到器官。

受体选择的标准：

1. 医学标准。

2. 非医学标准。

3. 社会标准。

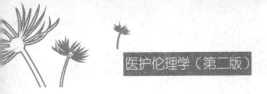

2. 生命质量

生命质量即患者术后的健康状况。患者术后的痛苦与生命质量呈反比，痛苦越大，生命质量就越低。器官移植追求的不仅是生命的延长，还有生命的质量。

3. 手术代价

生命神圣论认为人的生命是无价的，这只是一种美好的理想。实际上，不惜一切代价挽救生命，只是人类中极个别人的特权。因此，我们对上述标准权衡时，应当考虑到手术的代价。

非医学标准：

1. 预期寿命。

2. 生命质量。

3. 手术代价。

（三）社会标准

社会标准是指根据病人的社会价值、应付能力等社会因素筛选器官移植的受体。社会价值主要是看病人过去或未来对社会贡献的大小、对他人的重要性。过去的贡献，即患者对社会已经作出的贡献。对社会有特殊贡献者，应优先得到器官移植的机会。对社会的重要性，即患者术后对社会的贡献能力，这一标准的实施有较大的困难。如一位教师和一位医生，一位重体力劳动者和一位脑力劳动者，到底谁的贡献更大？对他人的重要性，即患者的生命对他人的重要程度。如一位上有老、下有小的患者，是否应该比一位双亲已故、膝下无子的患者优先得到移植器官呢？一位已做母亲的妇女和一位未做母亲的妇女，谁的生命更重要些？应付能力主要是指病人配合治疗的能力、社会应付能力、经济支付能力等。病人配合治疗的能力在一定条件下是医务人员选择可否进行器官移植的重要标准。但这又不能绝对化，因为病人配合治疗的能力、水平，与医患间的沟通，病人对疾病的理解等因素有关。至于经济问题，在我国目前的条件下，确实是一个应该考虑的问题，如果处理不好，就会出现有钱人买健康、没钱人坐以待毙的现象，这显然不符合医德。

【案例分析】

应该移植给谁？

1. 某医院有两位患者需要进行肝移植。一位是 Z，男，45 岁，因多年饮酒导致严重肝硬化；另一位是 L，男，25 岁，待业青年，在一次购物时因抓歹徒被歹徒刺伤，肝脏破裂，生命危在旦夕。现有一个可供移植的肝脏，经检查两位患者的组织配型都符合，但 Z 能交出手术费，而 L 不能。

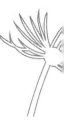

【分析讨论】

肝脏应该移植给谁才是公正的?

生孩为救女

2. 媒体报道,美国加州一名少女亚拉刚刚过了 16 岁生日,就被查明已患慢性骨癌,唯一有效的方法是进行骨髓移植。为救女儿,孩子的父母听从医生的建议再生一个孩子,希望在仅有25%可能性中能幸运生下一个与女儿骨髓同型相容的孩子。结果如愿以偿生下了妹妹玛丽莎,骨髓与姐姐完全相同。14 个月时,医生用玛丽莎的骨髓为亚拉实施了骨髓移植。一年后,亚拉完全恢复了健康。因为夫妇俩宣布再要一个孩子的目的就是为了给亚拉提供合适的骨髓,这件事在美国引起了极大关注。

【分析讨论】

1. 生下玛丽莎的目的是为了救姐姐的命,这对玛丽莎是否公正? 是否有损其健康?

2. 父母或医生是否能真正代表玛丽莎的利益?

3. 培养生命仅仅是为了获取他们躯体的器官组织,人们能接受吗? 如果亚拉要移植一个心脏,能否可以生一个孩子取下其心脏?

达标检测题

一、填空题

1. 1954 年,＿＿＿＿＿＿成功地在一对孪生子之间进行了肾移植。

2. 获得器官的途径有＿＿＿＿＿、＿＿＿＿＿、＿＿＿＿＿。

二、单项选择题

1. 我国最早关于器官移植有记载的书是( )。

　A.《列子》　　　　　　B.《大医精诚》

　C.《伊利亚特》　　　　D.《孟子集》

2. 1967 年 12 月 3 日,在南非首都开普敦移植心脏的人是( )。

　　A. 休姆　　　　　　B. 卡雷尔

　　C. 古斯里　　　　　D. 麦瑞尔

3. 活体器官移植的主要难题在于( )。

　　A. 心脏　　　　　　B. 肝脏

　　C. 肾脏　　　　　　D. 角膜

4. 尸体器官移植的主要难题在于（   ）。

    A. 心脏   B. 肝脏

    C. 肾脏   D. 角膜

三、多项选择题

1. 胎儿作为供体的生物学优势有（   ）。

    A. 出于自愿   B. 伦理问题小

    C. 来源多   D. 数量大

    E. 用途广泛

2. 受体选择的医学标准有（   ）。

    A. 年龄适宜   B. 预期寿命

    C. 生命质量   D. 无影响移植成功的功能疾病

    E. 对社会的重要性

3. 受体选择的非医学标准有（   ）。

    A. 年龄适宜   B. 预期寿命

    C. 手术的代价   D. 生命的质量

    E. 杰出的贡献

4. 受体选择的社会标准有（   ）。

    A. 年龄适宜   B. 预期寿命

    C. 杰出的贡献   D. 对他人的重要性

    E. 对社会的重要性

四、名词解释

1. 器官移植   2. 自愿捐献   3. 推定同意

五、简答题

1. 如何看待器官移植对传统伦理观念的挑战及其与卫生资源分配不公的关系？

2. 活体器官移植的难题有哪些？

3. 为什么提倡自愿捐献？

第十三章　死亡中的道德

【学习目标】

➢ 掌握安乐死的概念及伦理争议。

➢ 熟悉人类对死亡的认识过程。

➢ 了解脑死亡的概念、标准及意义以及其与传统死亡的关系。

生、老、病、死是人生的必然规律。随着生活水平的提高，人们对健康的追求达到了空前的程度，如优生优育、预防接种、疾病防治、保健养生，等等。但长期以来，人们对生命的另一端——死亡却关注不够，我们重视"优生"，却忽略了"优死"。根据比较生物学的研究，人类自然寿命是 140～160 岁，因生命自然的终止而健康地"老死"的人只占极少数，人类绝大部分都死于疾病和意外事件，多数人死亡前常会经历一段痛苦的煎熬时期，不少人往往带着躯体和精神的双重痛苦走向生命的终点。人们应该如何面对死亡？能否对死亡过程进行干预？能否让人们带着安详、宁静的心态走近死亡，给自己的一生画上圆满的句号？人们应该建立一个怎样的死亡观，以应对无法预料的死亡？医护人员在工作中应如何正确处理与死亡有关的问题？本章对死亡标准、临终关怀、安乐死及死亡教育等问题作了相关的阐述。

生、老、病、死是人生的必然规律。但长期以来，我们重视"优生"，却忽略了"优死"。

第一节　人类对死亡的认识

一、人类对死亡的认识过程

（一）"死亡是可怕的"阶段

通常，人们对于死亡都存在着不同程度的恐惧感。死亡代表不幸和恐惧，卢梭曾说："谁要是自称他面对死亡无所畏惧，便是撒谎，人皆怕死。"有史以来，人类已有 800 亿个生命个体从生走向死亡。出于对死亡的恐惧，人们开始追求长生不老。然而，千百年来的实践证明，死亡是不可抗拒的，长生不死仅仅是一种梦想。

人类对死亡的认识过程：

1. 死亡是可怕的阶段。

2. 顺其自然的阶段。

3. 改变进程的阶段。

卢梭曾说："谁要是自称他面对死亡无所畏惧，便是撒谎，人皆怕死。"

（二）顺其自然阶段

中外各种宗教文化体系从不同的角度阐明了对死亡的看法，中国古人早已认识到了死亡的必然性。以老子为代表的道家自然主义生死观认为，人的生命是神圣的，"天地尚不能长久，何况于人乎？"人"亦生亦死"，"万物将自化"，不必过分恐惧；反对一切干预人的生命过程的做法，主张一切顺其自然。庄子认为，人之生死不过是气之聚散，循环无穷而已；精神上应做到不贪生怕死，成为"有人之形，无人之情"的人，追求达到"天地与我同生，万物以我为一"的精神境界。佛家的出世主义死亡观认为，人的灵魂是不死的，死亡只是换了时空，人从生到死，又从死到生，周而复始。基督教的死亡观相信"上帝"的存在和灵魂不朽，认为短暂的生命仅仅是为永恒的生命作准备，认为死亡是极其自然的事；不赞成延长人的痛苦的死亡，追求一种安详、无痛的死亡境界。培根说："死亡与生命都是自然的产物，婴儿出世可能与死亡一样痛苦……而一个坚定纯洁、有信念的心灵也不会为死亡而恐怖。"（培根《论死亡》）

（三）改变进程阶段

20世纪以来，随着生产力和科学技术的发展，人类从根本上揭示了生命的奥秘及其发展、变化规律，而不再被动和无助地接受死亡。不少人逐渐接受了这样的观点：死亡固然是不可抗拒的，但死亡之前的痛苦是可以避免的。因此，既要尊重人的生命，又要尊重人的生命质量及价值；既要考虑个体的生命，又要考虑全人类的利益，把个体生存的权益与全人类的整体利益联系起来。让每个人都能微笑着告别人生，安然无痛苦地、有尊严地走向生命的终点。这就是人类崭新的死亡观——安乐死。安乐死即在道德、法律允许的前提下，完全、有效地对人类生命实施控制，通过人为的干预，使死亡呈现出一种理想状态，避免精神和肉体的痛苦折磨。

二、死亡的概念和分期

（一）死亡的概念

什么是死亡？在大多数人的眼中，死亡是痛苦而恐怖的，人们很难恰当地描述出死亡给人带来的感觉。因为，活着的人从未经历过真正的死亡，而已经死亡的人又无法将这种感觉告诉我们。因此，对大多数人来说，死亡是神秘的，不可捉摸的。

死亡的本质是人的生命在自我意识消失的基础上的终结。死亡是一种生物学现象，是一个有生命的个体逐渐丧失生命的过程，也就是生命活动的终止和机体完整性的解体。死亡是一种运动，是一种物质变化过程的表现形式。死亡运动与生命运动相互斗争、相互依存、相互转化、对立统一。弗兰西斯在《人生之谜》中写道："谁开始了生命，他便也开始了死亡。"生命一开始，就有合成与分解、同化与异化、细胞生存与死亡、能量生成与消耗等的对立统一，就存在着生命运动与死亡运动的斗争和消长变化。这些生死运动的斗争证明了生命的存在，并决定了生老病死变化规律的客观必然性。正如恩格斯所说："矛盾一停止，生命也就停止，死亡就到来。"

弗兰西斯在《人生之谜》中写道："谁开始了生命，他便也开始了死亡。"

（二）死亡的分期

临床上一般把死亡分为三个时期：

1. 濒死期

其主要特点是脑干以上神经中枢功能丧失或深度抑制，表现为反应迟钝、意识模糊或消失，各种反射迟钝或减弱，呼吸和循环功能进行性减弱。

2. 临床死亡期

其主要特点是脑髓处于深度抑制和功能丧失的状态，各种反射消失、心脏停搏、呼吸停止。后两者被认为是临床死亡的标志。

3. 生物学死亡期

这是死亡的最后阶段。在这个时期，各个重要器官的新陈代谢相继停止，并发生不可逆性的代谢，整个机体不可能复活。

临床上把死亡分为三个时期：
1. 濒死期。
2. 临床死亡期。
3. 生物学死亡期。

（三）死亡的标准

1. 传统死亡标准

传统死亡标准又称"心肺标准"，也就是把人体的自主呼吸及心跳的停止作为判断死亡的标准。医学上采用的传统死亡标准是：脉搏、呼吸、血压的停止或消失。

由于在医学不发达的年代，脑死亡不易观测到，而以心肺作为判断死亡的指标是符合逻辑的。心跳、呼吸停止就意味着生命结束，标志着死亡来临。1951年，美国布莱克的《BLACK 氏法》第四版给死亡下的定义为："生命之终结，人之有存，即在医生确定血液循环全部停止，以及由此导致的呼吸、脉搏等生物生命活动终止之时。"

传统死亡标准又称"心肺标准"。

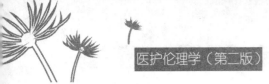

传统死亡标准的局限性表现为：

（1）死而复活的现象存在。由于医疗技术的进步，心肺复苏术普及，一些新的问题产生了，它们冲击着人们对死亡的认识。全脑功能停止、自发呼吸停止后，仍能靠人工呼吸等措施在一定时间内维持全身的血液循环和除脑以外的各器官的机能活动，这就出现了活的躯体、死的脑这种反常现象。众所周知，脑是机体的统帅，是人类生存不可缺少的器官。一旦脑的功能永久性停止，个体的一生也就终结了。

医学临床实践中也存在一些人在呼吸、心跳停止后经过抢救死而复生的现象，特别是因突然创伤或意外所导致的心脏骤停。例如，1919年10月27日，德国一名叫布劳恩的护士，因失恋而服毒自杀，经医生检查，呼吸、心跳停止，角膜反射消失，被放进棺中，14小时后，警官为了照相而开棺，发现喉部在微微活动，立即送医院抢救，复苏成功；又如，1998年9月2日，广西博白县个体户，23岁女青年梁某在甜睡中被银环蛇咬伤，被送到广西玉林地区人民医院时，呼吸停止，经医院抢救治疗小组41个日日夜夜奋力抢救精心救护，患者终于恢复了自主呼吸，康复出院。所以，心肺标准作为死亡判定标准不是绝对可靠的，这就产生了关于"死亡"概念更新的问题。"脑死亡"的概念逐渐被人们所接受。

（2）对死亡的判定难以定夺。医护人员面对濒死病人时，在何时应停止抢救病人这一问题上会陷入伦理困境。过早停止抢救意味着患者将失去生存的机会；而对失去抢救价值的患者一味地施行抢救，既是对医疗卫生资源的浪费，又增加了患者家属的经济、心理负担。

（3）对医学新技术采用的影响。医学科学的发展使许多高新医学技术在临床上得以应用，这给许多濒临死亡的患者带来了生存的机会。但是，传统死亡标准对某些技术的应用会产生一定的阻碍作用。例如，在器官移植中，主要依靠尸体器官，在传统死亡标准下，尸体器官移植的成活率太低。而现代医学研究表明，一个遭受严重脑损伤、已不可恢复、深度昏迷、没有自主呼吸、完全靠机械来维持心肺功能的脑死亡者，作为器官移植的供者是最为理想的。但是，按照传统死亡标准，这种移植是不道德的。由此可见，传统的心肺死亡标准面临着伦理和法律上的严重挑战。

2. 脑死亡标准

（1）脑死亡的概念。脑死亡是指因各种病因引起脑组织缺血、缺氧或坏死，致使脑组织的机能和生命中枢功能损害进展到不可逆转的阶段，最终导致病人的必然死亡。从病理学方面来看，一旦呼

传统死亡标准的局限性：

1. 死而复活的现象存在。
2. 对死亡的判定难以定夺。
3. 对医学新技术采用的影响。

脑死亡的概念：
因各种病因引起脑组织缺血、缺氧或坏死，致使脑组织的机能和生命中枢功能损害进展到不可逆转的阶段，最终导致病人的必然死亡。

吸停止，达到脑死亡水平，机体的新陈代谢分解大于合成，从量变到质变，人体就处于整体死亡阶段。即使使用心肺复苏的高端技术和仪器救治，也无助于脑死亡的病人复活。

（2）脑死亡标准。1968 年 8 月，世界医学大会在澳大利亚悉尼召开了第 22 次会议，专题讨论"死亡的确定"问题。会上发表了著名的《悉尼宣言》，提出了"死亡的确定应建立在临床判断和必要的辅助诊断上"，并明确指出可采用"近来最有帮助的脑电图"。《悉尼宣言》强调了确定死亡标准的重要性，但尚未提出新的死亡判断标准。

同年，美国哈佛大学医学院以比彻尔（H.K.Bee-cher）教授为主席，由医师、神学家、律师和哲学家共同组成的死亡定义特别委员会发表报告，提出了脑死亡定义和脑死亡标准，他们把死亡定义为"不可逆的昏迷"或"脑死"。

脑死亡包括四条标准：

1）深度昏迷，对外部刺激和内部需要无感知和反应；

2）没有自主的肌肉运动和呼吸；

3）各种反射消失；

4）脑电图电波平直。

要求以上四项在 24 小时内反复测试后结果无变化，并排除体温低于 32 ℃ 和刚服用过大量巴比妥类药物等中枢神经系统抑制剂两种情况。符合这一标准的即可判定为死亡。需要强调的是，脑死亡不同于植物人状态。植物人还有脑电波活动，可能会苏醒；而脑死亡病人则无法再次苏醒。

（3）脑死亡标准具有重要的伦理意义。

1）有利于科学地判定死亡。用脑死亡标准确定死亡最为准确。到目前，采纳脑死亡标准诊断死亡尚没有一例是错误的。英国曾有 16 位学者对 1 036 名临床确诊为脑死亡的患者进行过研究。事实证明，虽经全力抢救，这些病人无一生还，这说明脑死亡是不可逆的。

2）有利于合理利用有限的卫生资源。人的基本特征在于其意识状态，而意识状态是与中枢神经系统联系在一起的。作为意识载体的人脑如果死亡，意识状态就会随即消失，这意味着他已经失去了作为人的本质特征。我们可以合乎道德和法律地终止那些毫无必要的抢救，使家庭、社会、医院从沉重的负担中解脱出来，从而节约大量的医学资源，去救治有生还希望的人，有利于贯彻社会公益原则和公正原则。

3）有利于器官移植。由于脑组织对缺氧最敏感，脑组织因缺氧导致脑死亡时，作为供体提供的各种器官在有呼吸、心跳的情况下摘除，其新陈代谢还没有停止，移植器官的成活率将大幅提高。一般来说，高质量的器官多来源于意外事故死亡者。据统计，美国每年有 4 ~ 5 万人死于车祸，其中大约一半为脑死亡者。

脑死亡四条标准：

1. 深度昏迷，对外部刺激和内部需要无感知和反应；

2. 没有自主的肌肉运动和呼吸；

3. 各种反射消失；

4. 脑电图电波平直。

脑死亡标准的伦理意义：

1. 科学地判定死亡；

2. 有利于合理利用有限的卫生资源；

3. 有利于器官移植；

4. 有利于道德和法律责任的确定。

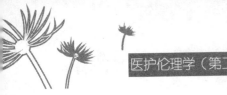

4）有利于道德和法律责任的确定。人的死亡是一个从细胞到组织器官、复杂的不可逆转的生命物质系统崩溃过程。确定一个人死亡的关键是要找到生与死的临界点，这至关重要，关系到何时应该停止抢救、何时可以进行器官移植，而不会出现法律、伦理的责任问题和杀人的嫌疑问题。

脑死亡标准和传统死亡标准是一种补充和完善的关系，而不是一种取代关系。在目前，脑死亡标准只适用于需要安乐死和器官移植的特殊病人。由于确诊脑死亡要有脑电图等现代化的医疗设备，而在我国边远地区条件还不具备，因而在目前，脑死亡标准不可能完全取代传统死亡标准。脑死亡标准是人类对死亡的新认识，是现代社会和医学科学发展的必然产物，它标志着人类生死观的进一步成熟。

三、开展死亡教育

（一）死亡教育的意义

（1）尊重生命包括尊重死亡。由于受传统死亡观的影响，一般人对死亡讳莫如深，面对死亡较多地表现出恐惧，而非面对现实地去接受死亡。顾海兵先生指出："在我们的整个科学及教育的体系中，只有生的教育，而没有死的教育；只有优生学，而没有优死学；只有计划生育，而无计划死亡；只有人生观，而没有人死观；只有生的崇高，而没有死的光荣。试想，如果没有死亡，人口数量无限制地增长，地球资源被吃光用尽，人类还能生存发展吗？因此，死亡的不可避免是人类延续的必要条件，从这个意义上讲，死亡是伟大的。"死亡观是影响一个人如何看待和决定自己的生命、生死的重要原则。完整的生命过程应包括死亡过程，这是不容置疑的客观事实。所以，完整的尊敬生命应包括尊敬死亡。

（2）死亡教育可以使人们正确地看待死亡，把死亡视为人生旅途中一位看不见的同伴，时时提醒人们珍惜时光，爱惜生命。死亡教育可以使更多的人认识到人生包括优生、优活、优死三大阶段，可以帮助临终者树立坦然面对死亡的心态，帮助家属树立正确的死亡观，减少他们的精神压力，抚平他们的心理创伤。

（3）建立科学的死亡观，实际上就是为死亡寻求心理适应。良好的心理适应不是自然产生的，而需要通过教育获得。良好的心理适应不仅对临终者及其家属是必要的，对于工作在临床一线的医护人员同样也是非常重要的。

（二）死亡教育的形式与内容

死亡教育的形式多种多样，根据有无组织性，可分为有组织的

脑死亡标准和传统死亡标准是一种补充和完善的关系，而不是一种取代关系。

死亡教育的意义：

1. 尊重生命包括尊重死亡。
2. 死亡教育可以使人们正确地看待死亡。
3. 建立科学的死亡观。

死亡教育和无组织的死亡教育。

从死亡教育的内容来看，凡是与死亡有关的问题几乎都为死亡教育所涉及，如死亡的心理过程、亲友去世对人的心理影响、安乐死、死亡权利、自杀的原因及预防、丧葬礼仪等。

（三）死亡教育的实施

（1）确立死亡教育的内容。除了前面所述内容外，还包括充实人生价值，树立归宿信念，无谓地直面死亡的到来，以坦然的心态对待死亡，保持身心健康，最终达到安乐进入死亡的精神境界。

（2）探索切实可行的死亡教育途径。开展死亡教育的途径和方式关系到死亡教育的效果。从目前的经验看，应该结合不同的教育对象采取不同的方式、方法。

（3）建立正规的死亡教育组织。教育的一个重要特征是有组织性，死亡教育也不例外。我们应该借鉴国内外的成功经验，建立有影响的正规死亡教育组织。例如，我国各地活跃的一些癌症俱乐部之类的组织，对于帮助绝症患者树立信心、克服恐惧乃至获得新生起到了积极的作用，也收到了意想不到的效果。

第二节　临终关怀中的道德

一、临终关怀的概念及特点

（一）概　念

临终关怀是对临终阶段的病人包括其家属的一种"特殊服务"，实际上也是一种对临终病人处置死亡的方式。临终关怀是指社会各阶层（医生、护士、社会工作者、宗教人士、志愿者以及政府和慈善团体人士等）组成的机构对临终病人及其家属所提供的一种全面的照护，包括医疗、护理、心理、伦理和社会等各方面，目的在于使临终病人的生存质量得到提高，使其能够在舒适和安宁中走完人生的最后旅程，并使家属得到慰藉和居丧照护。

（二）特　点

（1）收治的对象主要是临终病人，特别是晚期癌症病人或患有类似疾病、身心正遭受痛苦煎熬的病人。

（2）工作方法不是以治疗疾病为主，而是以缓解症状、支持疗法和全面照护为主。

死亡教育的实施：
1. 确立死亡教育的内容；
2. 探索切实可行的死亡教育途径；
3. 建立正规的死亡教育组织。

临终关怀：

社会各阶层（医生、护士、社会工作者、宗教人士、志愿者以及政府和慈善团体人士等）组成的机构对临终病人及其家属所提供的一种全面的照护，包括医疗、护理、心理、伦理和社会等各方面，目的在于使临终病人的生存质量得到提高，使其能够在舒适和安宁中走完人生的最后旅程，并使其家属得到慰藉和居丧照护。

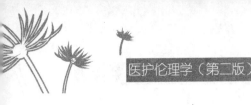

（3）工作目标不是为了延长病人的生命，而是提高生命质量，维护病人的生命尊严和价值。

（4）工作内容不仅包括缓解病人的躯体痛苦，更包括心理关怀和社会支持。

（5）工作范围不但涉及照顾、关怀临终病人，而且涉及对病人亲属给予慰藉、关怀和帮助。

二、临终关怀的简史

临终关怀的发展历史，在西方可追溯至中世纪修道院为重病濒死的朝圣者、旅游者所提供的照护；在中国可追溯到两千多年前的春秋战国时期人们对老者和濒死者的关怀和照顾。现代的关怀运动始于1967年英国桑德斯（D.C.Saunders）博士创办的圣克里斯多弗临终关怀医院。其目的在于给临终病人减轻精神上和肉体上的痛苦，使之在有限的时间内，安详、舒适并有尊严地度过人生旅程的最后时光。在我国，1988年10月在上海南汇县创建了我国第一家临终关怀医院——南汇护理院；同年10月，在天津建立了我国第一所临终关怀研究机构——天津医学院临终关怀研究中心，并且建立了固定的临床基地，专门收治晚期病人。随后，北京、上海、广州、深圳等城市也建立了临终关怀的相应机构。

现代的关怀运动始于1967年英国桑德斯博士创办的圣克里斯多弗临终关怀医院。

1988年10月在上海南汇县创建了我国第一家临终关怀医院——南汇护理院；同年10月，在天津建立了我国第一所临终关怀研究机构——天津医学院临终关怀研究中心。

三、临终关怀的内容

临终关怀主要是向临终患者及其家属提供包括医疗、护理、心理和社会等各方面的照护，使临终患者的症状得到控制，痛苦得到缓解，生命质量得到提高，生命受到尊重；同时，病人家属的身心健康也能得到关照，最终使病人能够无痛苦、无遗憾、安详或适时地告别亲友，走完人生的最后旅程。

临终关怀主要从生理学、心理学、社会学等角度对病人及其家属进行照护。

（1）生理学角度的临终关怀。包括了解和协调病人解决各种生理需要、控制疼痛等症状、尽最大可能使病人处于舒适状态。

（2）心理学角度的临终关怀。包括了解和理解病人及其家属的心理需要并予以心理支持，用各种切实有效的方法使病人正视现实，摆脱恐惧。

（3）社会学角度的临终关怀。侧重于指导医务人员及临终病人认识生命价值及其弥留之际生存的社会意义，使病人至死保持人的尊严。

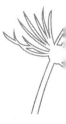

（4）对家属的照护也是临终关怀的重要组成部分。包括给予安抚鼓励，指导参与病人护理，协助解决社会经济等方面的难题，并在病人去世后做好积极的居丧照护。

四、临终关怀的伦理意义

临终关怀的出现及其发展，体现了医学人道主义的精神，贯彻了伦理道德的原则。

1. 临终关怀显示了医学人道主义精神

医学人道主义精神在生命问题上的体现，不仅表现为解除人们肉体上的病痛或改善物质生活，而且还应该充分体现在注重人们精神上的慰藉以及临终关怀阶段。每个人都希望生得顺利、活得幸福、死得安详。当一个患者处于人生终末阶段时，除了缓解肉体上的痛苦以外，最需要的就是能享有人间的温暖、社会的尊重、精神的照护以及亲情的关怀。临终关怀恰好能满足这样的需求。

2. 临终关怀顺应了社会发展的需求

临终关怀是现代社会最具人性化的一种医学行为，它不仅顺应了医学模式转变的趋势，而且还适应了人口老龄化的趋向。临终关怀的发展，也是符合我国国情和社会道德要求的。在一定意义上，它也是我国护理事业在新的历史条件下贯彻"尊老敬老"优良传统的体现。

3. 临终关怀是一种更容易为人们接受的临终处置方式

临终关怀从保障临终患者的生命质量出发，采取适宜性和支持性的照料方式，既对临终患者的疼痛加以控制，又和患者家属联手，从身心上给患者以全面的照护，始终维护着患者临终期的生命价值与尊严。

五、临终关怀的道德原则

实施临终关怀应遵循"照护为主，适度治疗，注重心理，整体服务和人道主义"的道德原则。

1. 照护为主原则

实施临终关怀不以延长病人的生命过程为目的，而以全面护理为主，重在提高病人的临终阶段的生命质量，维护病人死的尊严。

临终关怀的伦理意义：
1. 临终关怀显示了医学人道主义精神；
2. 临终关怀顺应了社会发展的需求；
3. 临终关怀是一种更容易为人们接受的临终处置方式。

临终关怀的道德原则：
1. 照护为主的原则。
2. 满足心理需要的原则。
3. 整体服务的原则。
4. 人道主义原则。

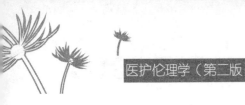

2. 满足心理需要原则

对临终病人加强心理护理，帮助其正视现实，并对其进行安抚、同情、体贴、关心，因势利导地使其心理获得平衡，让其心平气和地安然度过人生的最后阶段。

3. 整体服务原则

整体服务包括：对临终病人的生理、心理、社会等方面给予关心和照护；为病人提供全天候的服务；既关心病人，又关心其家属；既为病人生前提供服务，又为其死后提供居丧服务等。

4. 人道主义原则

临终关怀要充满爱心、耐心、关心、事业心、同情心，理解和安慰临终病人，尊重他们的权利与尊严，力求使其在最小痛苦的情况下，安祥地、有尊严地告别人生。

临终关怀不仅需要人道主义的全面关怀与周到细致的服务，而且在服务实施上也有较高的要求。由于我国在这方面的经费来源困难，投入严重不足，因此我国在临终关怀方面与国外相比，无论是服务条件与设施，还是总体上的服务水平，都存在相当大的差距，这亟须引起全社会的重视。

第三节　安乐死中的道德

一、安乐死的形成与发展

（一）形成于古代

安乐死来源于古希腊"Enthanatos"一词，原意为"快乐地死亡"或"尊严地死亡"，中文翻译为"安乐死"。古代的游牧民族在迁移时，往往会把病人和老人留下，用原始的"安乐死"方式来加速他们的死亡。17世纪以后，"安乐死"越来越多地被用来指医生采取措施让病人死亡。从19世纪开始，安乐死已被看作减轻濒死者不幸的特殊医护措施，并开始适用于临床。

（二）发展于近代

安乐死虽然形成于古代，但发展于近代。近代安乐死的发展分为三个时期。

安乐死来源于古希腊"Enthanatos"一词，原意为"快乐地死亡"或"尊严地死亡"，中文翻译为"安乐死"。

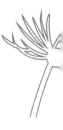

1. 兴起阶段

20 世纪 30 年代，随着优生学的开展，安乐死特别受到人们的重视，许多国家都有人积极提倡安乐死，甚至发展成为一种特殊的人权运动——安乐死运动。1936 年，英国首先成立了"自愿安乐死协会"；1937 年，瑞士做出了可以帮助自愿安乐死的人的法律规定；1938 年，美国成立了"无痛致死委员会"。

近代安乐死的发展分为三个时期：
1. 兴起阶段。
2. 萧条阶段。
3. 复苏阶段。

2. 萧条阶段

1937 年 7 月 14 日，希特勒政府颁布了《优生绝育法》，成立了"安乐死"专门机构，规定了"强迫安乐死纲领"。在 1938—1944 年 6 年间，无数有生理缺陷的儿童和精神病人，犹太民族和其他民族的无辜百姓死于屠刀下，这使得安乐死声名狼藉。二战以后，许多人要求放弃安乐死方法，人们将它视为一种纳粹主义的主张而加以反对。

3. 复苏阶段

20 世纪六七十年代，人们越来越理智地认识到，死亡是不可抗拒的自然规律，要求在濒死或在生命失去存在价值和意义时，能无痛苦地、有尊严地走完人生之路的人越来越多。

荷兰首先使"安乐死"合法化。

荷兰早在 20 年前就已开始"安乐死"的实践，政府多年来也一直对此持宽容态度。在 2000 年，荷兰首先使"安乐死"合法化。1999 年，荷兰有统计的"安乐死"病例达 2 216 例。此后，比利时、法国、瑞士和美国俄勒冈州、英国、德国及日本等国和地区均有相关法律出台。

目前安乐死在我国并未获得合法地位。据现行刑法解释，安乐死属故意杀人。1986 年发生在陕西汉中的我国首例安乐死案件，曾历经 6 年艰难诉讼。医生蒲连升应患者儿女的要求，为患者实施了安乐死，后被检察院以涉嫌"故意杀人罪"批准逮捕。从国内外的情况来看，安乐死的最大问题不是集中在安乐死是否道德的争议上，而是集中在道德和法律的矛盾上。安乐死由于时机不成熟等原因尚未立法，因而有些绝症患者真正想安乐死时却无法如愿。在条件不成熟的情况下不能轻易立法，否则会损害更多人的生命和权利。

二、安乐死概述

（一）安乐死的概念

《牛津法律指南》对"安乐死"的定义是："在不可救药的或病

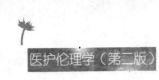

危的患者自己的要求下，所采取的引起或加速死亡的措施。"《中国大百科全书·法学卷》的解释是："对于现代医学无可挽救的逼近死亡的病人，医师在患者本人真诚委托的前提下，为减少病人难以忍受的剧烈痛苦，可以采取措施提前结束病人的生命。"

安乐死是指对患有不治之症、非常痛苦，又要求迅速死去的病人，医务人员用人为的方法（无痛或最小痛苦）来结束病人生命的一种措施。

安乐死与临终关怀的目的虽然都是在医疗上为无能为力的病人在死亡前尽可能地减少其躯体及精神上的痛苦，但临终关怀服务贯穿于生命末端的全程，而安乐死是为临终关怀打上一个完美的句号。二者在概念上存在着本质的区别。安乐死强调死的尊严，停止其生命；而临终关怀的意义则在于尽量满足病人的各种需求，改善病人的心理状态，注重病人及家属的内心体验及感受，使临终病人有尊严地、舒适地度过生命的最后一段历程，安静而庄严地离开人世。

（二）安乐死的特征

1. 安乐死执行者的目的、动机和意图必须是道德的、"善意"的

安乐死是为了解除病人的痛苦，这种痛苦是指不堪等待自然死亡的身体剧烈的痛苦。至于精神上的痛苦，如因失恋而精神沮丧、因贫困而厌世悲观等则除外。

2. 安乐死必须由医务人员参与实施

安乐死的实质是帮助病人无痛苦地度过死亡阶段的医学干预措施，必须由医学专业人员参与实施。其他人如病人家属帮助实施导致病人死亡，不是医护伦理学所讨论的安乐死，而是所谓的"仁慈杀人"。

3. 安乐死的对象必须是在目前医学条件下，身体品质无法复原的绝症患者

由于大多数绝症患者在病情晚期会承受剧烈的肉体疼痛折磨，并丧失做人的尊严和自由，毫无幸福可言。他们中会有人迫切要求结束自己的生命，以结束自己所承受的痛苦。安乐死实施对象的特殊性正是安乐死存在的必要性之所在。

安乐死：

对患有不治之症、非常痛苦、又要求迅速死去的病人，医务人员用人为的方法（无痛或最小痛苦）来结束病人生命的一种措施。

安乐死的特征：

1. 安乐死执行者的目的、动机和意图必须是道德的、"善意"的；
2. 安乐死必须由医务人员参与实施；
3. 安乐死的对象必须是在目前医学条件下，身体品质无法复原的绝症患者；
4. 安乐死必须由病人或家属自己提出要求，才可以实施。

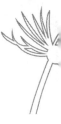

4. 安乐死必须由病人或家属自己提出要求

为了慎重起见，还要考察病人意愿的真实性和坚定性，并经过一定的等待期才可以实施安乐死。这是因为生命是神圣的，生命一去不复返，人们应该善待生命。

（三）安乐死的分类

1. 主动安乐死与被动安乐死

根据安乐死实施中"作为"与"不作为"，可将其分为主动（积极）安乐死和被动（消极）安乐死。

（1）主动（积极）安乐死，是指采取一定的措施，将一个人的生命终止，也即对已无法借助现代医学知识或技术，挽救其生命的病人，医生为缓解其痛苦，主动以直接或间接的方法提早结束其生命。直接的方法是直接注射药物让病人的心跳停止，或给予过量的镇静剂让病人死亡；间接的方法是停止供给饮食等。这种行为目前在多数国家的法律上一般被认为是有意的、有计划的蓄意谋杀。护理人员不能参与这样的行为，即使是在医生的指示下；医生也不能在家属的要求下贸然行动，否则同样可能以谋杀罪被起诉。

（2）被动（消极）安乐死，是指经由终止特殊的治疗或不进行这种治疗，而让死亡快速来临，亦即医生对已无法借助现代医学知识或技术救治的濒死病人，停止治疗，让病人自然死亡或医生为缓和濒死病人痛苦之处置，致使病人缩短生命。这种情况时有发生。消极的安乐死只是让死亡过程自然进行而已，是让一个人自然死去，这与杀死一个濒死病人是不同的。例如，临床上将不能恢复正常的昏迷病人的呼吸器拿掉，或最初就不使用呼吸器急救，就是一种任其死亡的消极安乐死。

2. 自愿安乐死与非自愿安乐死

根据安乐死是否由病人本人提出请求，又可以将安乐死分为自愿安乐死和非自愿安乐死。

（1）自愿安乐死，是指意识清楚、有行为能力的病人或曾经意识清楚的病人自由表达了安乐死愿望的安乐死。这是在病人本人的请求下实施的安乐死。

（2）非自愿安乐死，是指不是由病人自己表示而是由他人代为表示安乐死愿望的安乐死。

安乐死的分类：

1. 主动安乐死与被动安乐死。

2. 自愿安乐死与非自愿安乐死。

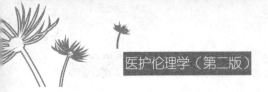

三、安乐死的伦理争议

（一）支持安乐死的依据

1. 人权主义的观点

每个人有权利根据自己的处境选择生存和死亡。每个人的生死权都属于他自己，虽然生命权会受到许多条件的限制，但以什么方式生活、以什么方法谋求个人幸福，是一个人基本的人权。当一个人处于绝症晚期、生命极度痛苦的时候，当他感到死亡比生存更幸福的时候，他就有权利选择死亡。生、老、病、死是一种自然规律，应尊重患者的权利。

2. 功利主义的观点

功利主义以追求"最大多数人的最大幸福"为宗旨，得到许多人的接受。支持安乐死的人认为，对于一个在目前医学条件下救治无望的绝症晚期患者来说，仅仅为了十分有限地延长他的生命，社会就要付出沉重的经济负担；同时，病人家属也要继续付出时间、精力乃至金钱来延续这一切。这无论是对病人自己、家属还是社会来说，都不符合功利主义所倡导的原则。特别是我国医疗资源非常有限，边远地区常缺医少药，需要投入大量的初级卫生保健资源。实行安乐死可以减轻国家的负担，使社会有限的医疗资源得到合理的分配与利用。

3. 医学人道主义的观点

医学科学的发展使许多晚期绝症患者处于两难的境地，他们不能被治愈，但由于医学措施的支持，又不会很快死去。安乐死的支持者认为，继续延长他们的这种痛苦是不人道的，应该允许他们在医学的帮助下，自由地选择死亡。

4. 生命质量论和生命价值论的观点

生命质量论和生命价值论是医护伦理学中的基本理论，是指导医务人员临床行为的重要伦理依据。生命质量论及价值论认为，人的生命不是绝对神圣的，有条件、有价值的生命才是神圣的。所谓生命质量，是指人的生命的自然质量，也就是从体能和智能两方面来看是否具备作为人的基本素质；所谓生命价值，是指人的生命的社会价值，除个体本身的生命质量外，主要是个体生命对他人、家庭、社会作出贡献的价值。持该观点者主张以个体生命对他人、家

> 支持安乐死的依据：
> 1. 人权主义的观点；
> 2. 功利主义的观点；
> 3. 医学人道主义观点；
> 4. 生命质量论和生命价值论的观点。

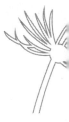

庭和社会的作用及意义的大小作为判断生命价值的标准。人口数量及质量如何会直接影响到社会的进步和发展，人类可以根据整体利益有条件地、人道地干预人的生命过程。安乐死有利于人类控制自身生命的质量，提高人类的整体素质。

（二）反对安乐死的依据

1. 生命神圣论的观点

所谓生命神圣论，就是一种强调人的生命价值是至高无上的、神圣不可侵犯的传统医学道德观。它要求医务人员要尊重、热爱、珍惜和维护病人的生命。人的生命是宇宙万物中最神圣而贵重的，《黄帝内经》云："天覆地载，万物悉备，莫贵于人。"孙思邈说："人命至重，有贵千金。""医乃仁术""医者，生人之术也"，从古至今，医学都是以维护人的生命和健康、防病治病为己任，所以在任何情况下都应该尽力保存人的生命。

2. 医学人道主义的观点

医务人员的基本职责是救死扶伤、防病治病，全心全意为病人服务。只要病人还有一线希望，即使是毫无救治价值，也应全力以赴抢救病人的生命。反对安乐死的人认为，医学人道主义是对病人的尊重、同情、关心和救助，医务人员是病人心目中圣洁的白衣天使，是处于绝境中的病人的唯一依靠，只能"救生"，而不能"促死"。

3. 不可逆的诊断未必绝对

对病人安乐死的前提是病人身患"不治之症"，已经"不可救药"。然而，反对安乐死的人认为，这种诊断未必绝对。这有两个原因：其一，不治之症总是相对于时代的医学发展水平和医院的技术水平而言的。随着医学的发展，许多不治之症都可以成为可治之症。其二，由于医生认识水平的限制，误诊误治的例子在现实中并不罕见。基于此，安乐死的反对者认为，实施安乐死可能会使病人丧失很多机会。

4. 可能阻碍医学科学的发展

反对者认为，医学之所以不断发展进步，就在于医学家在所谓"绝症"面前不畏艰险，知难而进。而安乐死则助长了人们研究"不治之症"的惰性，使人们失去了寻找新药和方法去治疗疑难病症的信心，失去研究的和动力，从而阻碍医学科学的发展。

反对安乐死的依据：
1. 生命神圣论的观点；
2. 医学人道主义的观点；
3. 不可逆的诊断未必绝对；
4. 可能阻碍医学科学的发展；
5. 违背了传统的血缘亲情观念；
6. 自愿安乐死中的"自愿"值得怀疑；
7. 实施安乐死可能会给社会带来许多消极后果。

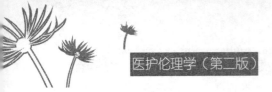
5. 违背了传统的血缘亲情观念

"血浓于水"是许多民族都有的传统伦理观念。反对者认为，安乐死会使病人家属不顾亲情孝道，放任自己亲人的死亡，甚至在医生的帮助下参与结束亲人的生命，这显然与传统美德相悖。

6. 自愿安乐死中的"自愿"值得怀疑

反对者认为，所谓的"自愿"是值得怀疑的。因为，生活经验告诉我们，每个人都有强烈的求生欲望，特别是在处于死亡边缘的时候，求生欲望更加强烈。在极度痛苦的时刻，病人也许希望一死了之，但痛苦相对缓解，许多人会改变主意。因此"自愿"的安乐死是不可信的。

7. 实施安乐死可能会给社会带来许多消极影响

实行安乐死有可能被滥用。所谓滥用包括两层意思：一是指无意的误诊。由于受到医学水平的制约，任何医院和医生都不可能对"不治之症"达到百分之百的确诊。那么，安乐死就有可能把可治之症宣布为不治之症，这无疑等于变相杀人。二是指别有用心的人故意滥用安乐死。由于我国有关安乐死的法制还不十分健全，无法保证安乐死的决定者的动机是完全纯正的，无法保证不出现谋财害命的案件（包括一些不愿赡养老人的现象）。首先，社会接受安乐死，可能为某些不义的晚辈、亲属逃避赡养义务甚至谋财害命大开方便之门，个别医务人员也可能会以安乐死的名义掩盖医疗事故。其次，承认安乐死的合法性，会使步入暮年的老年人产生某种消极的心理。对于那些患有绝症的病人来说，也将是沉重的心理打击。最后，实施安乐死还容易发生"多米诺"（Domino）骨牌效应，即如果允许在某种情况下结束人的生命，则可能使在其他情况下结束人的生命的行为找到托词。

四、安乐死的展望

（一）道路是曲折的

我国是一个人口大国，历史悠久，文化层次丰富，56个民族的风俗习惯、文化背景、宗教信仰也不完全相同。纵观我国几千年的文化史，我国传统文化形成了以"忠""孝"为核心的家庭伦理体系。几千年来，人们头脑中形成了"生命神圣""命由天定"的传统道德观，认为无论在何种情况下，保存和延长生命是道德的，绝对不允许对生命有任何改进和补充。长期以来，人们只注重生命的

实行安乐死有可能被滥用。所谓滥用包括两层意思：
一是指无意的误诊。
二是指别有用心的人故意滥用。

安乐死的展望：
1. 道路是曲折的。
2. 前途是光明的。

数量，而忽略了生命的价值和效应。人们被一种盲目的道德力量庇护着，"主动安乐死不仁，被动安乐死不善"这种传统的道德观，是目前实施安乐死的障碍。所以，在我国实行安乐死还需要做大量的调研，还需要在法制、文化、经济、宗教、价值观、传统习俗、社会心理等方面进行系统的论证，是一个非常复杂的社会系统工程。

随着人类社会现代化进程的加快，生物工程、重组 DNA、无性繁殖等科学技术的迅猛发展，人们开始对许多旧观念重新评价，"生死有命，富贵在天"这种人类对自己生命和命运无法拒绝、无可奈何的观点面临着挑战，许多新观念也应运而生。安乐死是在西方现代化过程中产生的新的文化概念，新文化的产生必然带来伦理价值的转变，要求人的素质、理想、价值取向、思维方式、伦理观念等也应上升到更高的层次。安乐死是社会现代化发展的必然产物，体现了时代的进步与文明，是人类对死亡的新认识。安乐死的本质不是决定生与死，而是决定死亡时是痛苦的还是安乐的。安乐死作为人类自身发展的需要，其社会意义和法律地位将得到肯定，为人们所接受。

> 安乐死的本质不是决定生与死，而是决定死亡时是痛苦的还是安乐的。

（二）前途是光明的

由于安乐死的实质是结束一个人的生命，因而这不仅仅是一个伦理问题，还必须要有法律的保障，毕竟安乐死存在着被滥用的危险。从目前世界各国的情况来看，一些有安乐死法规的国家，都为安乐死制定了极为严格的限制性条件。我国在进行理论探讨的同时，必须深入研究安乐死的实施条件、实施程序等问题。只有加快安乐死的立法研究，才能早日结束人们在这一问题上无所适从的混乱状态。正如晚婚、晚育、优生、优育、火葬一样，安乐死实施的道路是曲折的，但前途是光明的，它必将为人类所接受。

【案例分析】

患者刘某某，男，48岁，胃痛近20年，反复发作，曾6次住院。后因疼痛难忍再次住院治疗。经检查，确诊为胃癌晚期，并广泛转移到肝、胰、结肠、直肠等处，因无法手术，转入肿瘤科化疗。经过3个月的化疗和支持疗法，共花去各种费用十余万元。但病情没有控制，疼痛加剧，腹部各处包块逐渐增大，病人不能进食，极度衰竭，靠输血、输液维持生命。由于疼痛剧烈，病人曾多次强烈要求早日结束自己的生命，医院无法满足其要求，病人三次自杀未遂。

其妻极度矛盾，一方面眼见丈夫极端痛苦、病情日益恶化，救治无望，也想让他无痛苦地死去；另一方面，她在精神和感情上又无法接受这一现实。

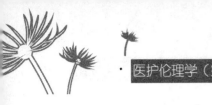

有的医护人员认为，应尽力抢救，救死扶伤，是医护人员的基本职责，继续维持患者的生命，做到仁至义尽。另一些人认为，对一个毫无希望的濒死癌症患者，花费大量的人力、物力和财力只能是浪费。只要病人及其家属同意，应停止对病人的抢救。

【分析讨论】

1. 请从患者、家属和医护人员的角度谈谈你对此案例的看法。

2. 你对死亡是如何看待的？

3. 你对安乐死持何种观点？为什么？

达标检测题

一、填空题

1. 临床上一般把死亡分为三个时期：＿＿＿＿＿、＿＿＿＿＿、＿＿＿＿＿。

2. 1976年，英国的＿＿＿＿＿＿创办了世界第一家临终关怀机构——圣克里斯多弗临终关怀医院。

3. 处于临终阶段的病人，由以治疗为主的治疗转变为以控制＿＿＿＿＿＿为主的照料。

二、单项选择题

1. 人的真正死亡期是（　　　）。

　　A. 挣扎期　　　　　　　B. 濒死期

　　C. 细胞或器官死亡期　　D. 临床死亡期

2. 世界上第一个关于安乐死的组织成立于（　　　）。

　　A. 1936年　　　　　　B. 1937年

　　C. 1938年　　　　　　D. 1939年

3. 立法并实施主动安乐死的第一个国家是（　　　）。

　　A. 美国　　　　　　　　B. 法国

　　C. 比利时　　　　　　　D. 荷兰

4. 目前对于安乐死争议最小的是（　　　）。

　　A. 自愿安乐死　　　　　B. 非自愿安乐死

　　C. 主动安乐死　　　　　D. 被动安乐死

5. 某老年患者身患晚期肺癌，剧痛难耐，生命垂危，根据我国目前国情，医生选择错误的是（　　　）。

　　A. 尊重家属意见，积极进行抢救

　　B. 说服家属放弃抢救

　　C. 尊重家属意见，实施积极安乐死

　　D. 有限度地治疗与抢救

6. 我国第一家临终关怀医院创建的时间和地点是（　　　　）。

    A. 1988 年的上海　　　　　B. 1988 年的天津

    C. 1994 年的上海　　　　　D. 2000 年的浙江

三、多项选择题

1. 脑死亡的标准有（　　　　）。

    A. 深度昏迷，无感应性和反应性

    B. 无自主呼吸和自主运动

    C. 反射消失

    D. 脑电波平直或等电位

    E. 心跳呼吸停止

2. 根据安乐死实施中"作为"与"不作为"，安乐死可分为（　　　　）。

    A. 自愿安乐死　　　　　　B. 非自愿安乐死

    C. 积极安乐死　　　　　　D. 消极安乐死

    E. 自愿消极安乐死

3. 根据安乐死是否由病人本人提出请求，安乐死可分为（　　　　）。

    A. 自愿安乐死　　　　　　B. 非自愿安乐死

    C. 积极安乐死　　　　　　D. 消极安乐死

    E. 自愿消极安乐死

4. 临终关怀的主要目的是（　　　　）。

    A. 延长病人的生命　　　　B. 提高生命质量

    C. 治愈疾病　　　　　　　D. 维护病人的生命尊严

    E. 维护病人的生命价值

四、名词解释

1. 脑死亡　　2. 安乐死　　3. 临终关怀　　4. 生命价值论

五、简答题

1. 脑死亡标准的伦理意义有哪些？

2. 临终关怀的道德原则有哪些？

3. 支持安乐死的依据是什么？

4. 反对安乐死的依据是什么？

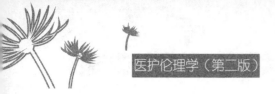

附 录 一

医护伦理学教学大纲

一、课程简介

医护伦理学是研究医学道德和医德关系的一门科学。主要运用马克思主义伦理学的一般伦理法则来解决医疗实践和医学科学发展中人与人之间、医学与社会之间的关系，是政治理论课的一个主要组成部分。

本课程的总任务是促进医学科学的发展和保证医学实践目标的实现。其内容包括医德理论、医德规范、生命伦理学等问题。

医护伦理学采用讲授、讨论、电教和一些调查的方法进行教学。通过提问、作业、观察讨论和实习评价学习效果。

本课程共三十八学时。

二、课程目标

通过本课程学习，要求学生能够：

1. 简述医护伦理学的研究对象、基本内容、特点、历史使命，区别传统医学的合理性和局限性，自觉继承和发扬优良的医德传统。

2. 阐述社会主义医护伦理学的基本原则、规范和范畴，解释社会主义医学论理学的核心和本质，自觉地为人民的健康服务。

3. 说出社会主义医德行为评价的客观标准，解释生命伦理学的基本概念，不断加强医德修养，努力成为品学兼优的医务工作者。

三、学时分配

单 元	学 时		
	理 论	实 践	合 计
绪 论	4		4
研究对象	2		2
发展简史	2		2
原 则	4		4

续表

单 元	学 时		
	理 论	实 践	合 计
规　范	2	2	4
范　畴	4		4
人际关系	2		2
护理道德	2		2
评　价	2		2
计划生育中的道德	4		4
优生中的道德	2		2
器官移植中的道德	2		2
死亡中的道德	2	2	4
合　计	34	4	38

四、单元目标及内容

单 元	目 标	内 容	学　时		
			总学时	理 论	实 践
1. 绪　论	1. 说出传统医德面临的四大冲突 2. 简述医学模式发展对医学的影响 3. 说出医患关系固有的矛盾	1. 四大冲突 2. 医学模式的概念 3. 现代医学模式的概念 4. 医患关系与利益认知与行为的矛盾	4	4	
2. 研究对象	1. 简述医护伦理学的基本概念 2. 说出职业道德与医学道德的基本概念 3. 说出医护伦理学的研究对象、范围、内容	1. 伦理学与医护伦理学 2. 职业道德与医学道德 3. 研究对象范围、内容	2	2	
3. 发展史	1. 简述我国医德发展简史 2. 说出国外医学发展简史 3. 说出医护伦理学发展现状	1. 我国医德发展的情况 2. 国外医德的发展前景、进步、局限性 3. 国内外医护伦理学发展的现状	2	2	
4. 医护伦理学基本原则	1. 解释医学道主义 2. 详述医护伦理学基本原则	1. 医学人道主义的形成、基本内容 2. 不伤害、有利、人道原则、服务原则、尊重、公正原则的含义和基本内容	4	4	

续表

单　元	目　标	内　容	学　时		
			总学时	理　论	实　践
5.　医德规范	1. 解释医德规范的含义 2. 简述医德规范的内容 3. 应用规范分析医德现象	1. 医护伦理学规范、规范原则的关系 2. 医德的基本规范	4	2	2
6.　医德范畴	1. 解释医德的基本范畴 2. 应用范畴分析医德现象	1. 权利与义务、情感与理智、自律与他律、审慎与胆识 2. 良心的特殊监督作用	4	4	
7.　医疗人际关系	1. 解释医患关系的含义、模式及意义 2. 解释医际的特点、类型 3. 简述患际关系的特点、类型	1. 医患关系的概念模式、意义 2. 目标同一性、工作协同性、工作弹性 3. 互助型、冷漠型、冲突型	2	2	
8.　护理道德	1. 概述护理道德的形成 2. 自述护理的种类特点 3. 自述护理道德要求 4. 整体化护理	1. 古代、近现代护理道德 2. 基础、责任制、心理、特殊护理、系统化整体护理 3. 护理人员的基本职责、道德要求	2	2	
9.　医德评价	1. 说出医德评价的标准 2. 自述医德评价的途径、依据	1. 医德评价的定义、困难、标准 2. 社会舆论、内心信念、传统习惯的定义、作用 3. 动机与效果、目的与手段	2	2	
10.　计划生育中的道德	1. 说出人口观、生育观、人口规律的含义和内容 2. 自述人口现状及影响 3. 自述解决办法及道德要求	1. 人口观、生育观、人口规律及人口问题 2. 世界和中国人口现状、环境污染、耕地、水源、住房、就业升学、人均值 3. 实施计划生育 4. 避孕、绝育、人工流产中的道德要求	4	4	
11.　优生中的道德	1. 说出消极的优生历史、现状、内容、道德价值 2. 简述积极优生的定义、人工授精、体外授精、DNA、克隆技术的定义、道德价值	1. 历史现状、咨询、婚前检查、围产期保健、新生儿体检、三个有利于 2. 积极优生的伦理价值、问题、原则	2	2	

续表

单　元	目　标	内　容	总学时	理　论	实　践
12. 器官移植中的道德	1. 说出器官移植的历史、现状 2. 自述供体器官选择中的道德 3. 获得器官的途径 4. 受体选择的道德标准	1. 器官移植的含义及国内外的现状 2. 活体、尸体、胎儿选择中的道德 3. 自愿捐献、推定同意、器官商品化 4. 医学标准、非医学标准、社会标准	2	2	
13. 死亡中的道德	1. 说出死亡的标准、认识过程 2. 自述安乐死的形成、发展、伦理、争议、发展方向	1. 传统死亡和现代死亡的标准 2. 安乐死的含义、形成发展、伦理争议、基本原则	4	2	2

五、说　明

医护伦理学适合医学各专业。教学时可根据专业特点作适当取舍。

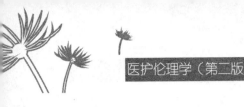

附　录　二

中华人民共和国医务人员医德规范及实施办法

第一条　为加强卫生系统社会主义精神文明建设，提高医务人员的职业道德素质，改善和提高医疗服务质量，全心全意为人民服务，特制定医德规范及实施办法(以下简称"规范")。

第二条　医德，即医务人员的职业道德，是医务人员应具备的思想品质，是医务人员与病人、社会以及医务人员之间关系的总和。医德规范是指导医务人员进行医疗活动的思想和行为的准则。

第三条　医德规范如下：

1. 救死扶伤，实行社会主义的人道主义。时刻为病人着想，千方百计为病人解除病痛。
2. 尊重病人的人格与权利。对待病人，不分民族、性别、职业、地位、财产状况，都应一视同仁。
3. 文明礼貌服务。举止端庄，语言文明，态度和蔼，同情、关心和体贴病人。
4. 廉洁奉公。自觉遵纪守法，不以医谋私。
5. 为病人保守医密。实行保护性医疗，不泄露病人隐私与秘密。
6. 互学互尊，团结协作。正确处理同行同事间的关系。
7. 严谨求实，奋发进取，钻研医术，精益求精。不断更新知识，提高技术水平。

第四条　为使本规范切实得到落实，必须坚持进行医德教育，加强医德医风建设，认真进行医德考核与评价。

第五条　各医疗单位都必须把医德教育和医德医风建设作为目标管理的重要内容，作为衡量和评价一个单位工作好坏的重要标准。

第六条　医德教育应以正面教育为主，理论联系实际，注重实效。长期坚持不懈，要实行医院新成员的上岗前教育，使之形成制度。未经上岗前培训不得上岗。

第七条　各医疗单位都应建立医德考核与评价制度，制定医德考核标准及考核办法，定期或者随时进行考核，并建立医德考核档案。

第八条　医德考核与评价方法可分为自我评价、社会评价、科室考核和上级考核。特别要注重社会评价，经常听取患者和社会各界的意见，接受人民群众的监督。

第九条　对医务人员医德考核结果要作为应聘、提薪、晋升以及评选先进工作者的首要条件。

第十条　实行奖优罚劣。对严格遵守医德规范、医德高尚的个人，应予表彰和奖励。对于不认真遵守医德规范者，应进行批评教育。对于严重违反医德规范，经教育不改者，应根据情况给予处分。

第十一条　本规范使用于全国各级各类医院、诊所的医务人员，包括医生、护士、医技科室人员、管理人员和工勤人员也要参照本规范的精神执行。

第十二条　各省、自治区、直辖市卫生局和医疗单位可遵照本规范精神和要求，指定医德规范实施细则及具体办法。

第十三条　本规范自公布之日起实行。

医家五戒十要

明·陈实功《外科正宗》

一、五　戒

一戒：凡病家大小贫富人等，请观者便可往之，勿得迟延厌弃，欲往而不往，不为平易。药金毋论轻重有无，当尽力一例施与，自然阴隲日增，无伤方寸。

二戒：凡视妇女及孀尼僧人等，必候侍者在旁，然后入房诊视，倘旁无伴，不可自看。假有不便之患，更宜真诚窥睹，虽对内人不可谈，此因闺阃故也。

三戒：不得出脱病家珠珀珍贵等送家合药，以虚存假换，如果该用，令彼自制人之。倘眼不效，自无疑谤，亦不得称赞彼家物色之好，凡此等非君子也。

四戒：凡救世者，不可行乐登山，携酒游玩，又不可非时离去家中。凡有抱病至者，必当亲视用意发药，又要依经写出药贴，必不可杜撰药方，受人驳问。

五戒：凡娼妓私伙家请看，亦当正已视如良家女子，不可他意见戏，以取不正，视毕便回。贫窘者药金可壁、看回只可与药，不可再去，以希邪淫之报。

二、十　要

一要：先知儒理，然后方知医理，或内或外，勤读先古明医确论之书，须旦夕手不释卷，一一参明融化机变，印之在心，慧之于目，凡临证时自无差谬矣。

二要：选买药品，必遵雷公炮炙，药有医方修合者，又有因病随时加减者汤散宜近备，丸蛋必预制，常药愈久愈灵，线药越陈越异，药不吝珍，终久必济。

三要：凡乡井同道之士，不可生轻侮傲慢之心，切要谦和谨慎，年尊者恭敬之，有学者师事之，骄傲者逊让之，不及这荐拔之，如此自无谤怨，信和为贵也。

四要：治家与治病同，人之不惜元气，研丧太过，百病生焉，轻则支离身体，重则丧命。治家若不固根本而奢华，费用太过，轻则无积，重则贫窘。

五要：人受命于天，不可负天之命。凡欲进取，当知彼心顺否，体认天道顺道，凡顺取，人缘相庆，逆取，子孙不吉。为人可不轻利远害，以防还报之业也？

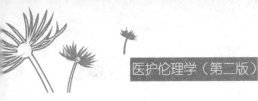

六要：里中亲友人情，除婚丧疾病庆贺外，其余家务，至于馈送往来之礼不可求奇好胜。凡飨只可一鱼一菜，一则省费，二则惜禄，谓广求不如俭用。

七要：贫穷之家及游食僧道衙门差役人等，凡来看病，不可要他药钱，只当奉药。再遇贫难者，当量力微赠，方为仁求。不然有药而无伙食者，命亦难保也。

八要：凡有所蓄，随其大小，便当置买产业以为根本，不可收买玩器及不紧物件，浪费钱财。又不可做银会酒会，有妨生意，必当一例禁之，自绝谤怨。

九要：凡室中所有各样物具，俱要精备齐整，不得临时缺少。又古今前贤书籍，及近时明公新刊医理词说，必寻参看以资学问，此诚为医家之本务也。

十要：凡奉官衙所请，必要速去，无得怠缓，要诚意恭敬，告明病源，开具方药。病愈之后，不得图求扁礼，亦不得言说民情，至生罪戾。闻不近公，自当守法。

《千金方·论大医精诚》

唐·孙思邈

世有愚者，读方三年，便谓天下无病可治，及治病三年，乃知天下无方可用。故学者必须博极医源，精勤不倦，不得道听途说，而言医道已了，深自误哉！凡大医治病，必当安神定志，无欲无求，先发大慈恻隐之心，誓愿普救含灵之苦。若有疾厄来求救者，不得问其贵贱贫富，长幼妍媸，怨亲善友，华夷愚智，普同一等，皆如至亲之想，亦不可瞻前顾后，自虑吉凶，护惜身命。见彼苦恼，若己有之，深心凄怆，昼夜寒暑，饥渴疲劳；一心赴救，无作工夫形迹之心。如此可为苍生大医，反此则是含灵巨贼。……其有患疮痍下痢，臭秽不可瞻视，人所恶见者，但发惭愧凄怜忧恤之意，不得起一念蒂芥之心，是吾之志也。

夫大医之体，欲得澄神内视，望之俨然，宽裕汪汪，不皎不昧。省病诊疾，至意深心，祥察形候，丝毫勿失，处判针药，无得参差，虽曰病宜速救，要须临事不惑，唯当审谛覃思，不得于性命之上，率尔自逞俊快，邀射名誉，甚不仁矣！又到病家，纵绮罗满目，勿左右顾盼；丝竹凑耳，无得似有所娱；珍馐迭荐，食如无味。

夫为医之法，不得多语调笑，谈谑喧哗，道说是非，议论人物，炫耀声名，訾毁诸医，自矜己德，偶然治瘥一病，则昂头戴面，而有自许之貌，谓天下无双，此医人之膏肓也。老君曰：人行阳德，天自报之，人行阴恶，鬼神害之。寻此二途，阴阳报施，岂诬也哉？所以医人不得持己所长，专心经略财物，但作救苦之心，于冥冥道中，自感多福者耳。又不得以彼富贵，处以珍贵之药，令彼难求，自炫功能，谅非忠恕之道。志存救济，故亦曲碎论之。学者不可耻言之鄙俚也！

《千金方·论大医习业》

唐·孙思邈

又须涉猎群书，何者，若不读五经，不知有仁义之道；不读三史，不知有古今之事，不读诸子百家，则不能默而识之；不读内经，则不知有慈悲喜舍之德；不读庄老，不能任真体运，则吉凶拘忌，触涂而生。至于五行休王，七耀天文，并须搽赜；若能其而学之，则与医道无所滞碍，而尽美者矣。

《万病回春·医家十要》

明·龚云林

一存仁心。乃十良缄，博施济众，惠泽斯深。二通儒道，儒医世宝，道理贵明，群书当考。
三精脉理，宜分表里，指下既明，沈疴可起。四识病原，生死敢言，医家至此，始称专门。
五知气运，以明岁序，补泄温凉，按时处治。六明经络，认病不错，脏腑洞然，今之扁鹊。
七识药性，立方应病，不辨温凉，恐伤性命。八会炮制，火候详细，太过不及，安危所系。
九莫嫉妒，因人好恶，天理昭然，速当悔悟。十勿重利，当存仁义，贫富虽殊，药施无二。

《希波克拉底誓言》

我对着医神阿波罗、阿莱皮亚斯、健康之神、一切治疗之神以及所有的神明和女神宣誓：按照我的才能和决心，我必遵守这一誓言和规约敬爱我的业师如同亲生父母一样，同他们共享我的所有，救济他们的穷困；照料他们的后代如同我的兄弟，如果他们要向我学习医术，我不索报酬，不讲条件，传授给他们；我采用训导、讲解和其他各种方式，传授技艺给我的和业师们的儿子，并按照医学法规及某种师徒公约来约束弟子们，其他人概不传授。我按照我的才能和决心，遵守被认为对病人有益的生活规范，严禁对病人的一切毒害和妄为。我不给毒药于要求我给的任何人，也不作任何这类建议，同样也不给妇女堕胎的药栓；我胸怀纯洁和圣洁以度日和操业，我不作结石手术，让操此也者做。不论进任何人家，我皆维护病人的利益，戒绝随心所欲的行为和贿赂；我断然拒绝，从男方或女方、自由民和奴隶那里来的诱惑。不管与我的职业有无关系，凡是我所耳闻目睹的关于人们的私生活，我决不到处宣扬，我决不泄露作为应该守密的一切细节。当我继续信守这一不可亵渎的誓言时，我将永远得到生活、技艺的欢乐和所有人们的敬仰。若我一旦践踏和背离这一誓言，我的命运必将沉沦！

《迈蒙尼提斯祷文》

永生之上夫既命予善顾世人之生命与健康，惟愿予爱护医道之心策予前进，无时或已。毋令贪欲、吝念、虚荣、名利侵扰予怀，盖此种种胥属真理与善之敌，足以使予受其诱惑而忘却为人类谋幸福之高尚目标。

愿吾视病人如受难之同胞。

原天赐予以精力、时间与机会，俾得学业日进，见闻日广，盖知也无涯，涓涓日积，方成江河，目世间医术日新，觉今是而昨非，至明日又悟今日之非矣。

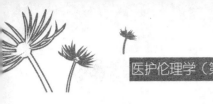

神乎，汝既命予善视人之生死，则予谨以此身许职。予今为予之职业祷告上天：

事功艰且钜，愿神全我功。

若无神佑助，人力每有穷。

启我爱医术，复爱世间人。

存心好名利，真理日沉沦。

愿绝名利心，服务一念诚。

神清求体健，尽力医病人。

无分爱与憎，不问富与贫。

凡诛疾病者，一视如同仁。

胡弗兰德《医德十二箴》

一、医之处世，唯以救人，非为利己，乃业之本旨也。不思安逸，不图名利，唯希舍己救人，保全人之生命，医疗人之疾病，宽解人之苦患，其外非所务矣。

二、对于病者，只以病者视之，不以贵贱贫富而有异也，以贫人双眼之感泪，比富人一握之黄金。其得于心者为何如，宜深长思之。

三、施其术也，当切合于其病，切勿敷衍以从事，莫偏于固执，不好为漫试，必谨慎以思之，细密以详察之。

四、精研学术之外，尚须注意于言行，以求得病者之信仰，苦用时样之装饰，唱诡诞之奇说，以求闻达者大可耻。

五、每日之方夜，更复效昼夜间之诊疗，详之笔记，以为常课，若积成一书，则对于自我，对于病人，均有广大之裨益。

六、诊察病者，若因疏漏而数为往复，不如一次劳心细密正确之为得也。然若妄自尊大，继续不为详察者甚不可。

七、病者虽无可挽救，仍须宽解其苦患，以冀保全其生命，用医之职务也，若弃而不顾，有乖人道，虽无可救而有慰之，亦为仁术，虽延其命于片时，亦勉以为之，决勿告之以不起，言论容姿间，毋使悟知绝望。

八、病者之费用，务令其少，若活其命而耗其为生之资，亦何所益，对于贫民，更应留意斟酌。

九、处世须得众人之誉，虽已学术卓越且言行严谨，而儿犹未得众人之信者，仍等不懈。至若俗情宜熟知，夫病者付托其生命于医，不得已而露呈赤裸，白其最密之禁秘，述其最辱之忏悔，医者须以笃实温厚，沉默慎言为主旨。若夫酒博色利，弊德之行，固不论也。

十、对同业，则敬之爱之，虽或有不能，犹得勉为之忍，切勿毁议，说人之短，贤哲所戒，妄举人过，乃小人之行，以他人一时之错误为谈资者，亦自损其德操，实为无益。各医自有流派，用意或有不同，何可漫为诽议也。敬重老医，亲爱后辈，人或以前医之地失为问者，必勉以誉归之。若问治发之当否，须以未经认症为辞。

十一、治疗之商议，会同者欲其少，多亦不可过三人，仍须自为选定，只计病者之安全而慎其意，他事非所顾也，然决勿致剧争。

十二、病者舍前医而就他医为常有，勿漫与共谋也，必先告其前医，若未得详缘由者，来可轻为从事，若确知为误治而亦不顾，则又非医之道矣，危险之病，更无所用其迟疑。

《医学伦理学日内瓦协议法》

医学伦理学的《日内瓦会议章程》1949 年国际医学会采用了 Hippocrates 氏誓言的新译文而命名。内容如下：

我庄严地宣誓终生为人类服务；

我衷心感谢和尊敬我的老师；

我忠实地、庄严地从事我的职业；

我把病人的健康放在第一位；

我对于我所知道的事情负责保密；

我在力所能及的范围内努力保持医学界的荣誉和优良传统；

我把同事看做自己的兄弟；

我对我的病人不论宗教信仰、国籍、种族、政治党派和社会地位，同样对待；

我要保持对人类生命最大的关心，即使受到威胁也不例外，我决不用我的医学知识做违反人道的事情；

我庄严地、自愿地和忠实地作出这些诺言。

《护士伦理学国际法》

护士伦理学的国际章程于 1953 年由国际护理学会拟订，1965 年修订。内容如下：

护士为病人服务，负责创造一个促进恢复健康的物质的、社会的和精神的环境，并以教育和示范的方法侧重于预防和增进健康。她们担任个人、家庭和社会的保健工作，并与其他保健人员取得合作。

护士的基本作用是为人类服务，这也是护士职业存在的原因。护理专业的需要是世界性的。护士职业是建立在人类需要的基础上，因此，它不受国籍、种族、信仰、外貌、政治信仰和社会地位的限制。

护士对于人类的必要的自由和保持人类生命的基本信念贯穿在章程中，所有的护士都必须知道 1949 年日内瓦会议制定的红十字会章程和她们的权利和义务。

1. 护士的基本职责有三个方面：保护生命，减轻痛苦，增进健康。

2. 护士必须始终坚持高标准的护理工作和职业作风。

3. 护士对工作不仅要有充分的准备，而且必须保持高水平的知识和技能。

4. 尊重病人的宗教信仰。

5. 护士对病人的个人情况负责保密。

6. 护士不仅知道自己的职责，也要明确工作范围；没有医嘱，护士不应给药物治疗，除非在紧急情况下，给药后应及时向医生汇报。

7. 护士有负责认真忠实地执行医嘱，并拒绝参与不道德行为。

8. 护士应该信任医生和其他保健人员，对同事中不道德行为必须反映，但只应反映给上级领导。

9. 护士只能接受合同上规定的合理的报酬。

10. 不准许把护士的名字和生产广告相联系，也不准许与任何形式的私人广告相联系。

11. 护士要和护理同事以及从事其他职务的同事合作并保持和谐的关系。

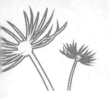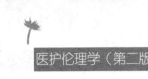

12. 护士应信守个人伦理学标准，它反映了职业的荣誉。

13. 在个人行动上，护士不应有意识地违反她所生活和工作环境的社会行为标准。

14. 护士参与并与其他公民、其他职业人员共同负责，努力供给公共的、地方的、国家的、国际的保健要求。

《赫尔辛基宣言》指导医务卫生工作者
从事包括以人作为受实验者的生物医学研究方面的建议

引　言

维护人们的健康是医药卫生人员的光荣使命。他或她的知识和道德心是为了实现这个使命的。

世界医学协会的日内瓦声明，对于医药卫生人员在道义上具有约束力。病人的健康必须是我们首先认真考虑的事。国际道德医学标准的规定接连宣称"任何有可能减弱人们身体上或精神上的抵抗力的行为或意见，只有当它是为了受实验者的本身的利益时，才可以使用"。

包括以人作为受实验者的生物医学研究的目的，必须是旨在用以增进诊断、治疗和预防等方面的措施，以及为了针对疾病病因学与发病机理的了解。

在现行的医学习惯做法方面，大部分的诊断、治疗或预防性的过程含有偶然性因素在内，因此要把上述指导精神以果断的行为应用到医学卫生的科学研究中去。基于医药卫生方面研究工作的继续不断发展，在某种程度上最后必然会导致取决于人作为受实验者的这种实验方法。

在实验研究工作的进行过程中，应该特别注意要使受实验者或受试验动物的外界环境和生活福利不致受到影响，对此必须高度重视。

为了促进医药卫生科学知识和提高对患者治疗的水平，通过实验室试验所取得的可靠成果加以有选择地应用，是必不可少的步骤与手段。世界医学协会所制定的下述建议，对每个医药卫生工作人员从事包括以人作为受试验的生物医学科学研究工作，可当作一个指南。必须特别强调指出的是，协会所设计的这项标准草案，对世界各地的医药卫生工作者来说，也只是个手册。医药卫生工作人员，在他们自己国家有关的法令指导下，也不会减轻或解除他们出于刑事的、民事的以及合乎职业道德等方面所应负的责任。

一、基本原则

1. 包括以人作为受实验者的生物医学科学研究工作，须符合普遍认可的科学原理，应该建立在足以胜任地履行实验室任务和动物实验法的基础之上；并且，对于有关的科学文献，要有详尽的了解。

2. 包括以人作为受实验者的每个程序的设计和行动，应该在有实验根据的备忘录中明白地和系统地作出说明；为了取得尊重、评议和指导，这份备忘录应该送给一个特别委任而又不承担义务的专门委员会。

3. 包括以人作为受实验者生物医学科学研究工作，只有通过曾受过严格训练的有资格的人们和在临床上一个被认可的医生的监督下，才可进行。对受实验者应负的责任，即使他或她本人已经同意，也应当委托一个医务上胜任的工作者，而不能依据这项研究工作的进行是有理由的。

4. 除非研究目的的重要性与受实验者可能受到的内在风险相称，生物医学科学研究工作就不能合乎法理地进行到底。

5. 包括以人作为受实验者的生物医学研究工作进行之前，应细致比较可预测的风险与可预见到的利益。对于受实验者或其他人们利害关系的重要性，一定要始终压倒对科学研究和人类社会方面的影响。

6. 科学研究工作的正义性服从与保护他或她的完整，这个原则必须永远受到重视，一切预防措施应予采用，使受实验者的独处或秘密，不致受到干扰与妨害，而且在研究工作进行过程中受实验者身体上与精神上的完整以及他或她的人格所可能受到的影响与冲击，要减少到最低限度。

7. 除非受实验者已被说服同意参加，对在实验工作进行中所遇风险或出现偶然性事故是可预报的情况有所了解，否则，参加这项研究计划的医药卫生工作者就应弃权。无论哪项调查研究，如果确已查明或者发觉它有可能碰到风险，在重要性上或许会超过所达到的效果，从事这项科学研究的工作者就应停止进行。

8. 在发表或公布他或她的科学研究结果时，医药卫生工作者对于保证研究成果的准确性负有极大的责任。和本宣言中所规定的基本原则不符合的实验报道，不被接受发表。

9. 在通过人们进行的无论哪项科学研究中，每个可能的被实验者，对于参加这项研究的目标、方法、预期好处、潜在危机以及他或她可能承担的不舒适与困难等，都必须足够充分地被告知。他或她也应该了解他们有权不参加这个研究，而且任何时候都可以撤销他或她的承诺。如仍需要他或她继续参加这项实验的话，医药卫生工作者到那时就应该得到他们慷慨签订的承诺，更可取的是书面形式的承诺。

10. 对于这个科学研究计划在得到该项情报有所了解以后的承诺时，如果受实验者对他或她是处在一个从属的亲属关系之中，或者是在强迫情况下同意的，主持此项科学研究的工作人员应特别谨慎从事。处于上述情况时，一个不参加这项调查研究工作而且对于这个法定关系完全不受约束的医药卫生工作者，应该得到了解这项科学研究目的性的情报人员的承诺。

11. 万一作证人在法律上无资格时，法定的监护人应该根据国家律例取得书面承诺。受实验者如因身体上或精神上的缘故，或系尚未到达成年，依据国家法律的规定，可从他或她可信赖的亲属那里，得到许可参加实验的证明。

12. 本研究工作的备忘录，永远应该包含合乎职业道德方面所必须包括的一切需要考虑的事情，并应指出这个宣言中所宣布的基本原则均已遵守。

二、医学科学研究工作结合专业性的管理（临床性研究工作）

1. 在对病人治疗的过程中，医务工作者有使用新发现的诊断技术和治疗方法的自由，如果按照这个医生的判断认为这些措施能提供希望来挽救病人生命，恢复健康，或者能减轻痛苦的话。

2. 一个新发明的措施或方法所带来的有可能性的好处、风险以及使患者的不舒适感，应与现有最好的诊断技术与治疗方法加以对比权衡。

3. 在任何医学科学研究中，每个病人包括对照组中的那些病人（若有的话）都应保证使他们得到最好的和被证实了的诊断技术和治疗方法。

4. 病人对某项科学研究工作拒绝参加时，绝对不能使医生和病人之间的关系受到影响或妨碍。

5. 假如医务工作者认为取得受实验者的书面同意书是不必要的，对于提出这项建议的具体理由，应在该实验备忘录中加以说明，以供专题委员会审查。

6. 医务工作者在医学科学研究中，可以结合业务服务进行，它的目标是为了获得新的医学知识；但是，这种医学科学研究工作的进行应达到的程度，只能是使得病人在诊断技术或（和）治疗方法方面所得到的益处，被证明是正当的。

三、以人作为受实验者的无疗效性生物医学研究工作（非临床性生物医学研究工作）

1. 在一个人身上进行医学科学研究工作这种纯科学上的应用方面，医生的责任在于当他或她被当作生物医学研究工作的对象时，他始终是受实验者的生命与健康的保护者。

2. 受实验者们，应是些自愿参加者。不论是健康人，还是病人，因为这个实验（或实验）设计，对于病人所患疾病是无关的。

3. 调查研究人员，或者是调查研究专题小组，根据他的/她的或他们的判断，这项研究工作如果继续进行下去，会对受实验者产生不良影响，就应该立即停止。

4. 对于通过任何人进行的研究工作，它在科学方面与人类社会方面的重要性，永远也不应该放在对受实验者的应受到的尊重之上。

注：这个宣言于 1964 年芬兰赫尔辛基召开的第十八届医学大会上正式通过，并于 1975 年在日本东京举行的第二十九届世界医学大会上作过修订。

《悉尼宣言》

世界医学会第 22 次会议采纳于 1968 年 8 月澳大利亚悉尼。

死亡的确定：

1. 在大多数国家，死亡时间的确定将继续是医师的法律责任。通常，他可以用所有医师均知晓的经典的标准无需特别帮助地确定病人的死亡。

2. 然而，近代的医学实践使得进一步研究死亡时间成为必要。（1）有能力人工地维持含氧血液循环通过不可恢复性损伤的组织。（2）尸体器官的应用，如移植用的心或肾脏。

3. 问题的复杂性在于：死亡是在细胞水平上的逐渐的过程。组织对于供氧断绝的耐受能力是不同的，但是临床的兴趣并不在于维持孤立的细胞而在于病人的命运。这里，不同细胞或组织的死亡时刻不是那么重要的。因为不管采用什么复苏技术，生命总归确定无疑的不可恢复了。

4. 死亡的确定应建立在临床诊断和必要时的辅助诊断上，近来最有帮助的是脑电图。然而，还没有一种技术性的标准完全满足目前医学的状况，也没有一种技术操作能取代医师的全面临床判断。若涉及器官移植，那么应由两名以上的医师作出死亡诊断，而且医生对死亡的决定不能与移植手术发生直接的联系。

5. 人的死亡时刻的确定使得停止抢救在伦理上被许可，并如果履行了通行的法律，则在法律允许的国家内从尸体中取出器官被许可。

《东京宣言》

关于对拘留犯和囚犯给予折磨、其他虐待、非人道对待和惩罚时医师的行为准则。
本宣言为第 29 届世界医学大会于 1975 年 10 月东京会议所采纳。

序　言

实行人道主义行医，一视同仁地保护和恢复人体和精神的健康，去除病人的痛苦，是医师的特有权利。即使在受到威胁的情况下，也对人的生命给予最大的尊重并决不应用医学知识做相反于人道法律的事。

本宣言认为折磨应定义为精心策划的、有系统的或肆意的给以躯体的或精神的刑罚。无论是个人或多人施行的或根据任何权势施行的强迫他人供出情报、坦白供认等行为。

宣　言

1. 不论受害者受什么嫌疑、指控或认什么罪，也不论受害者的信仰或动机如何，医师在任何情况下决不赞助、容忍或参与折磨行为、虐待或非人道行为，包括引起军事冲突和内战。

2. 医师决不提供允诺、机械、物资或知识帮助折磨行为或其他虐待、非人道地对待受害者或降低受害者的抵抗能力。

3. 医师决不参与任何折磨、虐待、非人道对待的应用或威胁。

4. 医师对其医疗的病人有医疗的责任。在作治疗决定时是完全自主的。医师的基本任务是减轻他的病人的痛苦，并不得有任何个人的、集体的或政治的动机反对这一崇高的目的。

5. 当囚犯绝食时，医生认为可能形成伤害和作出后果的合理判断时，不得给予人工饲喂。囚犯有无作出决定的能力需要至少有两位医师做出独立的证实性的判断。医师应向囚犯作绝食后果的解释。

6. 世界医学会将支持、鼓励国际组织、各国医学会和医师，并当这些医师和其家属面临威胁或因拒绝容忍折磨或其他形式的虐待、非人道的对待而面临报复时支持他们。

《夏威夷宣言》

（1977 年在夏威夷召开的第 6 届世界精神病学大会上一致通过）

人类社会自有文化以来，道德一直是医疗技术的重要组成部分。在现实社会中，医生持有不同的观念，医生与病人之间的关系很复杂。由于可能用精神病学知识、技术做出违反人道原则的事情，所以今天比以往更有必要为精神科医生订出一套高尚的道德标准。

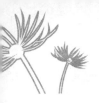 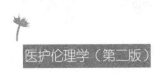

精神科医生作为一个医务工作者和社会的成员，应探讨精神病学的特殊道德含义，明确自己的社会责任。

为了确立本专业的道德内容，以指导和帮助各个精神科医生树立应有的道德准则，兹作如下规定：

一、精神病学的宗旨是促进精神健康，恢复病人自立生活的能力。精神科医生应遵循公认的科学、道德和社会公益原则，尽最大努力为病人的切身利益服务。

为此目的，也需要对保健人员，病人及广大公众进行不断的宣传教育工作。

二、每个病人应得到尽可能好的治疗，治疗中要尊重病人的人格，维护其对生命和健康的自主权利。

精神科医生应对病人的医疗负责，并有责任对病人进行合乎标准的管理和教育。必要时或病人提出的合理要求难以满足时，精神科医生即应向更富有的经验的医生征求意见或请会诊，以免贻误病情。

三、病人与精神科医生的治疗关系应建立在彼此统一的基础上。这就要求做到互相信任、开诚布公、合作及彼此负责。病重者若不能建立这种关系，也应像给儿童进行治疗那样，同病人的亲属或为病人所能接受的人进行联系。

如果医生和病人关系的建立，并非出于治疗目的，例如在司法精神病业务中所遇到的，则应向所涉及的人员如实说明此种关系的性质。

四、精神科医生应把病情的性质、拟作出的诊断、治疗措施，包括可能的变化以及预后告知病人。告知时应全面考虑，使病人有机会作出适当的选择。

五、不能对病人进行违反其本人意愿的治疗。除非病人因病重不能表达自己的遗愿，或对旁人构成严重威胁。在此情况下，可以也应该施以强迫治疗，但必须考虑病人的切身利益/且在一段适当的时间后，再取得同意，只要可能，就应取得病人或亲属的同意。

六、当上述促使强迫治疗势在必行的情况不再存在时，就应释放病人，除非病人自愿继续治疗。

在执行强迫治疗和隔离期间，应由独立或中立的法律团体对病人经常过问，应将实行强迫治疗和隔离的病人情况告知上述团体，并允许病人通过代理人向该团体提出申诉，不受医院工作人员或其他任何人的阻挠。

七、精神科医生绝不能利用职权对任何人或集体滥施治疗，也绝不允许以不适当的私人欲望、感情或偏见来影响治疗。精神科医生不应对没有精神病的人采用强迫的精神病治疗。如病人或第三者的要求违反科学或道德原则，精神科医生应拒绝合作。当病人的希望和个人利益不能达到时，不论利诱如何，都应如实告之病人。

八、精神科医生从病人那里获悉的谈话内容，在检查或治疗过程中得到的资料均应予以保密，不得公布，要公布得征求病人同意，或因别的普遍理解的重要原因，公布后随即告知病人有关泄密内容。

九、为了增长精神病知识和传授技术，有时需要病人参与其中，在服务于教学、将病人病历公布时，应事先征求同意，并应采取措施，不公布姓名，保护病人名誉。

在临床研究和治疗中，每个病人都应得到尽可能好的照料。把治疗的目的、过程、危险及不利之处全部告诉病人后，应根据自愿，对其治疗的危险及不利之处与研究的可能收获，应作适度的估计。

对儿童或其他不能表态的病人，应征得其家属同意。

十、每个病人或研究对象在自愿参加的任何治疗、教学和科研项目中，可因任何理由在任何时候自由退出。这种退出或拒绝，不应影响精神科医生继续对此病人进行帮助。

凡违反本宣言原则的治疗、教学和科研计划，精神科医生应拒绝执行。

《纽伦堡法典》（1946年）

（这是审判纳粹战争犯罪的纽伦堡军事法庭决议中的一部分，这个牵扯到人体实验的十点声明，被称为《纽伦堡法典》。它制定了关于人体实验的基本原则有二：一是必须有利于社会，二是应该符合伦理道德和法律观点。这个文件的精神在某些程度上被《赫尔辛基宣言》所接受，成为人体实验的指导方针。）

1. 受试者的自愿同意绝对必要。这意味着接受试验的人有同意的合法权利；应该处于有选择自由的地位，不受任何势力的干涉、欺骗、蒙蔽、挟持、哄骗或者其他某些隐蔽形式的压制或强迫；对于试验的项目有充分的知识和理解；足以作出可能决定之前，必须让他知道实验的性质、期限和目的，试验方法及采取的手段，可以预料得到的不便和危险，对其健康或可能参与实验的人的影响。

确保同意的质量的义务和责任，落在每个发起、指导和从事这个实验的个人身上。这只是一种个人的义务和责任，并不代表别人，自己却可以逍遥法外。

2. 实验应该收到对社会有利的富有成效的结果，用其他研究方法和手段是无法达到的，在性质上不是轻率和不必要的。

3. 实验应该立足于动物实验取得的结果，对疾病的自然历史和别的问题有所了解的基础上经过研究，参加实验的结果将证实原来的实验是正确的。

4. 实验进行必须力求避免在肉体和精神上的痛苦和创伤。

5. 事先就有理由相信会发生死亡或疾病的实验一律不得进行，除了实验的医生自己也成为受实验者的实验不在此限。

6. 实验的危险性，不能超过实验所解决问题的人道主义的重要性。

7. 必须作好充分准备和有足够能力保护受试者排除哪怕是微之又微的创伤、残废和死亡的可能性。

8. 实验只能由在科学上合格的人进行。进行实验的人员，在实验的每一阶段都需要有极高的技术和管理水平。

9. 当受试者在实验过程中，已经达到这样的肉体与精神的状态，即继续进行已经不可能的时候，完全有停止实验的自由。

10. 在实验过程中，主持实验的科学工作者，如果他有几分理由相信即使操作是诚心诚意的，技术也是高超的，判断审慎的，但是实验继续进行，受试者照样还要出现创伤、残废和死亡的时候，必须随时中断实验。

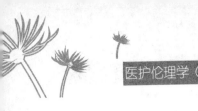

达标检测题参考答案

第一章　绪　论

一、填空题

1. 义利兼顾

2. 神灵医学模式　　自然哲学医学模式　　机器医学模式　　生物医学模式
生物—心理—社会医学模式

二、单项选择题

1. B　　2. D　　3. C　　4. D　　5. A　　6. B　　7. C　　8. B　　9. D

三、多项选择题

1. ACD　　2. ABDE　　3. DE　　4. ABE　　5. CE

第二章　医学伦理学研究对象和内容

一、填空题

1. 起源　　本质　　作用　　发展

2. 大公无私　　先公后私　　公私兼顾

二、单项选择题

1. C　　2. A　　3. C　　4. D　　5. C　　6. D　　7. B　　8. C　　9. C　　10. D

三、多项选择题

1. AD　　2. ABCD　　3. ACDE　　4. ABCD　　5. ABCD

6. ACD　　7. ACDE　　8. ABCE

第三章　医护伦理学发展简史

一、填空题

1. 《医护伦理学》

2. 徐春甫

二、单项选择题

1. C　　2. A　　3. B　　4. C　　5. A　　6. B　　7. A　　8. B　　9. A

三、多项选择题

1. AC　　2. ACE　　3. ABCD　　4. BC　　5. AD

6. BDE　　7. ABCD

第四章　医护伦理学的原则

一、填空题

1. 人道原则　　优化原则　　公正原则　　服务原则
2. 贵人　　尊生　　爱人

二、单项选择题

1. C　　2. C　　3. C　　4. E　　5. A

三、多项选择题

1. ABDE　　2. ACDE　　3. CE　　4. ABC　　5. ABCE

第五章　医护伦理学规范

一、填空题

1. 忠于医业　　精益求精　　极端负责　　尊重同行　　文明行医
2. 医患之间　　医际之间　　医务人员与社会之间

二、单项选择题

1. B　　2. C　　3. D　　4. A　　5. D　　6. C　　7. D

三、多项选择题

1. AE　　2. ACE　　3. ABCD

第六章　医护伦理学的范畴

一、填空题

1. 医德关系　　医德行为　　医德本质
2. 自主性　　独立性　　外人无权干涉性

二、单项选择题

1. A　　2. C　　3. D　　4. C　　5. A

三、多项选择题

1. ABD　　2. CD　　3. BCD　　4. ABCD　　5. ABC

第七章　医疗人际关系

一、填空题

1. 协调、互助、合作
2. 医患关系

二、单项选择题

1. A　　2. B　　3. C　　4. B　　5. C

三、多项选择题

1. ABC　　2. ABCD　　3. ABD　　4. ABC　　5. ACD

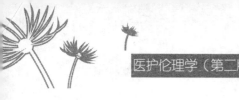

第八章　护理道德

一、填空题

1. 保存生命　　　　减轻病痛　　　　促进康复

2. 系统性　　　　　整体性　　　　　专业性

二、单项选择题

1. B　　2. A　　3. A　　4. C

三、多项选择题

1. ABCD　　2. ABD　　3. ABCDE　　4. ABCDE

第九章　医德评价与修养

一、填空题

1. 医德标准　　道德评判

2. 裁决作用　　教育作用　　促进作用

二、单项选择题

1. A　　2. C　　3. D　　4. B　　5. C　　6. C

三、多项选择题

1. AB　　2. ABC　　3. ABD

第十章　计划生育中的道德

一、填空题

1. 自然状况　　社会状况

2. 我国的基本国策

二、单项选择题

1. A　　2. B　　3. B　　4. A　　5. D　　6. B　　7. C

三、多项选择题

1. ACD　　2. ABC　　3. ABC　　4. ABCD　　5. ABCD　　6. ABC　　7. BD

第十一章　优生学中的道德

一、填空题

1. 兴起阶段、萧条阶段、复苏阶段

2. 人工授精、体外授精与胚胎移植、重组 DNA 和克隆生殖技术

二、单项选择题

1. A　　2. C　　3. B　　4. D　　5. A　　6. B　　7. A

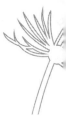

三、多项选择题
1. ABC　　2. ABC　　3. ABE　　4. ABCD　　5. ABCE

第十二章　器官移植中的道德

一、填空题
1. 麦瑞尔
2. 自愿捐献　　推定同意　　器官商品化
二、单项选择题
1. A　　2. D　　3. C　　4. A
三、多项选择题
1. BCDE　　2. ABD　　3. BCD　　4. CDE

第十三章　死亡与医学伦理

一、填空题
1. 濒死期　　临床死亡期　　生物学死亡期
2. 桑德斯
3. 症状
二、单项选择题
1. C　　2. A　　3. D　　4. A　　5. C　　6. A
三、多项选择题
1. ABCD　　2. CD　　3. AB　　4. BDE

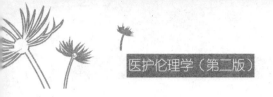

参考文献

[1]　陈聪杰. 医护伦理学. 成都：西南交通大学出版社，2009.

[2]　冯泽永. 医学伦理学. 郑州：河南大学出版社，1992.

[3]　邱祥兴. 医学伦理学. 北京：人民卫生出版社，2003.

[4]　车龙浩. 医学伦理学. 北京：高等教育出版社，2005.

[5]　孙慕义. 医学伦理学. 北京：高等教育出版社，2004.

[6]　丛亚丽. 护理伦理学. 北京：北京大学医学出版社，2002.

[7]　曹志平. 护理伦理学. 北京：人民卫生出版社，2004.

[8]　邱祥兴. 医学伦理学. 北京：人民卫生出版社，2002.

[9]　李本富. 护理伦理学. 北京：科学出版社，2002.

[10]　段少军. 护理伦理学. 长沙：湖南科学技术出版社，1999.

[11]　刘邦武. 医学伦理学. 北京：人民卫生出版社，2002.

[12]　杜慧群. 护理伦理学. 北京：中国协和医科大学出版社，2001.

[13]　王新明. 护理伦理学. 长沙：湖南科学技术出版社，2003.

[14]　徐宗良. 生命伦理学理论与实践探索. 上海：上海人民出版社，2002.

[15]　王若彬. 护理伦理学. 南京：东南大学出版社，2003.

[16]　孙慕义. 医学伦理学. 北京：高等教育出版社，2008.

[17]　田荣云. 护理伦理学. 北京：人民出版社，2006.

[18]　傅伟勋. 死亡的尊严与生命的尊严. 北京：北京大学出版社，2006.

[19]　王平，李海燕. 死亡与医学伦理. 武汉：武汉大学出版社，2005.

[20]　亨利·弗莱德兰德. 从安乐死到最终解决. 北京：北京出版社，2000.

[21]　尹杰森. 医学伦理学. 成都：四川科技大学出版社，2005.

[22]　卜平. 医学伦理学. 北京：高等教育出版社，2004.

[23]　国家医学考试中心. 医生资格考试大纲. 2007 年版. 北京：人民卫生出版社，2006.

[24]　专家编写组. 2007 版国家临床执业医生资格考试历年考试真题汇析. 北京：北京科学技术出版社，2007.

[25]　谢志青. 器官移植的伦理问题探析. 中国医学伦理学，2005，18（6）.

[26]　丘祥兴，王明旭. 医学伦理学. 北京：人民卫生出版社，2007.

[27]　胡爱明. 护士人文修养. 北京：人民卫生出版社，2010.

[28]　曾繁荣. 医学伦理学. 北京：人民卫生出版社，2008.

[29]　徐川，冯泽永. 医学伦理学. 成都：四川教育出版社，2005.

[30]　胡爱明. 护士人文修养. 北京：人民卫生出版社，2010.

[31]　杜金香. 医学伦理学教程. 上海：复旦大学出版社，1998.